人类健康相关研究
伦理审查挑战及对策

周吉银　著

科学出版社

北　京

内 容 简 介

  本书总结了人类健康相关研究的伦理现状、人类健康相关研究伦理委员会建设的相关问题，围绕人类健康相关研究伦理审查的突破口，从系统立法以建立完备的伦理治理体系、加强监管研究者发起的临床研究、分级管理以规避人类健康相关研究的高新技术风险、人工智能临床研究的伦理审查、应对突发传染病临床研究的伦理审查方面展开介绍。

  本书适用于医学、生命科学、公共卫生等人类健康相关领域的研究者、科研管理人员、伦理委员会委员及工作人员，同时可供对该领域感兴趣的高校师生阅读参考。

图书在版编目（CIP）数据

人类健康相关研究伦理审查挑战及对策 / 周吉银著. —北京:科学出版社，2022.3

  ISBN 978-7-03-070069-8

  Ⅰ. ①人… Ⅱ. ①周… Ⅲ. ①人体-健康-科学研究-医学伦理学-检查 Ⅳ. ①R-052

  中国版本图书馆 CIP 数据核字（2021）第 209535 号

责任编辑：马晓伟 刘天然 / 责任校对：张小霞
责任印制：赵 博 / 封面设计：龙 岩

科学出版社 出版
北京东黄城根北街 16 号
邮政编码：100717
http://www.sciencep.com

北京科印技术咨询服务有限公司数码印刷分部印刷
科学出版社发行 各地新华书店经销
*
2022 年 3 月第 一 版 开本：787×1092 1/16
2024 年 9 月第三次印刷 印张：18 彩插：1
字数：415 000
定价：128.00 元
（如有印装质量问题，我社负责调换）

作者简介

周吉银，副研究员、硕士生导师，陆军军医大学医学伦理委员会委员，中华医学会医学伦理学分会国际合作与交流学组委员。长期从事医学伦理学研究，主持国家自然科学基金 3 项及陆军军医大学人文社科基金重点项目等 12 项，以第一/通讯作者发表 SCI 论文 30 余篇。获重庆市科技进步奖二等奖各 1 项，以第一完成人获国家发明专利 5 项。

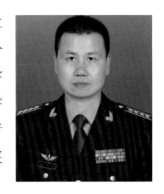

前　言

　　2019 年 7 月 24 日，中央全面深化改革委员会第九次会议审议通过《国家科技伦理委员会组建方案》，2020 年 10 月成立国家科技伦理委员会，2021 年 12 月 17 日通过了《关于加强科技伦理治理的指导意见》，这一系列举措推进了我国科技伦理治理体系的建设，并将之提升到了新的高度。科技伦理是科技活动必须遵守的价值准则，已成为国际社会高度重视的共同议题。科技伦理审查不应该是科学发展的桎梏，而应为科技创新划定必要的伦理航道和价值底线。组建国家科技伦理委员会的目的就是加强统筹规范和指导协调，推动构建覆盖全面、导向明确、规范有序、协调一致的科技伦理治理体系，进而完善制度规范，健全治理机制，强化伦理监管，细化相关法律法规和伦理审查规则，规范各类科学研究活动等。2021 年 12 月 24 日修订通过了《中华人民共和国科学技术进步法》(简称《科技进步法》)，自 2022 年 1 月 1 日起施行，将科技伦理治理入法，有助于提升国家科技伦理治理能力，推动科技伦理治理体系建设。《科技进步法》拓展了科技伦理审查的范围，规定科学技术研究开发机构、高校、企业等应当按照国家有关规定建立健全科技伦理审查机制，对科学技术活动开展科技伦理审查。

　　伦理审查是指为了保护受试者的生命和健康，维护其尊严，尊重和保护受试者的合法权益，伦理委员会对人类健康相关研究的科学性和伦理性进行的必要审查程序。2007 年卫生部颁布《涉及人的生物医学研究伦理审查办法（试行）》；2010 年国家中医药管理局颁布《中医药临床研究伦理审查管理规范》，国家食品药品监督管理总局颁布《药物临床试验伦理审查工作指导原则》。2016 年 10 月，国家卫生和计划生育委员会正式颁布《涉及人的生物医学研究伦理审查办法》，其所称"涉及人的生物医学研究"已扩展到采用流行病学、社会学、心理学等方法收集、记录、使用、报告或者储存有关人的样本、医疗记录、行为等科学研究资料的活动。世界卫生组织于 2011 年更新了《生物医学研究审查伦理委员会操作指南》，世界医学会于 2013 年更新了《赫尔辛基宣言》，国际医学科学组织理事会于 2016 年 12 月将《涉及人的生物医学研究国际伦理准则》更新为《涉及人的健康相关研究国际伦理准则》，其不仅包含生物医学研究，也涵盖与健康相关的数据研究。与《涉及人的健康相关研究国际伦理准则》一样，本书内容仅限于人类健康相关研究中的经典活动，如观察研究、临床试验、生物样本库和流行病学研究。

目前，有关伦理审查的书籍屈指可数，且大部分主要涉及医疗卫生机构（主要是医院）的伦理审查实践操作层面，对于更具挑战性的高校、科研院所、企业等非医疗卫生机构人类健康相关研究的伦理审查挑战和对策介绍较少。

本书先从人类健康相关研究的伦理现状和伦理委员会的建设问题入手分析，接着从多个层面、不同角度阐述如何突破当前我国人类健康相关研究伦理审查的瓶颈。本书不仅从理论层面分析成因，也从实践操作层面给出解决对策，避免空谈而提供更多实际操作建议，并从具备实践性的高度阐述未来我国人类健康相关研究伦理审查的发展道路，为我国科技伦理治理的快速发展提供一份参考资料。

周吉银

2022 年 1 月 1 日

目　　录

第一篇　人类健康相关研究的伦理审查现状和伦理委员会建设问题

随着医学的发展，涉及人类健康相关研究的项目的数量快速增长，其伦理审查问题备受关注。20世纪90年代，我国临床研究主要由政府部门资助单个研究者在其学术机构开展，以受试者人数较少的小队列研究为主。2010年以来，各政府部门和医疗卫生机构的临床研究经费呈指数级增长，高校、科研院所等也涉足临床研究。研究团队成员日趋复杂和多样化，合同研究组织、研究协调员、统计学专家、数据安全监查委员会等都加入研究团队。很多临床研究已成为国内甚至国际多中心研究，研究数量、领域和方法均不断进化，从临床研究领域快速扩展到公共卫生、心理、教育等社会科学领域。此外，建立了大规模的人群队列研究，采集、保存和二次使用生物样本，还开展基因检测等新型研究，这些改变使得研究方法呈现多样性。新技术的使用也为研究提供了不同于以往的资源和工具。上述这些改变对受试者保护提出了更高的要求和挑战，后文将详述我国人类健康相关研究的伦理审查现状。

第一章 人类健康相关研究的伦理审查现状

第一节 伦理审查现状

一、先天不足，注重科技而忽略伦理

我国学者于 1987 年首次提出设立医学伦理委员会，1988 年中华医学会医学伦理学会成立。此后，各医疗卫生机构、医疗卫生行政部门、医学院校等相继成立了医学伦理委员会。我国医学伦理委员会经历从无到有、快速发展和逐渐规范三个阶段，仅用了 30 多年。医学伦理委员会是一个舶来品。西方国家的医学伦理委员会是在一系列生物医学研究的丑闻事件中建立、发展和日趋完善的，其是根植于西方自由主义知识传统并起源于启蒙主义的政治体系。

随着医学技术的发展与进步，我国临床研究遇到了大量伦理学问题，医学伦理委员会的地位与作用越来越受到医学界的关注及重视，这也对伦理工作提出了更高的要求与挑战。医学伦理委员会成为临床研究中保护受试者权益的重要防线。注重临床研究的伦理审查，不仅可以最大限度地保护受试者权益，还可促进临床研究的健康发展，提升国内研究成果在国际上的影响力。我国当前政策法规已无法满足人类健康相关研究及其环境的快速发展变化。我国医学伦理委员会在规范化建设和审查能力等方面，与欧美发达国家相比仍存在一定差距。《药物临床试验质量管理规范》（Good Clinical Practice，GCP）、《医疗器械临床试验质量管理规范》、《药物临床试验伦理审查工作指导原则》、《涉及人的生物医学研究伦理审查办法》等一系列法规的颁布，对我国医学伦理委员会的设置、审查程序、机构设立及监督与管理等方面提出了明确要求，极大地促进了我国医学伦理委员会的建设和发展，使受试者保护问题日益受到重视。GCP 有助于确保临床试验过程规范，使其结果科学可靠，也有助于保护受试者合法权益和安全。临床研究过程中应最大限度地保护临床研究受试者的权益和促进临床研究的发展，使得医学伦理委员会的作用逐步凸显。医学伦理委员会具有独立性，需审查临床试验方案的科学性和伦理性，确保受试者的权益得到充分保障。受试者的权益和安全要高于科学价值和社会利益。

二、相应法律法规不系统，伦理监管不到位

目前，我国仍无专门保护临床研究受试者权益的法律，仅在相关的法规中规定了受试者权益保护的内容，如 2010 年的《中医药临床研究伦理审查管理规范》和《药物临床试验

伦理审查工作指导原则》、2016 年的《涉及人的生物医学研究伦理审查办法》和《医疗器械临床试验质量管理规范》、2020 版 GCP 等。2021 年 1 月 1 日实施的《中华人民共和国民法典》（以下简称《民法典》）为临床试验划定了行为边界，为基因编辑等高风险科研行为提供了评价标准与预防机制，也完善了临床研究的伦理界限。这些法规只从伦理审查角度抽象地规范了对受试者权益的保护，主要从研究者、申办者①而非受试者角度阐述对受试者权益的保护，没有研究者、申办者违规侵犯受试者权益的详细惩罚举措，不能充分地保护受试者的权益。2018 年 11 月 26 日，"基因编辑婴儿"事件在国内和国际引起轩然大波，充分暴露了我国伦理审查存在的问题。2019 年 2 月 26 日，国家卫生健康委员会发布《生物医学新技术临床应用管理条例（征求意见稿）》，对生物医学新技术临床研究、转化应用及其监督管理提出了更严格的要求。2019 年 7 月 24 日，中央全面深化改革委员会第九次会议审议通过《国家科技伦理委员会组建方案》，2020 年 10 月成立国家科技伦理委员会，2021 年 12 月 17 日通过了《关于加强科技伦理治理的指导意见》，这一系列举措推进了我国科技伦理治理体系的建设，并将之提升到了新的高度。2021 年 12 月 24 日《中华人民共和国科学技术进步法》（简称《科技进步法》）修订通过，自 2022 年 1 月 1 日起施行，将科技伦理治理入法，有助于提升国家科技伦理治理能力，推动科技伦理治理体系建设。

三、分级监管制度难落实

《涉及人的生物医学研究伦理审查办法》第五条提出：国家卫生计生委负责全国涉及人的生物医学研究伦理审查工作的监督管理，成立国家医学伦理专家委员会。国家中医药管理局负责中医药研究伦理审查工作的监督管理，成立国家中医药伦理专家委员会。省级卫生计生行政部门成立省级医学伦理专家委员会。县级以上地方卫生计生行政部门负责本行政区域涉及人的生物医学研究伦理审查工作的监督管理。国家医学伦理专家委员会、国家中医药伦理专家委员会为研究重大伦理问题提供指导、咨询，省级医学伦理专家委员会提供检查、评估、培训、咨询和指导。然而，我国迄今仍尚无切实有效的临床研究行政监管体系，未强制要求临床研究的注册，也无直接约束的法规。

四、伦理委员会建设滞后

目前我国尚无规范的伦理委员会注册制度和正规的认证机构，相关法律法规中关于伦理委员会监管的内容也很少，伦理委员会的具体审查行为没有较为系统的法规体系来规范和管理，以致各伦理委员会审查水平参差不齐。根据 GCP、《医疗器械临床试验质量管理规范》、《涉及人的生物医学研究伦理审查办法》的规定，国家药品监督管理局和各级卫生健康行政部门负责监督管理伦理委员会的日常工作，但都只是宏观层面的管理，伦理审查工作得不到权威考核与评价。2014 年 3 月，国家食品药品监督管理总局（现为国家药品监

---

① 研究者，指实施临床试验并对临床试验质量及受试者权益和安全负责的试验现场的负责人。申办者，指负责临床试验的发起、管理和提供临床试验经费的个人、组织或者机构。

督管理局）发文要求伦理委员会每年向国家食品药品监督管理总局的食品药品审核查验中心备案。国家药品监督管理局只负责开展药物和医疗器械临床试验的伦理委员会的备案工作，但对国家卫生健康委员会负责伦理委员会监管工作的具体规定不够明确。虽然国家药品监督管理局或卫生健康行政部门会在一定时间内组织专家对各机构进行项目评估或复查考核，但对伦理委员会工作都缺乏伦理专业性和管理策略性的指导，监管滞后、效用低下和力度不足等问题仍然存在。监管体系不健全，监督主体不明确，伦理委员会工作缺乏专门的管理指导和业务监督，伦理委员会委员在实际审查过程中容易被利益左右，导致伦理委员会独立性不够，从而影响伦理委员会的公平公正性。

在伦理委员会的能力建设不足、资源匮乏等不利条件下，各医疗卫生机构因盲目攀比临床研究数量，导致审查项目过多，无法保障项目审查质量，更无法保障研究者发起的临床研究批准后的过程监管和监管力度。伦理委员会基本无自我评价指标和外部评估机制，无法真正地监管其审查质量和效率。现有政策法规无法保护高风险受试者的权益，特别是无法监督不属于伦理委员会监管范围内的人类健康相关研究；相反，也可能延缓研究的启动和实施，过度保护较低风险受试者，这样不仅浪费资源，而且背离了保护受试者的初衷。

伦理委员会的内部组织结构缺乏一套完整、严谨的规章制度，伦理委员会缺乏统一的审查标准，没有明确规定统一的伦理审查的审议要求和具体流程。不同伦理委员会的审查结果可能存在差异，从而出现同一研究方案在一家单位的伦理委员会获得批准而在另一家单位不能获得批准的现象。在具体的项目审查中，不同省市、不同单位临床研究的伦理审查质量参差不齐。缺乏标准审查的规范使得伦理相关工作无章可循，不同医院伦理审查的监管力度也各不相同。

当前我国伦理审查面临审查质量不高和自身能力建设不足等质疑，也不断出现自身结构性问题。虽然我国相关部门规章明确规定开展临床研究的机构必须成立伦理委员会，但委员大部分来自本机构，属于机构内审查模式。在医疗卫生机构内部设置伦理委员会容易受领导意图和各方利益关系的影响，委员无法真正独立地审查项目，导致当前我国伦理委员会难以保证审查的客观性和中立性，也无法真正保护受试者权益。

伦理审查质量还需要委员们自身的素质和工作能力来保障，而不够专业的委员难免会出现道德行为失范，使伦理审查的专业性和权威性受到质疑。伦理委员会委员主要由医药学背景的专家组成，其学历背景比例失衡，审查能力参差不齐，会在一定程度上造成伦理审查工作的随意性和主观性。伦理委员会委员缺乏系统的医学伦理学、行为学、相关法学知识的学习和培训，审查能力参差不齐；既无伦理委员会委员的强制性培训要求，也无系统的培训教材，委员未定期和充分地获得有关 GCP 和伦理审查的最新知识培训，这些使其审查能力易受质疑，也易导致不能客观地审查伦理问题，进而影响伦理委员会监督和指导职责的发挥，极大地限制了伦理委员会审查能力的提高，严重阻碍了伦理委员会的发展。

第二节　伦理治理现状

近年频发的伦理事件提示当前的伦理委员会无法满足我国伦理监管的迫切需求，需借鉴国外经验，平衡科技创新和伦理要求，在国家治理大背景下开展涉及人的健康相关研究的伦理治理体系建设。伦理治理的主体包括政府、医疗卫生机构、高校、科研院所、伦理委员会、研究者、公众等，多元主体彼此之间相互联系、相互作用，通过不同治理工具约束和规范伦理。目前，我国伦理治理存在伦理治理理念和体系建设相对滞后、多方参与度不够、立法难以解决风险与伦理问题、规范无法满足、监管不到位、违规问责力度不够、研究者伦理意识欠缺、伦理教育滞后、面向公众的信息公开不足等问题。

高新技术特别是基因编辑、人工智能、辅助生殖、3D 打印、大数据等前沿科技迅猛发展，已快速广泛应用于生产和生活，而人自身的逐利性和非理性导致人类在享受这些科技成果带来的福祉时，可能违背已有的伦理原则或者忽视隐藏在科技产品商业化过程中的伦理治理危机。

科技经过创新、开发、传播、应用，会转化为对自然或人的干预。科技创新可能为社会带来巨大益处，也可能加剧社会不平等和造成不可逆的生态环境破坏等不确定性的风险。我们不仅要在科技创新之初就对其价值伦理问题有所考量，而且要使科技伦理成为贯穿于科技创新全生命周期的反馈与调节机制，通过两者的共同进化，让科技在造福社会的同时尽可能减少负面后果与伦理风险。高新技术领域往往存在技术伦理争议和公众隐私、数据安全等重大风险，因此高新技术治理的首要内容就是提早研究和识别潜在的技术和社会风险。高新技术创新发展所面临的"科林格里奇困境"（Collingridge's dilemma，即技术的社会控制困境），使其无法在当下或在技术的早期阶段对其在社会公共事务管理和国家治理现代化中的风险及社会后果进行预判和有效防控。

全球同样面临高新技术的伦理困境和风险，且尚未形成建设性的治理框架和行之有效的治理手段，尤其是对具有高度复杂性和不确定性的高新技术风险的治理，缺乏达成全球共识的治理标准。英国、法国、德国、美国和日本也根据各国情况出台了关于科技伦理的法律和规范，逐步建立和完善科技伦理治理体系，并逐渐向全球科技治理体系构建这一趋势发展。英国、法国、德国、美国和日本的科技治理体系因国家体制不同而有所不同，但都体现了政府、市场和公众的参与；各国政府科技管理体制因市场发展完善程度不一，组织结构的集中程度亦存在差异。

随着涉及人的健康相关研究伦理问题的激增，我国伦理规范仍然存在短板，亟须加强伦理的制度化建设。2020 年 10 月我国成立国家科技伦理委员会，正式拉开了我国科技伦理体系建设的序幕，将科技伦理治理体系建设提升到了新的高度。2021 年 12 月 24 日《科技进步法》修订通过，自 2022 年 1 月 1 日起施行，将科技伦理治理入法，有助于提升国家科技伦理治理能力，推动科技伦理治理体系建设。随着我国部分高新技术发展水平逐渐位居世界前列甚至领跑全球，我国对高新技术治理问题的探索也进入了"无人区"。在某些领跑的高新技术领域，我国已无法再参考、沿用西方国家传统的科技治理经验，而要充分探索、试验具有我国特色的高新技术治理体制机制，为全球高新技术治理体系提供中国经验和中国方案。

一、伦理治理的必要性

由于高新技术领域的不确定风险，传统的先发展而后治理的做法已不适用，需要采取事先预防、前瞻性治理的方式，事先考虑技术的可能风险，并采取预防措施。对于涉及人的健康相关研究的高新技术发展的伦理治理，需要把坚持伦理原则、制定伦理准则、完善伦理审查机制、开展伦理教育与法律法规的制定实施和监管等结合起来。

1. 伦理治理概述

治理是监管的上位概念，不仅包含了传统的政府监管形式，也涵盖了非政府主体的治理活动。伦理治理是立法机构、政府机构及专业组织所采取的干预措施，以确保某项科技的伦理原则，包括实质性和程序性的伦理要求得以实施，保证发展科技的终极目的，即改善人的福祉和促进社会的繁荣得以实现。伦理治理由此超越了简单的善治，其强调个人和其所工作的组织机构的行为都要符合伦理。规范的伦理治理是负责任的研究与创新的重要支柱，以期在伦理问题发生之际或发生之前就去应对，而不是等到问题发生之后再按照传统既定方式去应对。

伦理治理包含了伦理规范与法律规范，两者同为伦理治理的机制。伦理与法律协同治理模式如下：①伦理规范法律化，将伦理原则、准则转化为法律原则或规则；②法律规范要求设立伦理委员会，由伦理委员会对涉及人的健康相关研究进行伦理审查；③行政管制与伦理规范共同对科技活动进行规约。科技创新活动日益复杂，伦理规范的软约束不足以有效维护伦理秩序，而需要法律规范为其提供支撑，但法律规范并不能涉及道德的全部领域，否则将不可避免地造成法律的泛道德化。

2. 建立伦理治理体系的必要性

治理理论强调治理主体的多元化，强调治理工具的多样化。伦理治理的组织体系，不仅包括承担管理和监督伦理的政府组织，也包括负有伦理审查和监管责任的伦理委员会，负责管理的医疗卫生机构、高校、科研院所，以及研究者、公众等主体。涉及人的健康相关研究的伦理治理（以下简称伦理治理）不仅需要政府承担相应的责任，研究者乃至公众等主体也要承担相应的责任。研究者承担通告、建议的责任，政府承担预防、保障的责任，公众承担了解、参与的责任。伦理治理应由传统意义上的政府管理转变为利益相关的多元主体的管理。尽管政府在多元治理主体中处于优势地位，但政府并非伦理治理中价值创建和倡导的唯一主体，其他治理主体都有可能成为价值创建和倡导的主体。基于自身利益和需求，各治理主体所追求的价值存在着相互冲突的可能性，主体间价值的冲突与偏离自然会导致伦理行为的失范。多元主体参与、内容要素全面的治理体系应明晰其核心行动者的角色、定位及其内容要素层次，最大化地消除技术应用风险，充分释放其对人类社会发展潜在的治理赋能效应。

目前我国正处于社会转型期，伦理治理模式表现为政府主导，各方参与程度逐步提高。政府的责任在于做好立法工作并健全制度体系，对国家科技的发展方向、速度等做好调控。伦理委员会负责对涉及人的健康相关研究的伦理审查和监管。研究者需要主动承担起社会伦理责任，时刻关注涉及人的健康相关研究的风险，并将伦理责任内化于研究之中。高校肩负着伦理教育的重任，着力于提升学生的道德水平。由于各主体特点的不同和责任的差异，其所采取的治理工具也各有特点，依据政府干预程度的不同，可划分为两大类：

强制性工具和自愿性工具。强制性工具主要由政府采用，手段为法律和行政命令。自愿性工具的使用者是伦理委员会、研究者，以及医疗卫生机构、高校、科研院所，以提升自我的道德修养和伦理意识为出发点，采取项目审查、教育培训、舆论引导等方式来实现伦理治理。

为了应对潜在的威胁，加强伦理治理已成为国际社会重要的应对举措，日本就以政府和科研院所为主导，建立了现行的科技伦理治理体系。英国万人基因组计划、胚胎和干细胞治疗的伦理治理经验是，在监管政策制定上，坚持前瞻性、持续性、统一性原则；在监管政策实施中，坚持透明、公正、公平等原则；在面对伦理争论时，让公众理解、参与。伦理治理的作用是促进涉及人的健康相关研究的发展，确保开展负责任的研究和创新，保护公众的权益。我们不仅要大力推动涉及人的健康相关研究的发展，也要立足于伦理的制高点，通过将相关研究和伦理结合，真正提升我国在国际上涉及人的健康相关研究领域的话语权和竞争力。

二、伦理治理的现状

当前，人类对于涉及人的健康相关研究的高新技术的相关经验和知识储备相对不足，对新兴科技成果可能带来的潜在危害难以做出精准预测和应急措施。防控风险、解决伦理问题依靠的是构建与健全伦理治理体系，但是与巨大经济利益驱动下的庞大科技创新体系相比，伦理治理体系太过薄弱。

涉及人的健康相关研究伦理是针对人的，规定了研究者及其共同体应恪守的价值观念、社会责任和行为规范及准则。在涉及人的健康相关研究领域，如医疗、生命科学、大数据、人工智能等，高新技术与伦理之间存在相对较多的矛盾冲突点，包括治理主体不明确、治理对象不守规、治理体系不健全、治理措施不到位，以及政府的伦理治理工具有待完善、伦理委员会建设有待加强、研究者的伦理意识不够等。

1. 伦理治理理念和体系建设相对滞后

行政法模式应当成为通过伦理规制涉及人的健康相关研究的常态化的有效手段，而现行伦理的行政规制模式存在过度依赖行政命令、行政法律主体范围受限、对风险预防不足及多元共治相关制度缺失的问题。1980～2017 年，我国共发布了 102 项科研诚信政策，这些政策多侧重事后管理，对事前的科研诚信教育强调不够，仅有 24 项涉及事前的科研诚信教育。该结果反映了"我国科技治理的传统方式基于先行原则"，出问题后亡羊补牢。此方式难以有效应对高新技术带来的社会风险，必须基于防范原则，做好事前风险预判与防范监管。

我国以往伦理规制主要集中在建立行为明确的因果关系和较为完整的规制流程上，从行政规则与标准制定到对具体问题做出行政处罚、行政许可等行政决策都有明确要求，有明确事实予以认定，有足够证据提供支撑，有相对确定的规则依据。涉及人的健康相关研究带来的风险是客观存在的，传统的事后治理手段无法预防风险。

传统的伦理审查机制和社会反馈机制存在缺陷，无法对高新技术高速迭代发展和变相组合的进程进行监督。风险防范的核心在于充分而有效的风险沟通。风险固有的不确定性使得不同主体对风险的认知存在较大差异，我国尚无囊括政府信息公开、专家论证、公众参与等方式的风险沟通制度，难以提高风险规制工作的透明度与风险规制的科学性。

2. 多方参与度不够

非政府方主要包括各类社会团体、研究学会、行业协会、民营机构、医疗卫生机构、高校、科研院所、企业、伦理委员会、研究者、公众等。在伦理治理领域，非政府方并没有充分地参与其中。原因如下：社团组织由于政府支持力度不够，加之其筹资能力不足，信息化水平不高，自我发展能力不强，运作能力较弱，从而难以发挥预期的作用；从事涉及人的健康相关研究的各类机构由于涉及自身利益而惮于参与治理，公众难以全面掌握高度专业的科技知识，对其参与治理造成困难；伦理治理缺少信息公开、专家论证、公众参与等常态化参与机制，难以实现实质的多元参与和协商共治。若高新技术和健康产业发展紧密关联，当面对巨大利益诱惑时，仅仅依靠研究者的伦理自觉或科学共同体自治，不足以防范高新技术的风险，更难以维系公众对高新技术发展的信任。

3. 仅依靠立法难以解决风险与伦理问题

我国对伦理问题的监管相较于西方发达国家起步晚，随着时间的推移，伦理监管的重要性逐渐被有关部门重视。1997 年应中美合作开展临床研究所需，要求各大医学单位建立伦理委员会，由此开启了我国伦理审查的历史。经过 20 多年的发展，我国仅有刚修订的《科技进步法》将科技伦理治理入法。伦理法律主要是对项目申请、验收、成果发表等研究表层活动的约束，而几乎无法约束研究探索、钻研思考、交流合作等深层活动。

加强伦理法律建设至关重要，但其发挥应有作用是需要一定条件的，当不具备条件时，伦理法律就不能有效解决风险与伦理问题，更不能有效防控重大风险。在过去，高新技术引发伦理问题时，总是由法律进行事后惩罚。随着高新技术的不断革新，这种处理方式越来越不能满足社会发展的需要。从风险识别角度看，目前的立法内容中，风险预防原则并没有得到确立。只有先识别风险才能正确认识风险所侵害的利益。

4. 规范无法满足当前需要

有关伦理委员会的规制分布在以规范性文件为主的相关法规中，相比于由全国人民代表大会及其常务委员会制定的高位阶法律，主要由各部委制定的规范性文件呈现出以低位阶立法为主要监管依据的特征。规范性文件只规定了政府或有关部门的监管权力和研究者的法律责任，但对研究者参与管理的权利几乎只字未提，也没有关于行业协会、相关领域研究会、公众共同参与监督的规定。

5. 监管不到位

近年频发的伦理事件集中暴露出我国涉及人的健康相关研究的全链条都有伦理审查漏洞，也在一定程度上反映了我国伦理监管及相关程序不完善。目前对高新技术的监管远滞后于其技术开发和应用的速度，缺乏对一些较为成熟技术应用场景的监管，监管力度也不够。

6. 违规问责力度不够

缺乏健全的问责制，既不能对涉及人的健康相关研究进行反向的伦理规制，也无法妥善处理涉及人的健康相关研究带来的各种后果。我国学术道德违规成本低、惩戒力度小的现状并未改变。即使研究者怀着最纯粹的目的从事研究，公众没有随意误用或滥用，高新技术自身仍然经常会带来各种伦理问题，这已成为当前的主要伦理挑战。与此同时，那些受雇于公司或政府等的研究者很难与组织的力量抗衡，个体研究者所能承担的只能是有限的责任，不可能对一切负责。

7. 研究者伦理意识欠缺

中国科学技术协会的一项调查发现，目前我国研究者（调查中的）自认为对科研诚信之外的伦理规范了解较多的仅占 5%。被调查的研究者中近 90%认为违反伦理的行为具有很大危害性，但主动遵守者较少。研究者伦理意识不尽如人意，很重要的一个原因是了解伦理的渠道比较有限。有调查发现，超过七成的研究者是通过工作单位或学术团体的培训了解伦理知识，但这种短期培训缺乏持续性，不能很好地将伦理规范、违反伦理行为的界定、处罚措施等内容传递给广大研究者。可见，我国研究者急需提高遵守伦理规范的自觉性和主动性。

8. 伦理教育滞后

研究者发生伦理失范行为的原因，既包括主观谋求不当收益，也包括对伦理规范的不甚了解。教育和意识培养同样不可或缺，需要针对研究者开展伦理教育，使其自律、自觉地将伦理要求嵌入高新技术研发全过程。高校是研究和创新的主阵地，大学生作为未来涉及人的健康相关研究的生力军，加强其伦理素养的培育是高校教育的重要使命之一。但目前的高校教学倾向于科学知识的讲授，而忽视了大学生伦理教育问题，开展伦理教育的形式单一，教学内容不够深刻。

目前从事伦理研究的学者，有些仅仅懂得科技知识，而伦理方面的知识薄弱；有些有较深厚的伦理学功底，但科技知识基本空白；还有些学者知识老化，不了解理论和实践领域最前沿的信息，难以形成交叉学科所需要的知识体系，因此也需要提升伦理素养。

9. 面向公众的信息公开不足

由于高新技术的复杂性和不确定性，公众作为非专业人士难以基于常识对其做出准确认知，理解相关科学数据、结论。公众权利意识与主体意识的增强，有助于他们通过各种途径关注与表达对高新技术风险的关切，但有限信息难以支撑其了解技术本质，同时缺少规范化、常效性的沟通渠道，其参与治理的合理空间受到一定程度的挤压，加剧了无所适从的紧张心理。

当前公众获取重点热点问题信息的渠道不断扩展，但权威信息公开往往滞后于其他非权威渠道。当权威信息公开不足、其机制不具有常态化和长效性、部门信息公开碎片化严重时，公众及社会组织将难以获取有效信息。长此以往，社会各主体参与伦理治理的积极性与主动性将难以被调动。

专业的研究者对高新技术风险的敏感性远高于非专业人士，预知风险的能力具有专业性优势，但研究者参与政府信息公开的路径并不畅通，加之我国目前对重大风险预警"吹哨人"的保护制度缺失，研究者难以发挥应有作用及参与信息公开，甚至连"自发布"信息都会产生不确定的违法风险。

第二章　人类健康相关研究伦理委员会的建设问题

虽然我国伦理委员会组织机构建设不断加强，工作制度不断完善，审查能力逐步提高，但目前仍存在一些问题，其中主要问题包括难以保证伦理委员会审查的独立性、公正性和科学性，监督管理环节薄弱，以及抓不住伦理审查的重点内容等。目前我国高校、科研院所等单位的医学伦理委员会仍无法满足需求，医疗卫生机构的伦理委员会也面临研究者发起的临床研究的审查挑战，伦理委员会的审查能力无法匹配科技发展速度，相关支持力度不够，难以真正确保审查的独立性。应逐步规范我国伦理委员会的建设和发展，提高伦理审查质量，更好地保护受试者的权益和安全。通过规范伦理审查体制建设，加强委员教育培训，提高我国医学伦理委员会的建设能力，保证临床研究伦理审查的独立性、公正性、科学性和统一性，提升临床研究质量。

第一节　高校、科研院所等非医疗卫生机构的医学伦理委员会现状

我国高校、科研院所等的医学伦理委员会建设严重滞后，无法满足研究者需求，也远落后于医院的医学伦理委员会。美国、加拿大等国家的高校已基本组建医学伦理委员会并较好地运行，这方面值得我国借鉴学习。我国仅有少数非医疗卫生机构组建并运行伦理委员会，但非医疗卫生机构并无统一主管部门，也不属于已有伦理审查法规的范畴。非医疗卫生机构需平衡科技创新与伦理监管，并加强部门间的联动。当前我国高校、科研院所等单位的医学伦理委员会存在的问题包括大部分未正规运行医学伦理委员会，无章程、指南和标准操作规程供参考，相关学术委员会未履行科学性审查，委员组成不合规，伦理委员会委员和办公室秘书能力欠缺，涵盖学科广，独立顾问使用不当，审查流于形式，常与医疗卫生机构合作而导致重复审查，常纳入学生和员工等弱势群体，研究者伦理知识欠缺，跟踪审查难执行。

2000年卫生部成立医学伦理专家委员会，负责咨询和审查医学领域相关伦理问题。随之，医学院校、医药研究机构及医院国家药物临床试验机构相继设立医学伦理委员会。为与发达国家的伦理审查制度接轨，少部分高校和科研院所在国际合作过程中组建了医学伦理委员会，但我国高校、科研院所等单位医学伦理委员会的总体发展远落后于医院医学伦理委员会，虽然医院医学伦理委员会在审查项目，特别是由研究者发起的人类健康相关研究的伦理审查中也有很多问题待解决。我国开展涉及人的健康相关研究的非医疗卫生机构

包括高校、科研院所和企业。2017 年的"换头术"、2018 年的"基因编辑婴儿"和 2019 年的"疟疾抗癌"等伦理事件均与非医疗卫生机构相关。与医疗卫生机构已有相对较规范的伦理委员会相比，非医疗卫生机构已成为迫切需要加强伦理委员会建设的领域。

2007 年卫生部出台的《涉及人的生物医学研究伦理审查办法（试行）》中，第六条规定"开展涉及人的生物医学研究和相关技术应用活动的机构，包括医疗卫生机构、科研院所、疾病预防控制和妇幼保健机构等，设立机构伦理委员会"，意味着我国医学伦理委员会从伦理教育转向伦理审查。但 2016 年国家卫生和计划生育委员会颁布的《涉及人的生物医学研究伦理审查办法》中，第二条规定"本办法适用于各级各类医疗卫生机构开展涉及人的生物医学研究伦理审查工作"。2018 年 11 月 26 日"基因编辑婴儿"事件之后，国家卫生健康委员会于 2021 年 3 月 16 日公布《涉及人的生命科学和医学研究伦理审查办法（征求意见稿）》，管辖范围已囊括高校、科研院所等。2021 年 12 月 24 日新修订的《科技进步法》拓展了科技伦理审查的范围，规定科学技术研究开发机构、高校、企业等应当按照国家有关规定建立健全科技伦理审查机制，对科学技术活动开展科技伦理审查。

随着各种高新生物技术的使用，对医学伦理审查和制度规范的要求也越来越高，我国高校、科研院所、企业的医学伦理委员会建设现状完全不能满足科研工作快速发展的需求，这不仅成为科研发展的制约和瓶颈，而且存在巨大的管理隐患。因此，应组建并运行高校、科研院所、企业的医学伦理委员会规范审查和监管，以保障科技强国由"软指标"到"硬约束"的关键性转变。

一、国外高校、科研院所等医学伦理委员会现状

国外高校提倡学术自由，通过严谨的伦理审查、监管和规范性培训研究者，在伦理约束下适当限定学术自由，可确保尊重受试者，关注公众健康，保护全社会的最高利益。各国医学伦理委员会应遵守世界医学会的《赫尔辛基宣言》、由国际医学科学组织理事会与世界卫生组织合作完成的《生物医学研究审查伦理委员会操作指南》和《涉及人的健康相关研究国际伦理准则》等，结合所在国制定的伦理政策法规，帮助确保研究者与受试者之间更公平的关系。为与国际伦理审查接轨，截至 2020 年 9 月，我国共有 82 家医院通过亚洲和西太平洋地区伦理委员会论坛（The Forum for Ethical Review Committees in the Asian and Western Pacific Region，FERCAP）认证，8 家医院和大学通过了美国人体研究保护项目认证协会（Association for the Accreditation of Human Research Protection Program，AAHRPP）认证。国际伦理认证对医学伦理委员会的章程、利益冲突管理、人员职责和审查会议规则等制度，以及医学伦理委员会的组织管理、审查方式、审查内容、传达决定、监督检查和办公室管理等标准操作规程都有严格的统一规定。已有不少文献详细介绍了我国参与国际伦理认证的医院医学伦理委员会的上述要求，在此不再赘述。

1. 美国

《美国联邦法规汇编》第 45 篇《公众福利》第 46 部《受试者保护条例》（45CFR Part 46）规定，各高校伦理委员会受美国人类健康服务部门（Department of Health and Human

Services）所属的受试者保护办公室（Office for Human Research Protections）监管。为开展涉及人的科学研究，高校、科研院所、企业等需先获得联邦范围认证。美国医学与研究公共责任组织（Public Responsibility in Medicine and Research）和国家质量认证委员会（National Committee for Quality Assurance）主持伦理委员会认证体系，有力助推伦理委员会的能力建设，为政府监管伦理委员会降低成本。各高校、科研院所、企业基于此，组建伦理委员会并注册认证，伦理委员会方可审查和监管本单位涉及人的健康相关研究，以确保受试者的权益。

研究者需先参加由协同伦理委员会培训机构组织的网络培训，获得培训合格证书，再向高校或科研院所的伦理委员会提交审查项目。高校伦理委员会一般由科研部门管理，委员从院校的各专业学科中选择，其中大部分是兼职的专业人员，包括高校的院系领导、专业人员和法学人员等。要求研究者申请课题前递交伦理审查资料，如圣路易斯大学研究者可通过电子系统向伦理委员会递交电子版的审查资料。但紧急情况下使用人道主义用途的医疗器械（如治疗排便失禁的器械）时，美国国家癌症研究所则要求提交审查的项目资料必须是纸质文档。耶鲁大学为研究者和受试者开设了教育课程，学习内容详细且具有可操作性。

2. 加拿大

加拿大建构了双向管控和内外联动的监管机制，通过依托权威行业学会组织督导和外部规范，提升高校科研管理的科学性和规范性，并积极激发高校内部管理机构的约束和审查自觉性，以确保高校内部管理的规范性和效率。在实践中构筑了层级式、一体化的外部监管机制，由加拿大社会科学与人文研究委员会、自然科学与工程研究委员会和健康研究委员会这三大研究委员会施展外部督导职能，以最高管辖权监管高校的科研活动。从国家层面指导并从外部监管高校的科研行为，确保高校科研伦理规范建设的系统性和方向性。下设专门的指导委员会，承担研究规范体系的整体沟通协调和组织运行，统筹管理下级单位的科研行为规范、伦理审查等活动。设立平行的责任研究行为审查组、科研伦理审查组和机构间管理委员会，专门审查科研伦理问题，确保高校科研行为的规范。

加拿大高校基本已自行设立了伦理审查办公室。伦理委员会认为监管科研项目的规范性并非源于审查所需"散漫任务"，而是影响研究质量及其社会效益的"持续性责任和义务"。实际运行过程中，加拿大高校伦理委员会常由负责科研的副校长分管，审查研究者开展项目是否逾越了伦理底线，采取申请审查、委员投票表决、跟踪审查、及时干预并实施问责制等一系列约束机制，以确保涉及人的科学研究能严格遵守伦理准则，并保证实施跟踪审查。加拿大英属哥伦比亚大学在科研伦理审查的规范性上是其他高校的学习典范。该校自 1995 年开始不断规范科研伦理制度，从惩罚不端行为、规范项目立项程序、严肃伦理审查、平衡利益冲突 4 个层次构建多维并举、协同共管的校本政策体系。

此外，在日本，由高校和行业学会主导，率先组建高校伦理委员会，使行业纲领性规定不断发展成政府颁布的伦理规范和指导原则。美国、加拿大等国通过科学性、系统性的科研伦理审查和规范的监管体系，明显降低了研究的学术不端和道德失范事件的发生率，值得我国高校借鉴学习。

二、我国高校、科研院所等非医疗卫生机构医学伦理委员会存在的问题

我国医学伦理委员会在三甲医院最先组建，最初是为了开展药物和医疗器械临床试验，经历 30 多年大约 4 个阶段的发展，目前已基本满足审查需求，但仍存在诸多挑战。非医疗卫生机构则源于国际合作等原因自发组建并运行医学伦理委员会，开展药物和医疗器械临床试验的企业并无伦理委员会，仅有负责项目的知情同意书等涉及伦理相关内容撰写、审核的部门。为响应药物一致性评价，近年有些企业积极开展的生物等效性试验，也仅涉及健康人群的 I 期临床试验。

我国的医学伦理审查制度与欧美发达国家相比还有不小的差距，主要表现在医学伦理委员会组建缺位，除了医疗卫生机构，绝大多数高校、科研院所、企业的伦理审查制度和监管严重滞后，很多没有正式设立医学伦理委员会，即使设立了也未正式运行以发挥应有的作用，存在的问题包括研究中对受试者的保护不够和缺乏对伦理委员会审查工作的指导。相对于我国医疗卫生机构医学伦理委员会已具备一定规模和水平，绝大部分高校、科研院所、企业的医学伦理委员会仍处于初建阶段。类似于已正规运行伦理委员会的三级医院和正在组建伦理委员会的医疗卫生机构，非医疗卫生机构伦理委员会也存在以下常见问题，有些类似于医疗卫生机构，有些则是非医疗卫生机构自身性质带来的独特问题。

1. 无统一主管部门

高校、科研院所、企业等非医疗卫生机构分属不同主管部门，如高校主要归教育部、科学技术部或军队部门管辖；科研院所归不同层级部门管理，如中国科学院和中国社会科学院直接归国务院管辖；中央企业归国务院国有资产监督管理委员会管理，其他企业根据行业属性由相关部门监管，建设由国家发展和改革委员会监管，运行由工业和信息化部监管，外资企业除行业监管外，还需接受外资管理部门（商务部）的相关指导。非医疗卫生机构的多部门管理，不同于医疗卫生机构统一归卫生健康委员会管理，制定伦理规范、指南相对容易。

2. 已有法规涵盖，尚需落实基本规定

我国已有涉及人的健康相关研究的法规，如《药物临床试验质量管理规范》《医疗器械临床试验质量管理规范》《涉及人的生物医学研究伦理审查办法》等，这些法规由国家卫生健康委员会或国家药品监督管理局颁发，管辖范围只涵盖医疗卫生机构，高校、科研院所和企业均不在其监管范畴。国务院分布、2019 年 7 月 1 日起实施的《中华人民共和国人类遗传资源管理条例》，2021 年 4 月 15 日起施行的《中华人民共和国生物安全法》，2003 年科学技术部和卫生部联合下发的《人胚胎干细胞研究伦理指导原则》涵盖非医疗卫生机构，但若无医学伦理委员审查和监督，难以在涉及人的健康相关研究中全面落实这些法规。2021

年 12 月 24 日新修订的《科技进步法》规定科学技术研究开发机构、高校、企业等应当按照国家有关规定建立健全科技伦理审查机制，对科学技术活动开展科技伦理审查。尚需制订实施细则和新的部门规章，落实这些基本规定。

3. 平衡科技创新与伦理监管

近 40 多年来，我国科技发展突飞猛进，但人们普遍关注科技创新而忽略伦理监管。作为科研主阵地的高校和科研院所，很可能滋生伦理事件。伦理委员会的工作缺乏监管，且无对应的监管部门。鉴于国家已高度重视科技伦理治理，非医疗卫生机构应把伦理监管提升到更高层次，平衡创新发展与伦理监管，真正让科技创新造福人类。

4. 相关部门联动不足

伦理委员会办公室常委托科研部门管理，其审查和监管也常涉及非医疗卫生机构其他相关部门，内部各部门联动不足。科研管理部门针对涉及人的健康相关研究项目的启动、中期检查和结题环节，应与伦理委员会联动，对接初始审查、年度/定期跟踪审查和结题审查；若涉及人类遗传资源，经人类遗传资源管理办公室批准后，也应与伦理委员会互动，正式将伦理审查意见传达给研究者，确保合法合规启动研究。若涉及本单位的学生和/或雇员作为受试者的，伦理委员会应与学生管理部门和/或工会组织互动，制定相应制度，确保这些属于弱势群体的受试者具有自愿参加研究的权利。如受试者补偿等从研究经费对应类别中支付时，需经过财务部门审核和报销，确保专款专用和符合规定。研究生课题若涉及人的健康相关研究，应与教学部门联动，先通过伦理审查方可开展研究，且要确保研究方案与开题报告一致，如研究过程需修改研究方案，应及时向伦理委员会递交修正案审查申请，同时也修改开题报告中的对应内容。

5. 大部分未正规运行伦理委员会

涉及人的健康相关研究的伦理审查工作进展缓慢，成为非医疗卫生机构申请国家自然科学基金等重大项目的短板，也是研究者启动课题时遇到的实际困难，这与高校、科研院所、企业重视项目申请而忽视其伦理监管有关，也与研究者伦理意识不足有关。对兰州大学伦理委员会及其运行情况的调查表明，相关学院和研究者高度一致认为，需抓紧成立并正规运行高校医学伦理委员会。

2019 年 4 月 30 日，中国科学院科研道德委员会就生物医学研究中有悖于伦理规范的常见问题发出"伦理提醒"：从事生物医学研究的院属各单位应设立伦理委员会，未经伦理委员会同意或许可，不得开展相关生物医学研究项目。"伦理提醒"旨在倡导在科研实践中恪守各类伦理要求，强调从事生物医学研究的院属各单位应设立伦理委员会，并采取有效措施保障伦理委员会独立开展伦理审查工作。伦理委员会要切实履行伦理审查职责，未经委员会集体研究同意，任何个人均不得代表委员会在各类审查文书上签字。中国科学院心理研究所于 2008 年 4 月 17 日举行了伦理委员会重组后的第一次会议，明确心理研究所新立项批准的研究项目需经伦理委员会审查批准后方可实施。2020 年 8 月 27 日，中国科学院上海营养与健康研究所伦理委员会成功召开成立后的第一次全体委员会议。

谷歌、微软等多家大型科技公司曾设立人工智能伦理委员会。微软的人工智能伦理委员会由产品开发、研究员、法律事务、人力资源等部门的负责人组成。谷歌的人工智能伦理委员会在勉强存活 1 周多之后就正式宣告解散。我国专家也多次建议企业成立伦理委员会，特别是涉及个人隐私数据领域的科技企业。2019 年，旷视科技推出了基于企业自身管理标准的《人工智能应用准则》，并成立了人工智能创业公司中的第一个人工智能治理委员会（旷视人工智能道德委员会），以期借此推进人工智能应用的合理性，帮助行业构建一个可持续、负责任、有价值的人工智能生态。由华大基因研究院负责运营的深圳国家基因库生命伦理委员会成立于 2013 年，是负责生命科学伦理审查、管理、指导与咨询工作的常设独立机构。华大基因的生命伦理和生物安全审查委员会独立审查涉及生物样本和数据的科学研究项目与技术服务活动。

6. 无统一的章程、指南和标准操作规程供参考

虽有少部分医学院校按照国家相关法律、法规及规章制度，组建了医学伦理委员会，并在不同程度上制定了伦理委员会运行相关规章制度，但这些规章制度比较粗糙，缺乏具有可操作性的伦理审查标准操作规程，导致审查结果的客观性不足，如未规定快速审查和会议审查的标准，常由工作人员较随意判定；即使有少数已获得伦理审查同意的项目，并未开展严重不良事件等跟踪审查。高校常因项目的科研合作或发表文章所需，由伦理委员会直接出具伦理批件，无审查质量可言，严重影响项目伦理审查的严肃性和专业性，更增加了项目的监管难度，带来安全隐患。

我国已组建并正式运行的伦理委员会极少，并无统一的章程、指南和标准操作规程可供参考，且涉及版权问题而不能随意分享。而各非医疗卫生机构开展的涉及人的健康相关研究的范畴、类别不同，因此其他非医疗卫生机构的章程、指南和标准操作规程的参考价值也有限。虽然医疗卫生机构已有较成熟的章程、指南和标准操作规程，但非医疗卫生机构开展涉及人的健康相关研究的范畴、类别与之相差极大，几乎无法直接借鉴，何况非医疗卫生机构几乎不开展药物和医疗器械临床试验。

7. 学术委员会普遍未履行涉及人的健康相关研究的科学性审查

非医疗卫生机构，特别是高校，普遍设有学术委员会，但其职能尚未涵盖涉及人的健康相关研究的科学性审查。研究者自选课题并非由学术委员会立项，而横向和纵向课题的遴选申报也常由临时专家组审查，最终由资助部门聘请专家评审。这些项目往往很少考虑其伦理性，甚至科学性也不充分，导致伦理委员会审查这些项目时，常花费大量时间和精力讨论其科学性，特别是一些缺乏伦理培训的委员或习惯性地更多关注类似项目立项评审时的科学性问题，从而影响伦理性的充分审查。

8. 伦理委员会委员组成不合规

2016 年国家卫生和计划生育委员会发布的《涉及人的生物医学研究伦理审查办法》中第九条明确规定，伦理委员会的委员应当从生物医学领域和伦理学、法学、社会学等领域的专家及非本机构的社会人士中遴选产生，人数不得少于 7 人，并且应当有不同性别的委

员，少数民族地区应当考虑少数民族委员。目前我国高校、科研院所、企业的医学伦理委员会的委员组成存在很大问题，几乎全是生物医学或生命科学领域的专业人员，缺乏伦理学、法学、社会学等领域的专家，也未纳入非本单位的社会人士。在委员无法审查项目涉及的非本专业问题时，未起用独立顾问提供专业问题的咨询。大部分高校、科研院所、企业的医学伦理委员会并无专职伦理秘书，仅有兼职秘书，甚至无秘书。

9. 伦理委员会委员和办公室秘书能力欠缺

伦理委员会的委员常无 GCP 培训证书和伦理审查培训证书，难以高质量审查项目的科学性和伦理性。伦理委员会秘书不重视审查项目的资料归档，经伦理批准的项目常丢失相关文档，致使项目的投票单等无据可查，难以科学地评估伦理委员会的审查质量。非医疗卫生机构组建伦理委员会初期，对委员和伦理办公室秘书、工作人员的培训往往不足。现有伦理培训几乎均面向医疗卫生机构，而缺乏专门针对非医疗卫生机构的相关伦理培训。因此，面对不同于医疗卫生机构的环境和项目时，非医疗卫生机构伦理委员会委员和伦理办公室秘书、工作人员不足以胜任高质量的伦理审查。伦理委员会常挂靠科研部门，伦理办公室秘书和工作人员常兼职科研管理工作，他们虽有熟悉项目和研究者的优势，但其专职化和专业化岗位需求难以满足。兼职伦理办公室秘书和工作人员有时甚至无法完成基本的形式审查要求，导致伦理会议审查效率大大降低。

10. 涵盖学科广，独立顾问使用不当

非医疗卫生机构不同于医疗卫生机构，其有相对固定的专业分类和研究范畴，如高校常涉及生理研究、流行病学研究、心理学研究和护理社区研究，甚至对热带、寒带、高原、沿海等特殊区域有对应的区域性疾病研究，还可能涉及长寿地区、某疾病低发或高发地区人类遗传资源相关研究，这不仅导致机构之间的相互借鉴困难，且由于涵盖学科广，委员的专业难以全面覆盖，需聘请本单位甚至外单位的独立顾问。对于尚无足够运行伦理委员会经验的非医疗卫生机构，伦理办公室秘书如何按照要求准确使用独立顾问也面临困难。有些甚至将独立顾问作为委员，提供主审工作表让其审查项目，而不是让独立顾问解答某专业问题。

11. 审查流于形式

仅少数医学院校或综合大学成立并正规运行了医学伦理委员会，目前按照正规程序运行伦理审查的仅有北京大学、中国人民解放军陆军军医大学、南方科技大学等，其余高校虽已成立医学伦理委员会，但并无伦理委员会章程和规范的标准操作规程，从而使伦理审查流于形式。伦理审查常以课题申报前的快速审查方式执行，也有非医疗卫生机构以"伦理问题处理方式的声明"替代伦理审查，用于申请国家自然科学基金项目等；无医学伦理委员会公章时，甚至有用主任委员或副主任委员个人签字的形式替代伦理审查的情况。

兰州大学伦理委员会及其运行情况的调查表明，很多学院通过以下 3 种形式开展伦理审查：一是委托其他单位的伦理委员会进行审查，加盖其伦理委员会公章，取得伦理批件；二是由学院行政机构代为审核，而非由伦理委员会审查，行政负责人签字并加盖学院公章；

三是在发表科研论文时，写明该研究经过了虚构的伦理委员会审查，目的是满足期刊要求提供的伦理审查证明，从而伪造伦理批件。

12. 常与医疗卫生机构合作，导致重复审查

非医疗卫生机构并无直接的患者及其信息来源，受试者为患者的研究，非医疗卫生机构常与医疗卫生机构合作开展，两合作机构常各自对合作项目实施审查，导致重复审查。基于国际通行的伦理审查属地管理，非医疗卫生机构研究者与医疗卫生机构合作者共同作为主要研究者，可直接向医疗卫生机构的伦理委员会递交伦理审查申请，也可先通过非医疗卫生机构的伦理委员会审查，再递交医疗卫生机构的伦理委员会审查。对于研究过程中会带来一定风险的项目，如涉及抽血样、心理干预、运动干预等操作，非医疗卫生机构研究者的医疗知识常欠缺，项目组成员常无来自医疗卫生机构的医护人员。即使医疗卫生机构距离研究场所非常近，现场也必须有具备相应资质的医护人员和急救设备，以确保受试者安全，当发生意外时能及时得到诊断和救治。

13. 常纳入学生、员工等弱势群体

高校是培养本科生和研究生的摇篮，也常开展纳入学生的涉及人的健康相关研究。当研究者将学生纳入临床研究时，这些学生就属于弱势群体，需满足纳入弱势群体的要求，即仅当研究是出于弱势群体的健康需求或卫生工作需要，同时又无法在非弱势群体中开展时，涉及这些弱势群体的医学研究才是正当的。对于科研院所、企业开展的涉及人的健康相关研究，纳入的员工也应满足纳入弱势群体的要求。若纳入这类弱势群体，必须采取必要的保护措施。招募方式应符合要求，避免威胁和劝诱。知情同意书应强调受试者自愿参加研究，不存在胁迫、诱导等非自愿因素。

14. 研究者伦理知识欠缺

与医疗卫生机构研究者比较，非医疗卫生机构研究者的伦理意识严重不足。非医疗卫生机构绝大部分未开展伦理审查，也未开展临床研究培训和伦理培训。因此，非医疗卫生机构运行伦理委员会初期，研究者递交的审查资料常常不能满足一些基本格式要求，特别是研究方案中的伦理性部分和知情同意书，这与研究者缺乏必要的临床研究培训和伦理培训密切相关。

15. 跟踪审查难执行

大部分医疗卫生机构研究者发起的涉及人的健康相关研究跟踪审查是其伦理审查的主要短板之一，非医疗卫生机构伦理委员会运行初期也常面临无精力顾及跟踪审查的问题，这与研究者基本无跟踪审查意识有关。获得伦理批件只是涉及人的健康相关研究的开端，若无跟踪审查，不仅受试者的安全和权益无法得到保障，也无法监管研究过程，易导致超过伦理许可范围。因此，非医疗卫生机构在运行伦理委员会初期就应重视并严格执行跟踪审查。

第二节　医疗卫生机构伦理委员会面临的挑战

伦理审查的作用是保障受试者的权益和安全，确保研究科学可靠，同时对受试者的权益、安全和健康的考虑必须先于对科学和社会利益的考虑。世界医学会发布的《赫尔辛基宣言》和国际医学科学组织理事会、世界卫生组织联合发布的《涉及人的生物医学研究国际伦理准则》，使临床研究得以规范，受试者的尊严、权利、安全和健康得到保护。同时，我国 2016 年 12 月实施的《涉及人的生物医学研究伦理审查办法》强调：为规范涉及人的生物医学研究和相关技术的应用，保护人的生命和健康，维护人的尊严，尊重和保护受试者的合法权益，所有涉及人的生物医学研究必须获得伦理审查同意后方可开展。生物医学和伦理学的发展告诉我们，医学技术只解决我们"能做什么"的问题，伦理学才解决我们"该做什么"的问题。相比发达国家，我国医学伦理委员会起步较晚，临床研究伦理审查能力和水平与发达国家存在一定的差距，主要表现在以下几个方面。

1. 伦理审查制度有待完善，伦理认证需普及

我国大部分三甲医院的伦理委员会在 2004 年后成立。在成立初期，没有建立完善的工作制度，如缺乏会议记录、投票记录等审查文件，批件内容也不规范等。目前多数伦理委员会都制定了章程和系统的、具有可操作性的标准操作规程，包括伦理审查的申请与受理、会议审查、快速审查、跟踪审查、文件管理和伦理委员会成员回避等制度，并在审查要求、标准、时限等方面做出了具体规定。部分伦理委员会还结合自身特点，不断完善相应的标准操作规程，从而不会因为缺少某些方面的委员而无法召开会议；实行主审制，指定个别委员作为主审人，提前审核研究方案和知情同意书，提高审查效率；公布伦理委员会办公室电话，受试者可电话咨询。上述做法都起到了规范审查流程、保证审查质量的作用。

近年来，由于我国伦理委员会认证机构的缺失，许多伦理委员会寻求伦理委员会国际认证。截至 2020 年 9 月，国内共有 82 家医院通过亚洲和西太平洋地区伦理委员会论坛认证，8 家医院和大学通过了美国人体研究保护项目认证协会认证，极大地促进了医学伦理委员会的规范化建设和发展。2014 年我国建立了中医药研究伦理审查认证体系（Capability Accreditation Program of Ethics Review System for Chinese Medicine Research），这是由国家中医药管理局和世界中医药学会联合会伦理审查委员会共同创建的，是第一个兼顾国际临床研究伦理审查原则与中医药特色的伦理审查能力评估品牌，也是中医药研究伦理领域乃至我国医学伦理领域的首个认证项目。截至 2020 年 9 月，我国通过中医药研究伦理审查认证体系认证的医学伦理委员会已达 49 家，这对于伦理审查工作具有很强的指导意义和实际操作价值。

2. 支持力度不够，难以真正独立审查

医疗卫生机构领导层的行政支持不够，难以又好又快地推动伦理委员会的建设，在无

法确保独立审查的前提下：①医疗卫生机构未能采用配套政策对涉及人的健康相关研究开展强制伦理审查，包括将其与经费下拨和科研诚信挂钩，也与同研究者切身利益相关的绩效挂钩，甚至将科研管理人员的工作纳入绩效考核；②无法为伦理委员会配备足够和独立的办公空间和资料档案室，从而无法确保伦理审查资料的保密需求；③难以配备与审查项目数量相匹配的工作人员，在成立之初未借调外单位伦理委员会的秘书协助筹建并正规运行；④未能免收伦理审查费用以鼓励研究者主动递交项目进行伦理审查，委员劳务费无法从医疗卫生机构年度财政预算支出。

3. 伦理委员会难以保证独立性

《涉及人的生物医学研究伦理审查办法》规定，医疗卫生机构未设立伦理委员会的，不得开展涉及人的生物医学研究工作；伦理委员会的组成和工作不应受任何参与临床研究方的影响。但在实际工作中，我国医学伦理委员会设立于医疗卫生机构中，多数由各家医疗卫生机构自行发起和组建，其成员由医院任命，多数委员为院内人员，审查项目也均为本院开展的临床研究，缺乏完善的组织架构和科学的管理制度，带有浓厚的机构特色。作为医院的附属角色，伦理委员会不可避免地受到医院决策者权力和意志等的影响，很难充分保障受试者的权益，导致伦理委员会在组织框架和利益冲突中缺乏独立性。

4. 伦理委员会难以保证公正性

在目前的组织结构下，我国多数伦理委员会主任委员由医院领导兼任，为促进临床研究的发展，医院领导希望尽可能多地开展临床研究项目。此外，伦理委员会成员多为医院工作人员、科室主任或者主要研究者，虽然涉及利益冲突时，相关人员会因为利益冲突主动回避，但是各种复杂关系、利益冲突制度的不完善等因素，仍会导致审查结果的偏差。这种情况在某些专科医院尤为突出，目前有些医院虽成立了伦理委员会，但在人员的组成上，往往是需要进行伦理审查的专业人员占压倒性的多数，如传染病医院的伦理委员会主要成员为传染病专家，这与伦理委员会履行职责和追求职业发展的意愿可能发生冲突，审查的公正性难以得到保证。

5. 科学性审查能力薄弱

伦理审查的难点和重点是对临床研究科学性的审查。科学性是伦理的重要保证。国外伦理委员会普遍拥有庞大的学术审查专家团队，先对研究的科学性进行审查，只有符合科学性要求的研究才可提交伦理审查。我国多数伦理委员会的人员通常少于20人，学术专家无法覆盖所有专业，很难对所有研究的科学性做出正确的判断，科学性审查能力较薄弱。此外，我国目前尚无明确的伦理委员资格评定和培训的法规要求，导致医疗卫生机构伦理委员会委员普遍缺乏良好的专业能力培训和继续教育，对一些前沿的科学技术及临床研究认识不足，这极大地影响了审查的科学性，也是导致伦理审查委员审查能力薄弱的一个重要原因。

6. 无规范性文件导致审查缺乏统一性

随着全球研发的东移，我国参与的国际多中心临床研究逐渐增多，但由于人种的差异，国外的试验方案不一定完全适用于我国受试者，这就要求伦理委员会严格把关，不能照搬国外的方案，应根据具体情况对研究方案提出修改意见，以更好地保护我国受试者的权益和安全，因此有必要做出具体的规定。另外，应有对临床试验中的特殊受试者（弱势群体，如临床试验中的儿童、精神病患者等）进行特别保护的具体规范。对于某些药物类别或试验分期（如生物制品、风险性较高的产品和Ⅰ期临床试验），由于其风险性高，需加强其伦理审查监管以尽量降低受试者风险。对豁免知情同意、豁免伦理审查等都应予以明确，以便伦理委员会提高工作效率，保证伦理审查的质量和一致性。

虽然我国 2016 年 12 月实施的《涉及人的生物医学研究伦理审查办法》和国家食品药品监督管理总局在 2010 年制定的《药物临床试验伦理审查工作指导原则》为我国伦理委员会的构建和日常工作提供了相关的依据，但这两部法规的层级较低，并没有为临床研究的伦理审查提供统一的审查标准，也缺乏相关的监管措施，导致各单位的伦理审查缺乏统一的审查标准。对于条款的理解和执行，各伦理委员会存在较大差距，从而造成审查标准不一，水平参差不齐，影响了伦理委员会的健康发展，也阻碍了我国临床研究水平的逐步提高和与国际的合作。首先是审查流程的不统一，不同医疗卫生机构伦理委员会对于审查材料的递交、审查流程、审查周期及频率都有着各自的规定及要求。以临床研究项目的初始审查为例，各伦理委员会对材料的内容、份数、装订要求、递交时间、受理及审查时间的要求都不统一，这不仅给临床研究的前期伦理审查资料递交带来了一定的困难，更影响了项目的顺利实施。其次是审查标准、水平及结果的不统一。不同医疗卫生机构伦理委员会的成员各自专业背景和审查能力的不同，导致其审查水平的参差不齐及侧重点的不同。对于相同的研究方案，不同伦理委员会的审查结果有可能不一致。

第二篇　人类健康相关研究伦理审查的突破口

　　我国医学伦理委员会经历重重阻碍,走过30多年的发展历程,取得了巨大进步。虽然目前我国医学伦理委员会各方面仍在不断规范和完善,在维护受试者权益和安全、规范临床研究等方面将发挥越来越重要的作用,但由于其建设起步较晚,发展不平衡,专业资源和投入有限,且各医疗卫生机构伦理委员会水平参差不齐,在伦理审查过程中仍然存在许多问题。我国关于医学伦理委员会的法律法规尚需加强,以确保伦理审查工作得到相应监管;需加快构建医学伦理委员会审查、监管体系,提高医学伦理委员会的审查、监管水平,提高伦理审查工作透明度,使伦理审查更加具有约束力和说服力。在现行相关伦理法律法规的基础上,通过建立并健全医学伦理委员会的审查、监管体系,明确监管主体,加强外部评估等监督,使医学伦理委员会的审查工作更加具有权威性和可靠性。因此,对伦理委员会进行培训和评估以提升其审查能力具有重要意义。为使我国涉及人的健康相关研究的伦理审查获得快速发展,应从系统立法、建立完备的伦理审查体系、加强研究者发起的临床研究的分级管理着手,以规避基因编辑、细胞治疗、脑机接口、深部脑刺激等高新技术风险。通过提高伦理委员会审查能力和效率,应对人工智能和突发传染病临床研究伦理审查的挑战,以期规避伦理倾销等方面的问题。

第三章　系统立法以建立完备的伦理治理体系

第一节　加强人类健康相关研究的伦理治理

我国可采取注重伦理治理体系的理论研究、加强伦理治理体系建设、多元共治、敏捷治理、加强立法、完善规范、落实监管、加强伦理委员会建设、人才培养、培训研究者、伦理教育、科普公众、学术界自律、融入人文、信息公开、公众参与、国际共治等对策，构建既与国际接轨又符合中国国情的科技伦理治理体系。

伦理治理是当前人类社会应对高新技术高速发展所带来的伦理问题的有效策略。伦理治理的理念拓展了"责任"的概念，将个体责任转化为集体责任，更将通常被指责为过于理想化或者无能的伦理，变成了一种必需的调节手段来前瞻性地预防不良社会后果，以确保科技负责任地发展。我国应以组建国家科技伦理委员会为契机，强化顶层设计，建立层次分明、职责清晰的伦理治理体系，制定和完善伦理规则，完善伦理审查体系，加强对涉及人的健康相关研究的高新技术伦理问题的研究，建设伦理治理环境，提高学术界和公众的伦理意识，使伦理成为涉及人的健康相关研究领域发展的准则。

面对高新技术发展带来的复杂社会和伦理问题，将所有责任归之于科学共同体，既不可能，也不现实。涉及人的健康相关研究的高度专业性使得伦理治理不可能完全以行政化的方式运作，而必须诉诸多元共治。伦理治理的准则制定和国家科技伦理委员会的设立等工作起到的是权威引领与示范指南作用。在这一顶层架构下，必须通过具体的科研院所、科学共同体、研究者、公众及其他利益相关者的努力，使这一模式延伸到具体的涉及人的健康相关研究之中。

现有的伦理准则和相关法律法规体系与涉及人的健康相关研究发展进程不相适应。在这种情况下，治理体制机制建设显得尤为迫切。要抓紧完善制度规范，健全治理机制，细化相关法律法规和伦理审查规则，强化伦理监管，规范各类涉及人的健康相关研究。其中，治理机制和相关规则制度建设既是下一阶段国家科技伦理委员会开展伦理工作的基础，也是全国各级各类医疗卫生机构、高校、科研院所和企业在伦理框架内活动的制度依归。

一、伦理治理的对策

1. 注重伦理治理体系的理论研究

不论是基于高质量发展和建设创新型国家的战略目标，还是作为负责任的大国与构建人类命运共同体的倡导者，我们都要正视伦理问题。对伦理治理体系理论的深入研究是伦理治理实践的基石。世界各国、各国际组织针对科技伦理问题出台了一系列的宣言、准则、共识等，一些学者和机构出版了关于涉及人的健康相关研究伦理的研究著述。加深对伦理治理体系的理论研究，有助于我国成为伦理治理体系的话语掌握者，更好地推动我国成为伦理治理的全球参与者。

注重伦理治理体系的理论研究，首先要解决制度体系中伦理治理制度失位问题，完善舆论监督机制和反馈体系建设，建构畅通多维的报送系统；其次需要公众认可的法律体系，严格监管和惩戒伦理失范行为；最后要形成国家主导的监控体制与公众参与的监管系统结合的双层治理模式。

2. 加强伦理治理体系建设

加强伦理治理的制度化建设是一项长期的复杂工程。我国的伦理建设起步较晚，在过去很长一段时间里，伦理治理体系建设跟不上发展的速度。与发展迅速的涉及人的健康相关研究相比，伦理规制仍处于滞后状态。我国要加快建立健全科技伦理审查和风险评估制度，要求自上而下统筹伦理建设，使伦理治理走向制度化；将组建国家科技伦理委员会摆在首位，突出科技伦理的战略地位，这在我国历史上是史无前例的。伦理审查制度的建设有利于事前审批、事中监督和事后跟踪，保障伦理审查的规范化、制度化。

多层次的治理体系比单一维度的立法和监管更能适应高新技术所具有的快速发展、日益复杂化等特征。顶层的法律规范可以划定高新技术应用的边界。立法需要避免统一的、一刀切式的、激进的监管方式，而应以领域细分和风险防范管理为导向，遵循包容审慎、敏捷灵活、鼓励创新等监管理念，同时考虑不同应用场景的不同影响、监管对技术和产业的影响、技术和商业可行性、企业负担等因素，采取分类分级、分阶段的方式进行适度监管。

涉及人的健康相关研究的高新技术领域的发展和应用落地往往需要突破既有的法律和监管壁垒。因此，有必要在这些领域出台更加包容高新技术的政策和立法，探索制定前瞻性规则，移除法律和监管障碍，推动先行先试，给予适度宽松的发展空间，给高新技术应用提供安全港，通过试验、测试、试点等方式加速高新技术从研发到应用的转变。同时审查和调整政策、监管框架和评估机制，以鼓励创新和竞争。在海南博鳌乐城国际医疗旅游先行区的药物和医疗器械临床试验是正在践行的例子。

3. 多元共治

涉及人的健康相关研究的高新技术领域的发展涉及政府、医疗卫生机构、高校、科研院所、企业、研究者、社会组织和公众，需要各方充分参与，通力协作，形成协调和合作的合力。一般来说，高新技术领域大多尚处于发展的初期，政府需要在政策和资金上给予适当的支持，同时制定相应的规则，搭建平台。科研院所和高校从事基础研究及应用基础研究，企业主要从事应用研究、技术发展和产品及应用场景的开展，社会组织代表第三方参与高新技术领域的监管，公众是高新技术成果和影响的接受者及消费者，需要参与、表达立场和观点。

建立最广泛的多元全程参与共治机制。一是在有关项目立项审批前，设立项目审批和伦理审查环节的听证制度，突破相对人限制，允许公众和媒体参与。二是在有关项目进行过程中，伦理委员会独立地全程参与，并健全和完善监督机制。三是在项目成果发布后，对于可能存在的伦理风险，充分调动各方主体的监督力量，并建立相应的反馈机制和权利救济制度。

4. 敏捷治理

敏捷治理的基本主张是面对与科技创新相伴随的各种复杂的伦理风险，应以科技创新与伦理治理的共同进化为认知前提和实践策略。首先，要从预期性原则出发，在科技规划制定工作中，加强对科技的社会影响与伦理风险的预见研究，尽可能一开始就把事情做好；其次，立足均衡性原则，敏捷治理始终根据科技创新的动态发展寻求可接受的风险受益比，并对最终不得不接受的伦理风险予以制度化的补偿；最后，坚持适应性原则，将伦理问题作为科技创新的广义社会需求，鼓励科技创新者努力探索如何将价值和伦理上的考量嵌入科技创新的设计与应用之中，通过负责任的研究和创新促进科技向善。

敏捷治理体系的核心是在有法可依、有规可循的基础上，针对科技的迅速发展、伦理问题的时常不定的变化，能够做到在伦理层面的敏捷反应。由于技术及商业模式快速发展迭代，草率立法不可能产生正面的效果，且成文或专门的立法难以跟上技术步伐，故应避免过于严格和过于细致的法律要求，可以采取事后监管、事后追责等轻监管的方式。在立法基础上规定研发过程中的某些伦理问题可以施行个案审核、可根据实际需要在法律框架内特事特批、全程公开可查，政策应侧重标准、指南等敏捷灵活的方式，使研究过程中的伦理风险得以被适当公开、讨论，进而保障相关方在过程中进行适当的解释说明、辩解或干预，给舆情反应保留充足的缓冲时间，减少突发伦理事件引起的舆情剧烈反应。

5. 继续加强立法，完善规范

继续从立法层面完善伦理治理体系，使伦理政策的出台和施行有法可依。法律是维护伦理的底线，也是最后一道防线，是保障伦理的最强有力的手段。新时代法律与伦理应融为一体、同向发力。必须借助法律的刚性约束加强伦理治理，应加快伦理立法和提高法律层级。随着科技全面发展，仅有医学领域的伦理审查已远不能满足现实的伦理审查需要，必须统筹立法，增强法律权威。及时发现技术创新发展各阶段现有监管政策和法律的空白与问题，并将其纳入法律治理轨道。

应尽可能避免为某一新的研究类型或领域制定新的法律、伦理框架或规则，最好使用现有监管框架，尽量以类似方式处理类似研究。目前我国尚未形成明确的伦理立法监管架构，没有法律规范对其加以规制，相关规定散见于少数规范性法律文件。现有规章制度还不够明晰，在执行时无法发挥最大效力，因而导致涉及人的健康相关研究领域的监管部门有法可依不足、监管工作形同虚设、研究者难以知晓具体的研究边界等问题。

6. 落实监管

国家需建立一个独立的监管机构严格地审查和监测在我国进行的高新技术研究。独立监管机构应衔接国家科技伦理委员会，确定高新技术研究中不同伦理、社会风险的研究类型，对涉及人的健康相关研究领域的伦理问题按其风险大小分级管理。完善监管机制，以国家科技伦理委员会等机构为核心建立健全监管机制，构建可行的工作流程，使伦理监管体系覆盖涉及人的健康相关研究全过程。应使法制保障和监管措施落实到具体机构、具体个人的权责，使之成为理论完善、法制完备、机制健全、实施到位的伦理治理体系。

在当前激烈的国际竞争背景下，我国针对高新技术的立法和监管需要着重考虑国际竞争视角，避免产生阻碍、延缓技术发展应用的不利效果，削弱我国的科技和产业竞争实力。因为在全球竞争重心日益转向高新技术的大背景下，过早或过度的监管都可能削弱一国在高新技术领域的竞争力。与此同时，立法和监管还应充分考虑技术的经济社会价值，保证技术红利在经济社会发展中的最大释放，避免因偶发性的负面问题而"过度反应"或"因噎废食"，从而采取应激、激进的监管措施。

首先，要升级创新管理手段。高新技术的非线性发展导致传统线性监管模式和管理手段不可避免地落后，需要提升管控者对高新技术的敏感程度，组织架构中应引入技术人才与管理人才联合的双轨制领导团队。其次，在高新技术转化应用过程中，一方面要强化创新伦理价值观教育等软性约束，另一方面要构建安全链条意识，完善技术全链条安全风险预警和应急管理机制等硬性约束，避免和有效预防技术应用过程中出现安全漏洞而导致的重大高新技术事件。最后，应建立科技共同体和科技创新过程的早期预警系统。对于包括重大安全事故隐患、严重违背人类基本伦理共识和导致人类生存风险的重大伦理风险，事后的规制和惩罚往往于事无补，必须通过早期预警系统的及时预警才可能规避。监管也需要采取利益相关方共同参与的模式，广泛听取行业主体、专家和公众的意见，避免决策者与从业者脱节。

7. 加强伦理委员会建设

2020年10月国家科技伦理委员会成立，国家层面开始着手构建科技伦理治理体系，健全伦理审查体系，充分发挥国家科技伦理委员会的审查与监管职能，制定符合我国国情的伦理准则，完善涉及人的健康相关研究的伦理审查与评估机制，规范伦理审查，建立健全相关惩处机制与法律约束；将伦理审查及时纳入国家科技评估体系，完善研究的伦理倡导和行为准则，从而在学术界形成正向激励。

相关部门、科研院所和高校要及时成立伦理委员会，制订相关规范，明确伦理问题应该由谁监管、如何监管及出现问题后如何处理，特别要注重全程监管。项目申报前，加强对研究项目的伦理合理性预审，对后果未知且可能造成不可逆结果的高新技术研究，必要时可明令禁止。项目立项后，应先通过伦理审查再开展研究，需改变以前"重申报立项，轻过程管理"的情况，除了常规科学研究检查，还要跟踪审查以监管其是否按照伦理委员会的要求处理伦理相关问题。科技成果转化阶段，从技术、产业、伦理、法律监管等方面全方位做好高新技术应用风险防范，防止高新技术被滥用和误用。

为了解决伦理委员会的人力资源短缺和人员业务水平的问题，相关部门要和高校、培训机构合作，要有针对性地投入资源，通过定期开展课程培训和学术交流等方式，加强伦理委员会的人才培养。

8. 人才培养

开展交叉学科人才培养，不断满足高新技术发展和治理的需要，必须培养和挖掘既懂科技，又懂伦理的双料人才。①从教育制度入手，鼓励和支持本科生与研究生跨学科交叉招生，尤其是文理科跨学科招生；加强理工科与医学、生命科学专业学生的伦理教育。②有意识地挖掘同时具备两方面知识的人才加入伦理研究队伍。③给予现有研究者更多有针对性的进修培训机会，创造更多跨行业、跨学科、跨地域的理论交流与挂职实践机会，完善知识结构，更新知识库内容，使他们可以相互学习和借鉴。

推进科技治理与公共管理、伦理的协同教育，培养了解科学技术的监管者和熟悉公共治理的科学家，充分回应科技发展中的伦理争议和国际争端。还应培养国际科技治理人才，鼓励复合型人才积极、主动参与全球高新技术治理体系建设，通过"有原则的灵活性"的治理理念包容和吸纳不同国家、不同政治体系、不同科研院所的科研力量和人才资源，推动涉及人的健康相关研究领域国际伦理治理体系建设的深度合作。

9. 培训研究者

研究者必须摒弃技术至上与唯利益论的理念，以负责任的研究价值观引领高新技术研发，同时要打击任何受经济利益驱使违规借助高新技术达成个人非法目的的行为。伦理不是研究的障碍，而是其安全线和保障。在项目申请、管理、结题和社会评价等环节引入伦理风险自评等硬性要求，从而使研究者和管理者关注伦理风险、反思其应承担的伦理责任。提升研究者的伦理意识，完善现有学术评价机制，通过加强学术伦理考查力度，把伦理不端行为纳入个人学术考评体系中，有效减少违规违法行为的出现。研究者应增强科技伦理意识，紧跟政策，调整心态，不忘以人为本的初心，将价值权衡与伦理考量纳入研究活动的全过程，将伦理需求内置于研究与创新之中。相关部门要加大科普力度，切实提高公众伦理意识，推动全社会共同参与伦理治理。

为拓展研究者提升伦理水平及获取伦理知识的渠道，可定期组织开展主题讲座等活动，通过多种手段来提升其伦理意识和责任感。科研管理部门和伦理委员会要经常举办伦理讲座，组织学习伦理新规定、新案例等，呼吁广大研究者严格遵守相关法律法规，规范科研行为。学术团体和学会也应认真做好培训工作，定期更新有关知识材料，发挥各类学会对于研究者伦理意识的培训作用。要在科技管理部门和其他相关政府部门的管理人员培训中，强化学习伦理准则和治理原则，并促使其将伦理意识运用于工作之中，以避免和降低相关决策和行政举措的伦理风险。

10. 普及伦理教育

伦理教育是治理伦理失范行为的治本之策。伦理规范只有深植于个人价值观底层，才能转化为无须提醒的自觉行为，而这只有通过教育才能实现。在国家层面提出伦理准则和治理原则必须要有相应的教育传播举措与之配套。科技伦理属于跨学科领域，高科技伦理尤甚，其不仅与自然科学和工程科学相关，而且与人文社会科学尤其是伦理学密切关联。当前，技术性科学的发展与社会各部门、各领域均密切相关。发展日新月异的科技对科技伦理研究者的知识体系提出更高的要求。要在高校教育和研究者的专业培训中,以对伦理准则和治理原则的解读为抓手,加强伦理意识和伦理规范教育。要将伦理纳入终身教育体系,而非一次性教育,高校和科研院所应建立系统化的伦理教育体系。高校应通过组织讨论、辩论等形式,强化大学生对伦理的认识和了解。高校还应利用互联网平台打造线上精品课程,开辟新的知识传播渠道。邀请专家学者开展主题讲座,增强伦理教育的说服力,帮助大学生建构正确的伦理价值观。

11. 科普公众

重视伦理的宣传教育,使相关各方在面对科技与人的伦理之间的摩擦时有清晰的伦理意识,使伦理治理在人的层面上得到真正落实。要在全社会以多种形式广泛传播伦理准则和治理原则及其背后的知识和伦理意识,使公众能够积极主动地参与伦理治理的相关讨论,促使涉及人的健康相关研究更好地造福人类。还需要高度警惕高新技术研究被"妖魔化",正面引导媒体宣传当前的研究进展。由于高新技术研究领域与公众生活相距甚远,相关伦理、社会争议极具迷惑性。政府相关部门可以组织专家论证,并引导社会媒体正面宣传研究进展,积极探讨伦理、社会问题。在宣传方面,应统筹考量基础研究、技术研发、临床应用、产业发展及制度建设等问题,一体化布局,使学术界与公众之间的信息沟通顺畅,防止少数媒体为吸引眼球而将高新技术研究与猎奇信息联系起来,引起公众的厌恶与反感,从而阻碍涉及人的健康相关研究的发展与应用。

12. 学术界自律

自律是指科研主体对其科研行为的自我管理和自我约束。学术界作为涉及人的健康相关研究创新活动的主体,其在伦理方面的风正气清是伦理治理取得成效的关键。需鼓励、推动学术界伦理认识的普遍化、深入化,推动各学术领域、学术机构内制定相应的伦理原则及可实施的管理规范,加强学术共同体在伦理审查和监管方面的能力。行业和企业自律也应发挥重要作用,需要鼓励践行科技向善、负责任创新与研究等理念,支持行业自律。可以采取行业标准、自律公约、最佳实践做法、技术指南、伦理框架等敏捷灵活的治理方式来规范、引导高新技术的发展应用,实现科技向善。

13. 构建"科技向善"的文化氛围

在当前高新技术背景下,人类比历史上任何时候都更需要"科技向善"的理念,更加需要技术与伦理的平衡,以确保高新技术朝着有利于人类的方向发展。现代科学技术与经济社会以异乎寻常的速度整合和相互建构,但其高度的专业化、知识化和技术化使圈外人很难对其风险和不确定性有准确的认知和判断,没有来自科学共同体内部的风险预警和自我反思,任何一种社会治理模式都很难奏效。面对未来社会潜在的技术趋势,社会无现成法律可依,必须借助规范高新技术的伦理规范,强化以人为本的伦理和文化价值观,实现高新技术创新的负责任和可持续发展。

针对高新技术带来的社会经济和伦理风险挑战,需要未雨绸缪。高新技术很多是此前从未接触或应用过的技术领域,没有历史参考经验,需要重新布局构建新的伦理体系和文化氛围，特别是针对研究者的伦理教育。高新技术的健康发展离不开技术、社会科学、人文等不同背景人员的通力协作。科技行业需要从当前的技术中心主义模式转向技术人文协作模式，高新技术研究与发展需要广泛吸纳不同种族、性别、文化和社会经济阶层及不同领域（如经济、法律、哲学、社会学、人类学、心理学等）人员的观点。通过对话、辩论等方式，加强研究者与人文社会领域学者对伦理问题的研讨，提升研究者对伦理风险的认知，形成和强化相应的伦理敏感性和责任感。公众需要构建"科技向善"的应用文化氛围。

14. 信息公开

发挥媒体、公众等第三方对伦理失范的监督作用的关键在于信息公开，要充分尊重利益相关者获取信息与发布信息的权利，降低学术界与公众之间的信息不对称。针对社会舆论广泛关注的伦理失范事件，当事人所在单位和行业主管部门要及时采取措施调查处理，及时公布调查处理结果，并通过新闻发布会、媒体座谈会等形式，实现多层面的对话与沟通。

15. 公众参与

政府、科学共同体有必要紧跟高新技术发展，在涉及人的健康相关研究领域就其科学、医学价值，以及潜在的伦理、社会问题与公众沟通，以争取公众对该研究领域的理解和支持，必要时可以进行公众咨询，以查明并解决公众的关切与担忧。涉及人的健康相关研究既然接受了国家和社会的资助，研究者就有责任接受公众的监督，伦理失范也不应是科学共同体内部的私事。正确引导社会舆论对涉及人的健康相关研究的监督是完善伦理治理体系的重要组成部分。

技术使用者使用技术产品本身，会对技术发展的方向、结构和规模带来影响，狭义上的技术使用者即公众，作为高新技术最为直接的使用者和感受者，同时也是风险的直接承受者，其应当对高新技术的开发和应用有一定的发言权。公众对高新技术的接受和认可程度又往往决定了该高新技术应用和开发的实际价值。因而在制定相关规则和设置高新技术应用场景时必须开展广泛的民意调查。此外，公众也应当积极主动地参与高新技术的标准制定、技术开发和实际场景应用的全过程，推动高新技术的科学发展和良性应用；对公众必须强调负责任意识，必须在法律规制和道德规范下使用高新技术。

16. 国际共治

涉及人的健康相关研究知识和创新呈现出越来越全球化的趋势。高新技术已成为当今大国竞争的主要制高点，且高新技术多是未被充分认知的技术体系和组合，难以借鉴参考案例去界定其是否违规；各国的法律只针对本国的技术进行规范，缺乏跨国规制技术的法律框架体系，这是当前各国所要共同面对的治理难题和困境。在当前的全球化背景下，全球的可持续发展也需要各国在高新技术、产业、伦理、治理等方面加强合作，从而实现以人为本、包容普惠、安全可持续的发展。当前高新技术所带来的风险已经远超国家边界。高新技术的创新及其扩散应用是无国界的，产生的潜在影响也是全球性的，与人类命运共同体紧密相连。

要积极谋求国际合作，共同构建区域性和全球性的联防联控机制和应急管理方案，以解决潜在的国际公共安全风险，构建共治共享的协商和高新技术创新与治理平台，确保高新技术的负责任创新和国际应用合作，共同建设"人类命运共同体"，以"科技向善"的责任式创新助力人类社会全面可持续发展。我国在伦理治理体系方面的理论研究与实践经验同样也不局限于我国自身，而应在伦理治理体系中构建符合我国国情同时也具有全球普适性的伦理价值体系，走向世界，推动我国参与全球科技伦理治理。要在治理规则盲区参与建设新规则，要充分借助我国在部分高新技术领域的发展优势，在技术领域和行业标准制定上发挥权威性作用；要在具有高度不确定性的高新技术领域积极发声，提出建设性意见，拓展国家和科学家共同体的影响力；在国际交流与深度合作方面，要更加积极地争取主导权。

二、总结

立法是保障涉及人的健康相关研究遵循伦理规范的底线思维，不应简单地允许或禁止一切高新技术研究，应采取密切监控、个案分析的敏捷治理策略，应密切关注潜在伦理、社会风险并适应性调整治理策略，发展与治理并重，充分权衡受益与潜在风险，推动相关法律、伦理规范的制定，加强政府监督管理工作，积极引导公众探讨，最终形成法治化、监管常态化、以伦理为先导和以法律为主导的伦理治理体系。

必须加强治理行动者之间的协同，优化高新技术的伦理治理的主体生态，其中政府起着主导性作用，扮演着协调其他行动主体和制定规则的角色；企业及其研究者发挥着决定性作用，决定着技术样态和发展路径；公众的参与和接受则起着基础性作用，影响着技术的应用布局。我们应在学术界宣传伦理，在高等教育中加强伦理教育，在社会中普及伦理知识；把公众的忧虑和关切纳入政策考虑范围，与各个利益相关者对话，在实践中消除专家知识和公众之间的差距。

我国在许多高新技术领域已逐渐从过去的"跟跑"转变为"并跑"甚至是"领跑"，已经具备探索和构建涉及人的健康相关研究的伦理准则与治理体系的条件和能力。伦理治理体系建设的核心在于立足我国国情和发展的实际需求，具备前瞻性视野，以科技的向善发展、负责任发展为核心导向，从理论研究、制度建设、法律与伦理规范、审查与监督管理、公众探讨与科学传播、学术界自律、监管落实、教育宣传等方面入手，建立覆盖广泛、有据可依、可靠有效、敏捷灵活的伦理治理体系，以平衡涉及人的健康相关研究领域发展与伦理限制，推动我国高新技术健康发展。我国应有效参与全球伦理治理，为世界伦理治理提供中国智慧。

第二节　强制非医疗卫生机构正规运行医学伦理委员会

为加快我国高校、科研院所、企业医学伦理委员会的建设，可尝试采用以下手段：落实建立健全伦理委员会的基本规定、行政支持、项目资助部门强制要求伦理批件、伦理委员会章程和标准操作规程的借鉴制定、委员和独立顾问的选择和培训、秘书和工作人员的培训、研究者的伦理培训、我国先行高校的引领作用和借鉴国外经验等。高校、科研院所、企业医学伦理委员会的建设将极大提升我国医学伦理审查的整体质量，除能更好地保护受试者外，也有利于维护高校、科研院所、企业的声誉。

我国高校、科研院所、企业应摒弃将伦理审查作为申报项目或发表论文的一种必要程序的功利性认识，切实提高研究者应保护受试者权益的伦理意识，确保伦理审查在涉及人的健康相关研究中发挥"保驾护航"的方向性作用。虽然我国高校、科研院所、企业的医学伦理委员会建设尚无法满足现实需求，但随着国家层面加强对医学伦理审查的要求，高校、科研院所、企业的医学伦理委员会将逐渐步入正规化建设阶段。

一、非医疗卫生机构医学伦理委员会正规化运行的对策

1. 落实法规基本规定

《涉及人的生物医学研究伦理审查办法》仅管辖医疗卫生机构，无法涵盖非医疗卫生机构，2021 年 3 月 16 日发布的《涉及人的生命科学和医学研究伦理审查办法（征求意见稿）》已囊括高校、科研院所等。2021 年 12 月 24 日新修订的《科技进步法》已要求非医疗卫生机构建立健全科技伦理审查机制，对科学技术活动开展科技伦理审查，但尚需制订实施细则和新的部门规章，落实这些基本规定，更要在相关法规中明确伦理方面违法的惩罚力度，一改以往惩罚力度不足以威慑冒险带来的获利行为的状况。例如，2020 年 12 月 26 日通过的《中华人民共和国刑法修正案（十一）》，在《刑法》第三百三十四条后新增一条，作为第三百三十四条之一："违反国家有关规定，非法采集我国人类遗传资源或者非法运送、邮寄、携带我国人类遗传资源材料出境，危害公众健康或者社会公共利益，情节严重的，处三年以下有期徒刑、拘役或者管制，并处或者单处罚金；情节特别严重的，处三年以上七年以下有期徒刑，并处罚金。"

2. 成立国家级伦理委员会管理办公室

全国统一或对应主管部门成立国家级伦理委员会管理办公室，类似美国受试者保护办公室，不仅管辖医疗卫生机构，也管辖非医疗卫生机构。统筹监管全国涉及人的健康相关研究的伦理委员会及其审查的项目，这是加快我国伦理治理必不可少的措施和保障。若辅以类似卫生健康委员会要求的医疗卫生机构伦理委员会及其审查的涉及人的健康相关研究项目的备案制度，则更有利于监管全国伦理委员会及其审查项目。

3. 将伦理审查纳入单位管理体系

经过十几年高度重视和发展，非医疗卫生机构作为科技创新基石的科研诚信建设已取得显著成就。为进一步确保科技向善，应将伦理审查纳入单位管理体系。确保非医疗卫生机构与伦理审查相关的财务、教学、科研等部门密切联动，实现涉及人的健康相关研究的全过程管理，甚至对违反伦理原则的研究采取一票否决制。

4. 国家强制组建并正规运行或委托审查

国家应该以法规形式明确涉及人的健康相关研究的高校、科研院所、企业等非医疗卫生机构组建医学伦理委员会，确保研究开展前已通过伦理审查。虽然国家卫生健康委员会已发布《涉及人的生命科学和医学研究伦理审查办法（征求意见稿）》，但并未强制按照正规程序运行。国家层面应定期考核高校医学伦理委员会，甚至以医学伦理委员会的认证形式督促其建设。

《涉及人的生命科学和医学研究伦理审查办法（征求意见稿）》增加了委托审查，不久的将来，在法规允许的条件下，委托其他单位的伦理委员会审查涉及人的健康相关研究时，需确保委托单位伦理委员会的审查能力，包括委员专业是否能大致涵盖拟开展研究的范畴，伦理办公室秘书和工作人员是否有足够时间和精力承担委托审查的额外任务，特别要关注能否确保跟踪审查的开展及其质量、效率。若其本单位的跟踪审查执行不力，则无从保证受委托单位的跟踪审查。对于实地访查，不仅要考虑委员和秘书、工作人员的时间，也要考虑委托单位与受委托单位的距离和交通状况。

5. 单位行政支持

有了高校、科研院所、企业领导层的大力支持，才能又好又快地推动医学伦理委员会的建设，在确保独立审查的前提下，可采取以下措施。高校、科研院所、企业需采用配套政策强制涉及人的健康相关研究开展伦理审查，并将其与经费下拨和科研诚信挂钩，而且与同研究者切身利益相关的绩效挂钩，甚至将其直接管理的科研管理人员的绩效纳入考核范畴。伦理委员会的运行既需伦理办公室执行日常管理工作，又需要专职的伦理办公室秘书和工作人员。随着审查项目的增加，需配备与审查项目数量相匹配的工作人员，可在委员会成立之初借调外单位医学伦理委员会的秘书协助；又应具备足够和独立的办公空间及资料档案室，确保伦理审查资料的保密需求；还应具备基本的办公条件，如电脑、打印机、复印机、传真机、碎纸机、互联网接口等。委员的培训费、劳务费及秘书的培训费、办公室日常开销也需单位列入专项的年度财政预算，特别是非医疗卫生机构研究者的资助课题常无伦理审查费的预算，自选课题更无法支付伦理审查费。伦理委员会运行初期应免收伦理审查费，以鼓励研究者积极开展伦理审查。即使后期可适当收取伦理审查费时，类似于医疗卫生机构收取药物和医疗器械临床试验项目的审查费，也应确保收支两条线，确保伦理审查的独立性。

6. 项目资助部门强制要求伦理批件

国家科技重大专项已明确规定研究者申请项目时，必须提供伦理审查批件。国家自然科学基金委员会等大部分资助部门也已明确规定，研究者需获得所在高校、科研院所、企业的初步伦理审查批件（如"有关本研究伦理问题处理方式的声明"）后，才能通过资助部门的形式审查。规定应进一步明确，项目获批后，研究者需向伦理委员会正式递交伦理审查申请，获正式审查批件并递交给资助部门后，再下拨经费。因为依据我国当前各类项目申报规定，项目资助部门并无监管项目获批后的伦理审查的详细规定，从而无法对项目进行伦理监管。非医疗卫生机构的科研管理部门常重视项目申请而忽略伦理监管，且绝大部分非医疗卫生机构无正规运行的伦理委员会，无法规范审查项目并给出合规的审查批件。

7. 章程和标准操作规程的借鉴与制定

应高度重视伦理审查体系建设，提升伦理审查的权威性和强制性。制定和完善伦理审查制度和实施办法，使涉及人的健康相关研究伦理审查工作有章可循。可借鉴我国已正规运行的高校及其附属医院医学伦理委员会的章程和标准操作规程，制定满足高校、科研院所、企业实际需求的章程和标准操作规程。根据运行情况和同行交流信息，定期更新章程和标准操作规程，不断探索符合政策法规和研究者现实需求的内容。

8. 全过程监管

应将伦理审查纳入全过程监管，包括立项、开展前、研究过程、结题、成果应用和推广。将初始审查前移到课题申报前，在选题、设计、论证阶段就同步开展伦理审查与立项论证。也要加强已获伦理批准项目的跟踪审查力度，将伦理审查和监管贯穿研究全过程。对于我国基本尚未涉及的成果鉴定、申报、转化和推广前的伦理审查，要评估其潜在的风险和受益，对于风险高而潜在受益不明确的，应特别谨慎对待。对于风险高和受益低的，要暂缓甚至停止其应用和推广。

9. 委员和独立顾问的选择和培训

委员类别和数量必须符合《涉及人的生物医学研究伦理审查办法》的要求。对于高校，分析其本部直属二级单位开展涉及人的健康相关研究的专业和年度项目数量，选择对应专业的委员和独立顾问以满足项目主审的需求，必要时可聘请外单位的专业委员和独立顾问。在伦理办公室秘书和工作人员确保递交资料形式审查合格的前提下，伦理委员会委员的审查能力是审查质量的基本保证。运行医学伦理委员会初期，可纳入外单位医学伦理委员会委员，借助这些有审查经验的委员，带动新委员快速提升其审查能力，以满足伦理审查的基本要求。通过老委员带新委员、新委员强化培训、全体委员针对性培训和学习非医疗卫生机构伦理审查特点、替换不参加培训和不参加会议审查的委员等方式，确保审查质量，提高审查效率。要定期分批选送新委员参加 GCP 和涉及人的健康相关研究伦理审查培训，后期尽量多参加有关非药物临床试验和非医疗器械临床试验的伦理审查培训，毕竟高校、科研院所、企业的研究者几乎不涉足由医院承担的药物临床试验和医疗器械临床试验。也要积极参加国内外学术交流，以解决伦理审查中遇到的具体问题。

10. 秘书和工作人员的培训

高校医学伦理委员会的秘书和工作人员大部分兼职于科研管理部门，兼具管理能力是其优势，但兼职也影响其伦理工作的专业性。鉴于当前我国伦理办公室秘书和工作人员在医学伦理委员会日常工作中扮演重要角色，对高校、科研院所、企业医学伦理委员会的秘书和工作人员开展经常性的培训是非常有必要的。为提高日常工作能力，加强伦理审查档案的收集、整理工作，要与其他非医疗卫生机构医学伦理委员会的秘书和工作人员多交流工作经验,更要与医院医学伦理委员会秘书和工作人员加强交流,从临床实践角度分析高校、科研院所、企业医学伦理委员会的自身特点和不足,由此才能更有针对性地促进高校、科研院所、企业医学伦理委员会的高效高质量正规运行。

11. 研究者的伦理培训

加强培训研究者的伦理知识具有重要意义,开展符合伦理的研究,不仅是保护受试者,在一定程度上也是对研究者的一种保护。培训形式应多样化以适应需求,可将外部培训和内部学习相结合,兼顾线上培训和现场培训。高校、科研院所、企业的研究者对涉及人的健康相关研究的伦理意识普遍弱于医院研究者,因此经常性开展系统性伦理培训非常有必要。运行医学伦理委员会初期要鼓励研究者参加培训,循序渐进地强制要求取得培训证书。针对缺乏伦理意识的非医疗卫生机构研究者和管理者,应根据单位所在片区或依据其二级单位,分批次集中开展拉网式覆盖全员的培训,以普及基本伦理常识。为高质量开展涉及人的健康相关研究,研究者必须参加临床研究培训和伦理培训,确保能撰写合格的研究方案和知情同意书等伦理审查资料。鉴于我国近几年密集出台伦理法规和指南,研究者应定期培训以确保获取最新知识。对研究者实行准入制,要求研究者持有近3年或近5年的GCP培训证书,甚至持有伦理培训证书。

12. 国内先行者的引领作用和实践经验

北京大学、陆军军医大学、华大基因等非医疗卫生机构已组建并正规运行伦理委员会,具备相应的章程、指南和标准操作规程,这将为国内综合性大学、医学专科大学和企业提供最直接的经验借鉴。南方科技大学于2019年1月正式组建医学伦理委员会,制定伦理委员会章程和标准操作规程,已多次进行会议审查,并将章程公布在网上。2020年6月1日,上海交通大学成立科技伦理委员会,并召开2020年度第一次全体会议;其办公室挂靠科学技术发展研究院,下设涉人科技伦理审查委员会和实验动物伦理与使用委员会。

北京大学医学部(原北京医科大学)早在1988年就和美国疾病控制与预防中心开始洽谈神经管畸形预防项目,根据美国疾病控制与预防中心的要求,1989年首次成立了科研伦理委员会,并对此合作项目进行了审查。北京大学受试者保护体系成立于2010年10月18日,通过多措并举,全方位保护受试者权益,提升涉及人的健康相关研究质量,维护高校声誉;2015年6月通过美国人体研究保护项目认证协会初始认证。北京大学受试者保护体系持续推进受试者保护制度规范化建设及体系质量改进,以开展独立、高效的伦理审查为核心,普及科研伦理与科研诚信培训,发起并实施项目常规稽查。从2015年9月开始,北京大学生物医学伦理委员会增加伦理审查会议频率,推出持续审查到期提醒、伦理委员会办公室内部质量控制等举措,在确保伦理审查质量的前提下,提升伦理审查效率。北京大学受试者保护体系办公室与教育培训办公室等核心部门密切合作,促使北京大学受试者保护体系于2018年7月正式通过美国受试者保护体系认证协会复核完全认证,是迄今我国大陆唯一一所通过该认证的大学。

陆军军医大学于2011年5月在科学技术委员会下设置单独的医学伦理委员会,2019年5月底重组医学伦理委员会,制定了伦理委员会章程和标准操作规程,并汇编了政策法规指导原则。从 2019 年 7 月开始，定期按正规伦理审查程序和要求开展项目的会议审查。鉴于委员来自高校不同直属二级单位，为确保出席委员人数符合法规要求（一致性票数达全体委员半数以上），可按年度提前确定伦理审查会议次数和时间，这样不仅有利于委员提前安排时间参会，也方便研究者按照时间节点提交资料。根据该校医学伦理委员会及其部分附属医院的经验，将会议时间安排在晚上可大大提高委员的会议出席率。为确保研究者递交资料的质量，伦理委员会办公室秘书和工作人员应做形式审查，对一些撰写质量较差的项目进行指导并开展多次形式审查。可提供研究方案撰写框架和各部分注意事项，对于因不熟悉导致撰写知情同意书较困难的人员，可适当提供模板，但要防止研究者直接照抄照搬。也可参照该校第二附属医院总结的临床研究协调员递交伦理审查资料中存在的医学伦理基础知识不足和不熟悉递交流程、表格填写困难、资料准备不全等问题，针对性采取强化伦理递交流程培训、建立 QQ 群或微信群及时交流、协助修改电子版或纸质资料等措施，以提高递交伦理审查资料的质量。

13. 参加伦理委员会认证以促发展

根据医疗卫生机构参加美国人体研究保护项目认证协会认证、亚洲和西太平洋地区伦理委员会论坛认证、中医药研究伦理审查认证体系认证的结果看，以评促建有利于伦理委员会快速规范化发展。目前尚无医疗卫生机构伦理委员会的强制认证举措，这导致不同医疗卫生机构伦理审查质量参差不齐，递交资料模板千差万别，不利于多中心临床研究的高效执行。迄今我国尚无专门针对非医疗卫生机构的伦理委员会认证，应根据高校、科研院所和企业各自的特点，设计针对性的认证标准，并随着非医疗卫生机构整体发展而实时提高认证标准。借鉴国内外医疗卫生机构甚至国外非医疗卫生机构的认证经验，助推非医疗卫生机构伦理委员会的建设步伐。

14. 借鉴国外高校经验

对于国内尚无经验可借鉴的研究，特别是涉及高新技术的探索性研究和跨领域跨国的大型国际合作研究，可适当借鉴美国、加拿大、英国等国高校医学伦理委员会的运行经验，结合我国国情和高校、科研院所、企业的实际情况，适当调整后探索性使用。美国耶鲁大学、斯坦福大学，加拿大英属哥伦比亚大学，英国剑桥大学等均有正规运行的伦理委员会，涵盖的审查范围除医学领域外，还包括社会科学、行为和教育研究。

二、总结

我国高校、科研院所、企业的医学伦理委员会建设未跟上科技发展的步伐，不仅无法满足研究者日益增长的伦理审查需求，也无法保障受试者权益。当前我国已进入科技伦理治理的起步阶段，其中涉及人的健康相关研究领域，医疗机构伦理委员会建设处于领先地位，非医疗卫生机构成为亟待加强的监管灰色地带，对其的监管有助于遏制近年频发的与非医疗卫生机构关联的伦理事件。为切实维护高校、科研院所、企业等非医疗卫生机构的良好形象，确保审查质量和效率，保障受试者安全和权益，应加快我国非医疗卫生机构的医学伦理委员会的建设步伐，提升我国涉及人的健康相关研究的质量。在这个过程中，可借鉴我国和国外的先行者经验，从国家政策法规、单位行政支持、委员和独立顾问审查能力、秘书和工作人员工作能力、研究者伦理意识等层面着手尝试加以解决。

第三节　构建医疗卫生机构受试者保护体系，全面保护受试者权益

近年来，众多伦理新闻不断暴露我国受试者保护环节的薄弱性，仅有伦理委员会无法满足我国日益增长的受试者保护需求。当前存在缺乏相关的法律制度、行政监管缺位及伦理委员会建设和审查能力不足等问题。国家层面可考虑从制定涉及伦理的法律、完善受试者权益保护的相关法律法规、加强监管和强制多渠道落实受试者补偿和赔偿的角度推进受试者保护体系的建设。医院层面的受试者保护体系可在现有伦理委员会基础上，建立或协同质量控制办公室、培训中心、数据监查委员会、研究合同或经费管理部门、学术委员会、科研诚信委员会或办公室和利益冲突管理委员会或办公室，加强各部门间的沟通协调，切实保护受试者权益。受试者保护体系作为新事物，我们仍需借鉴国外经验并结合自身国情长期探索其发展。

自我国首个伦理委员会成立 30 多年来，凭借伦理委员会的审查加强了对受试者的保护，但由于我国关于受试者保护的法律法规不完善和各伦理委员会审查能力发展不均衡等原因，审查质量和过程监管仍不到位。制度设计和政策实施的问题已随时间推移和临床研究所处大环境的改变日渐凸显，从"黄金大米"到近年的"换头术""基因编辑婴儿""疟疾抗癌"事件，不断暴露我国在受试者保护方面的不足。为防范类似伦理事件并接轨国际临床研究，我国应在伦理委员会基础上逐步构建受试者保护体系，不断探索其运行模式，通过多部门间沟通协调切实保护受试者权益，最终确保完成高质量的临床研究。

一、从国家层面完善临床研究受试者权益保护制度

高新生物医学技术的风险难以预测、公众日益增强的自主意识和权益需求及多元文化差异等因素，使受试者保护问题日益突出和复杂，特别是国际多中心临床研究的知情同意、安慰剂使用、受试者补偿和赔偿、风险受益的公平分配等问题，显得更加尖锐和显著。为进一步加强受试者保护体系建设，以促进受试者保护、增强伦理监管为宗旨，更好地保护受试者和助推有价值临床研究的开展，减轻研究者不必要的负担，政府部门、研究机构、公司、伦理委员会、研究者等各方应一起参与临床研究，各自承担相应职责，使临床研究的科学性和伦理性得以保障。

1. 制定涉及伦理的法律

1994 年 7 月法国颁布《生命伦理法》(*Law of Bioethics*)、2011 年 9 月比利时颁布《人

类研究法》(*Law on Human Research*)、《美国联邦法规汇编》(*Code of Federal Regulations*)第 21 篇第 56 部（21 CFR Part 56）针对医学伦理委员会立法，但我国迄今尚无任何伦理直接相关法律。我国伦理委员会无独立的法人资格，地位尴尬。国家层面应给予伦理委员会独立的法人资格，以保证其组织框架和利益冲突管理的独立性，由独立的国家层面的伦理委员会对医疗卫生机构内设的医学伦理委员会进行监管。可借鉴欧美发达国家经验，建立行之有效的涉及伦理的法律以加强对伦理委员会的监管力度，也可为惩治违规研究者提供法律依据，以期有效管理、引导生命科学和临床研究实践，为我国受试者保驾护航。

2. 完善受试者权益保护的相关法律法规

我国已有保护受试者权益的相关规范，如 2020 版 GCP 和 2010 年的《药物临床试验伦理审查工作指导原则》，但主要强调药物临床试验中的受试者保护问题。《涉及人的生物医学研究伦理审查办法》不具备法律效力，特别是在保护弱势群体方面，我国法律并无对孕妇、儿童、囚犯等典型弱势群体受试者采取特殊保护措施的详细规定。

相关法律法规应明确受试者各项权益的落实，包括健康权、知情同意权、隐私权、自主参与权、补偿和赔偿权等，并详细规定保护的操作细节。如知情同意时，需详细告知受试者有关临床研究的风险和受益内容；受试者无需任何理由，均可退出临床研究而无须告知研究者原因，也不必赔偿申办者和研究者的损失。应增加临床研究资助的透明度，并建立问责制。

3. 加强对受试者权益保护的监管

设置有效执行临床研究受试者保护的行政监管制度，完善我国卫生健康管理部门的临床研究监管职能，规范化管理相关单位（申办者、研究机构）和人员（研究者、受试者），主要监管研究者的准入和申办者的工作，重点是经过事前准入审批，尽量减少高风险低受益的研究，从源头保护受试者权益。

4. 强制多渠道落实受试者补偿和赔偿

临床研究难免有诸多风险，若受试者受到损害，必须保障受试者的合法权益。目前我国由企业发起、以注册上市为目的的药物和医疗器械临床试验，受试者受到损害时的补偿和赔偿经常难以真正落实，而研究者发起的临床研究中落实受试者的补偿和赔偿难度更大，伦理审查和实际操作甚至流于形式。明确申办者过错导致受试者伤害的，应给予受试者补偿和赔偿。将申办者、研究者的责任和研究相关的损害、赔偿等纳入法律法规体系，规定申办者必须为受试者购买临床研究责任险，在申办者无过错，仅因试验药物或医疗器械的问题损害受试者的情形下，确保有效补偿和赔偿受试者。当临床研究的申办者、研究机构和研究者均无过错时，应由强制保险补偿和赔偿受试者的损害。临床研究中难免导致受试者受损害，若受试者的损害全由申办者赔偿，可能无申办者愿意开展临床研究，这会延缓新药、新医疗器械或新治疗方法的诞生，最终损害所有患者的利益。

二、从医院层面构建受试者保护体系

我国需完善伦理委员会及其监管机制，更应建设医院层面的受试者保护体系。医院层面的受试者保护体系属于新概念，其运行模式仍在探索中。具体主要是从临床研究项目运行机构（如医院、大学等）主管部门、伦理审查机构（如医院、大学伦理委员会）、研究者、资助机构（如生物医药企业、临床合同研究组织、国家或省部级政府资助部门等）及受试者或其监护人等方面开展，形成医院主管部门、伦理委员会、科技处、研究者、企业等多部门之间相互协作、整合与监督的运行机制。从医院全局出发，将医院作为一个整体，评估院级临床研究受试者保护制度、各相关部门之间的沟通协调，监查各个环节的内部质量，切实全面落实受试者保护措施。各单位在探索过程中根据医院已有行政部门划分或新建以下相关职能部门。

1. 伦理委员会

作为受试者保护体系最核心要素，伦理委员会应由不同性别、多专业委员组成，应符合我国法规要求。伦理委员会应通过进一步规范伦理审查流程，提升委员伦理审查知识与技巧，前瞻性地发现和降低临床研究设计中存在的风险，避免受试者在临床研究中遭受不必要的伤害。伦理委员会应定期采用内部质量体系评估自身审查和管理工作。针对受试者保护体系，伦理委员会不仅要执行初始审查和跟踪审查，还要参与、协助培训中心的培训，与各部门沟通协调，修订标准操作规程和整理文档等工作。

2. 质量控制办公室

质量控制办公室主要行使研究者发起的临床研究的稽查和管理职能（其中药物和医疗器械临床试验项目的质量控制一般由医院的国家药物临床试验机构负责），旨在监管经伦理委员会批准研究项目的知情同意等具体实施过程，主要包括定期或不定期地稽查或审计以保障临床研究按方案执行，遵循标准操作规程、GCP、法律法规等要求，记录、分析与保管研究数据，减少方案违背行为。质量控制办公室定期审查批准项目，通过调查和处理科研不端行为、方案违背和违规行为，达到对研究进行质量控制和过程监管的目的。质量控制办公室成员既可开展常规、前瞻性现场稽查，也可定向访查，并将访查报告递交给伦理委员会，伦理委员会根据报告结果做进一步审查。伦理委员会也将审查决定传达给质量控制办公室，质量控制办公室成员随访并监督及时有效地解决相关问题。此外，质量控制办公室成员可参加伦理委员会会议审查（但无投票权），监督伦理委员会审查工作。伦理委员会也定期向质量控制办公室报告项目受理情况。也可规定每个季度，由伦理委员会办公室、质量控制办公室和科研部门临床研究负责人参加例会，审查质量控制办公室递交的报告，并商讨研究中出现的受试者保护问题。

3. 培训中心

培训中心负责全院涉及临床研究者的初次和持续的 GCP 培训及伦理培训，不仅培训全院研究者、临床研究协调员，也培训伦理委员会委员、伦理办公室工作人员。特别是当出现研究方案违背伦理原则时，培训中心应与伦理委员会和申办者强制要求研究者再参加针对性的培训，培训合格后方可继续参与临床研究。

4. 数据监查委员会

由专家组成的数据监查委员会独立审查临床研究过程，确保研究数据真实可信以保证受试者安全。为挽救生命，减少主要危害公共健康事件或预防重大疾病进展，对于高风险干预措施或创新性的早期研究，以及设计复杂的长期研究，通常要求设置数据监查委员会。对于大规模的多中心研究，尤其是设计复杂或风险较高的研究，数据监查委员会可替代伦理委员会，独立地密切监查。专家成员应具备相关专业资格，有数据与安全监查的工作经历，熟悉临床研究过程，且与研究无重大利益冲突。成员专业应由多学科组成，包括临床医学、临床试验管理、伦理学、流行病学和统计学等，至少有 1 名成员掌握生物统计和期中分析技术，较深刻地认识实施过程和常见问题，并能评价研究安全性和解释研究数据。至少应有 3 名成员，因为单数有利于达成多数一致的投票结果。审查期中数据是其最基本、最重要的职责，以评价能否合理地继续开展研究，并据此向申办者提供建议。数据监查委员会本质上是建议性的组织，运行具有独立性和机密性；也是唯一接触期中数据及其分析结果的组织，需对申办者和研究者保密期中分析结果；要根据临床研究的期限、风险、方案设计、人群、疾病或症状、干预措施、终点或结果指标等制定数据与安全监查计划，其监查程度要与研究的风险、规模和复杂程度一致。

5. 利益冲突管理委员会或办公室

利益冲突管理属于新领域，该领域管理政策的制定和实施仍待探索。利益冲突管理委员会或办公室是受试者保护体系的要素之一。当研究中的相关利益损害受试者权益时，会发生包括经济和非经济的利益冲突。股票持有、雇佣关系、有偿咨询、良好的个人关系和专利权皆可能引发利益冲突。随着我国各医院间、研究者间、企业间的社会和经济利益竞争的不断加剧，医院主管部门细化医疗业各类考核指标，量化科研项目指标后，临床研究项目无疑成为单位机构及主要研究者的一个模糊的利益链。因此，伦理委员会也应审查研究团队成员、伦理委员会委员及科研机构之间的潜在利益冲突。制定利益冲突管理办法，界定"伦理委员会成员的利益冲突"，明确伦理委员会成员何时需报告利益冲突并回避伦理审查。利益冲突管理委员会或办公室负责制定和发布利益冲突的管理办法，与伦理委员会协助管理。研究者需一起提交利益冲突声明，必要时在知情同意书中用常规语言向受试者阐明利益冲突；每次会议审查开始前，伦理委员会的议程中也应有利益冲突声明。伦理委员会代表可参加利益冲突管理委员会或办公室的会议，并将反馈报告传递给伦理委员会；利益冲突管理委员会或办公室应将发布的利益冲突管理办法及时向伦理委员会通报，以使双方达成有效的交流与合作。

6. 研究合同或经费管理

负责提供必要的合同、经费等财务及管理支持。临床试验合同是申办者、合同研究组织、研究机构、主要研究者明确各自权益、责任和义务的重要法律文件，也关乎受试者权益的充分保护。通过审计临床试验合同，可事先预考察审核合同的真实性、合法性和有效性，规避研究过程中可能的风险。规范审计可从源头上规范试验合同，明确参加试验各方的责任归属，确保合同中包含有关受试者保护的条款，以及申办者、合同研究组织、研究者和受试者的各自责任，从书面和法律层面保障受试者的权益；也有利于约束各方的研究行为，遵照规定执行研究，有助于受试者权益保护措施的落实。

7. 学术委员会

鉴于学术委员会具有审议（决策）、评定、咨询及学术纠纷裁定处理的职权，在条件许可下，学术委员会可先审查临床研究项目的科学性，这样不仅减轻了伦理委员会的负担，而且有助于提升项目科学性的审查质量，是与欧美发达国家伦理委员会职责接轨的表现。

8. 科研诚信委员会或办公室

科研诚信委员会或办公室加入上述受试者保护体系，不仅能为教职员工提供项目申请的咨询、培训等服务，而且能为教职员工提供项目申请前的管理服务，是医院受试者保护体系与科研体系对内建设能力、对外延伸交流的重要桥梁。

三、总结

构建受试者保护体系有利于我国临床研究走向国际化，是提升临床研究核心竞争力和影响力的基础，对推进临床研究的科学健康发展起重要作用。我国尚缺乏医院层面受试者保护体系构建的法律法规，也无经验可循，这既是挑战，也是机遇。上述医院层面的受试者保护体系旨在强调医院各部门、各要素间的密切配合，以确保在遵守法律法规和医院政策的前提下，经由科学设计、负责任的研究行为，最小化受试者风险，保护受试者权益。各部门间定期的交流制度和部门负责人例会制度均有助于推动体系的良好运行，也助推内部监督的执行。当前我国受试者保护实践和制度的改革需借鉴国际先进经验、教训，依据我国国情长期探索最佳的受试者保护体系。

第四节　提高伦理委员会审查能力和效率

伦理审查对临床研究有规范和引导的重要作用，所有涉及人的健康相关研究都应通过伦理审查。经过不断发展，我国伦理委员会组织机构建设不断加强，工作制度不断完善，审查水平逐步提高。自 2004 年国家药物临床试验机构资格认定工作启动以来，各医院在积极组建药物临床试验机构的同时，对伦理委员会建设也给予了高度重视，均按照要求成立了伦理委员会。在委员的人数、性别、专业等方面均能够符合要求，且配备专职或兼职秘书，多数有专用办公室和档案储藏设施。在此基础上，部分伦理委员会不断加强组织管理和制度建设，如明确主任委员、副主任委员、委员的任职资格，优化委员结构，制定委员的管理及奖惩规定，确定伦理委员会的换届事宜等。部分伦理委员会还自觉接受外部评估，积极参与国际认证，或向国外相关管理部门备案。通过上述措施，不断加强自身建设，力求与国际先进水平接轨。

目前伦理委员会能够对临床研究的各个环节进行更好的监督，提出更有针对性的意见，切实保障受试者的安全和权益。例如，在研究方案的审查中，不仅关注临床研究的安全性、科学性，也关注公平性；不仅审查知情同意书，也监督知情同意过程。部分伦理委员会还设计了医学伦理查房评价表，主动了解受试者的情况；针对目前受试者补偿和赔偿难的问题，由委员中的律师专门负责审核申办者的资质，完善知情同意书的条款，保证受试者能获得相应的补偿和赔偿；当发生严重不良事件时，伦理委员会能够及时跟踪审查，暂停或终止有安全性问题的临床研究。随着伦理审查水平的逐步提高，伦理委员会对研究方案一次性同意通过的比例逐年下降，而要求修改研究方案和不同意的比例逐年上升。

但目前仍存在一些问题，如伦理委员会难以保证独立性、公正性和科学性审查能力薄弱的监督管理环节，也无规范性文件导致审查缺乏统一性和抓不住伦理审查的重点等。鉴于目前我国伦理委员会存在的上述诸多问题，为更好地保障受试者的权益，保证伦理审查的科学性和伦理性，对我国目前伦理委员会的现状进行适当改革，建立符合我国临床研究发展要求的伦理委员会刻不容缓。可通过针对性地建立和完善伦理委员会的备案制度及监督管理以加强伦理委员会监管，强化伦理培训，聘用独立顾问，结合我国国情建立区域性的伦理委员会和参加国际伦理认证等措施来解决目前临床研究伦理审查中存在的问题，以确保我国临床研究伦理审查的独立性、公正性、科学性和统一性，促进临床研究的发展和社会进步。

一、统一审查标准，规范制度建设

制定全国统一的、切实可行的标准操作规程，建立并健全伦理委员会各项工作制度，如伦理委员会章程、岗位职责和审查会议规则等，以及临床伦理研究审查指南，对医学伦理委员会的工作程序及审查标准进行细化，并明确相关程序及规则，做到有法可依、有章可循，充分发挥国家宏观管理的职能，这样既可消除不同规章制度之间的混乱，又可提高审查效率，使伦理审查工作能够有条不紊地开展。

伦理委员会通过审查临床研究的科学性和伦理性保障受试者的尊严和权益不受侵犯。随着我国临床研究水平的提高和开展国际临床研究项目的增多，伦理委员会在保护受试者权益、确保临床研究质量和推动医学研究发展中的作用日益凸显。伦理委员会制度的完善与否直接关系受试者权益的保护程度。

二、构建认证体系，以评促建

建立伦理委员会认证制度有利于规范我国伦理委员会组织建设，提高我国伦理审查的国际地位和话语权。我国卫生、科技等主管部门可借鉴已建立的中医药研究伦理审查认证体系，尽快建立一个权威、科学的认证组织，制定一套系统、规范的认证标准，构建一套集认证、教育、监督于一体的运行机制，实行统一的准入或认证制度，强化医学伦理委员会审查作用，提升伦理审查管理水平，并对其展开有效的监督和管理，为我国医学伦理建设提供切实的政策保障。

由世界卫生组织热带病培训研究特别规划署（TDR）发起的、旨在加强全球伦理委员会审查能力的伦理审查能力发展战略/亚洲和西太平洋地区伦理审查委员会论坛（SIDCER/FERCAP）认证是专门针对发展中国家伦理委员会的国际认证。FERCAP 认证基于五个方面的伦理委员会工作质量：伦理委员会的结构和组成、是否遵守相关政策、审查过程的完备性、审查后程序，以及文件和档案。截至 2020 年 9 月，我国共有 82 家医院伦理委员会通过 FERCAP 认证，8 家医院和大学的伦理委员会通过美国人体研究保护项目认证协会（AAHRPP）认证。而要求更严格的 AAHRPP 是由美国医学院协会、美国大学联合会、国际实验生物学协会、社会科学协会联盟等一系列联盟团体共同创建的，AAHRPP 只认可高品质的人类研究保护计划，以促进良好的伦理研究，为临床研究的受试者提供全方位的保护。地区伦理委员会成立后，应积极参加 FERCAP、AAHRPP 等国际认证，提升伦理委员会的伦理意识、完善伦理委员会的标准操作规程、细化审查标准，保证在伦理委员会的设置和运行模式上与国际接轨，进一步促进受试者保护和伦理审查能力的发展，以求伦理审查获得国际多边互认。

我国要在借鉴、吸收国际认证相关经验的基础上，凸显后发优势，充分发挥卫生行政部门的主导作用，统筹有利资源，建设好我国的医学伦理委员会。通过认证检查，不仅有助于提高伦理委员会的整体审查能力，保证审查质量，提升国内研究成果在国际合作中的影响力，还能更好地保障受试者的合法权益及临床研究的科学性和可靠性，对我国临床试验工作的科学健康发展有着重要作用。目前，国家卫生健康委员会还没有专门针对伦理委员会的资格评审认证，省级卫生健康委员会应组织省级医学伦理专家委员会对本行政区域内医疗卫生机构的伦理委员会进行资格评审认证，重点对伦理委员会的组成、规章制度及审查程序的规范性、审查过程的独立性、审查结果的可靠性、项目管理的有效性等内容进行评估，并对发现的问题提供科学的改进意见或指导建议。

三、培训伦理委员会委员以提升审查质量

医学伦理学的继续教育方面，我国伦理委员会委员缺少相关学习培训的机会。一方面国家没有强制性的培训要求，另一方面委员没能积极了解参加培训的途径，相关机构也没有制定正规的培训教材，这都严重影响了伦理审查的专业程度。因此，我国应加大医学伦理学的专业人才培养力度，医学院校应该做好医学伦理学教育工作，加大医学伦理学的教育宣传力度，设置医学伦理学课程，建立健全医学伦理学教育体系，使医学伦理思想成为医者的自主意识；定期开展形式多样的伦理培训，普及理论知识，加强国内外的学术交流，进一步吸收经验与新知识；定期对委员进行强制性的培训、考核，提升其独立决策和审查判断的能力，并将考核成绩纳入年度考评；利用互联网传媒，创建资源共享的伦理学网站，实时发布各类伦理审查和教育培训等的相关信息，方便伦理工作人员及时获取最新的伦理信息，提升伦理委员会的工作效率；增进各伦理委员会之间的交流学习，相互借鉴经验，加强自我教育，使委员们对伦理审查有更深入的认识，从而不断提高审查能力。

各伦理委员会应将提高伦理审查水平作为自身发展的内在需要，采取各种方式接受医学伦理审查培训，如到先进国家学习、进修，或者邀请国内外专家组织各种伦理审查学术交流活动等。

选聘医院或学校各专业科室的专家作为独立顾问专家库成员，为伦理审查提供专业技术咨询，以保证伦理审查工作的质量。伦理委员会委员的伦理知识储备和审查水平是保证临床研究伦理审查质量的关键。应对委员进行定期、持续、系统化的培训，培训内容包括《赫尔辛基宣言》、GCP、伦理委员会标准操作规程、研究方案中伦理审查要点（包括风险与受益、受试者招募、知情同意）等，培训方式可采取伦理委员会内部的案例分析及讲座、国内外的学术交流活动、访问考察等。建立伦理委员会成员的资格考核和退出机制，具备相应伦理审查能力的人员才能准入，从而全面提高伦理审查的专业性。加强伦理委员会体系建设，进一步提升我国临床研究水平，促进我国临床研究和创新药物研发事业的发展。

四、专职化伦理委员会秘书和工作人员

鉴于当前我国伦理委员会秘书和工作人员在伦理委员会日常工作中扮演重要角色，对伦理委员会秘书和工作人员开展经常性的培训是非常有必要的。为提高日常工作能力，加强伦理审查档案的收集、整理工作，要加强相关人员与其他已正规运行的医院伦理委员会秘书和工作人员的工作交流，分析伦理委员会的自身特点和不足，由此才能针对性地改进伦理委员会的构成，使其高效、高质量地正规运行。

五、加强研究者伦理知识培训，实行准入制

研究者是保护涉及人的健康相关研究受试者的第一负责人。目前研究者对涉及人的健康相关研究的伦理意识普遍不强，加强其伦理知识的定期和系统性培训具有重要意义，不仅有助于确保研究符合伦理，保护受试者的安全和权益，而且在某种意义上也是对其自身的保护。为满足不同需求，培训形式需多样化，包括线上培训和现场培训、外部培训和内部培训。对开展涉及人的健康相关研究的人员应实行准入制，其应持有近 3 年或近 5 年的GCP 培训证书，甚至持有伦理培训证书。在医学伦理委员会建设初期，应鼓励研究者参加培训，并逐步强制参加培训以获得证书。

六、重视发挥临床协调员作用

我国临床研究协调员行业出现还不到 10 年，随着临床试验规模的日益扩大和质量要求的提高，借鉴欧美成功经验引入临床研究协调员可一定程度地提高药物、医疗器械临床试验的质量。目前临床研究协调员人员复杂、待遇偏低、能力参差不齐、流动性大等问题，导致其递交的伦理审查资料存在诸多问题。有针对性地采取相应措施可提高临床研究协调员递交伦理审查资料的质量，临床研究协调员作为临床试验家族中的新成员，更应加强自

身医学伦理知识的学习，进一步提升专业技能。伦理委员会办公室人员今后必将与临床研究协调员有更多的工作接触，仍需很长的时间来磨合，只有临床研究协调员的整体能力得到提升，上述问题才能从根本上得以解决。我们应正视自己与发达国家间的差距，通过相关部门采取有效措施，使临床研究协调员的培训、使用和管理逐步走向规范、科学的适合我国国情的道路，最终使我国的药物、医疗器械临床试验水平能真正与国际标准接轨。

第五节　利益冲突管理

利益冲突存在于临床研究的申办者、医疗卫生机构、伦理委员会和研究者中。临床研究利益冲突管理的完善有赖于加强医疗卫生机构的利益冲突管理，强化伦理委员会的利益冲突管理职能，严格落实各方主动声明，注重教育培训，并限制研究者承担临床研究的数量，以更好地保护受试者和患者利益。加强临床研究的利益冲突管理，有助于规范临床研究各方行为，提高临床研究的科学性和透明性，切实保护好受试者的权益。

我国临床研究的利益冲突管理还处于比较薄弱的阶段。近十几年来，涉及人的健康相关研究迅速发展，新药、新医疗器械、新技术和新业务不断涌现，科研成果转化日益加强，带来社会效益的同时也产生了更为复杂的利益关系。临床研究中存在的利益冲突问题已无法回避，特别是研究者发起的临床研究。利益冲突指在特定情况下，有关主要利益（如患者权益或研究可靠性）的专业判断往往受到次要利益（如经济获益）的不当影响，可分为经济利益冲突和非经济利益冲突。经济利益冲突主要包括个人经济收入或其他劳务费用、研究经费支持、个人专利等。科学研究的开展不可避免地会受到各种非科技因素的影响，经济利益冲突普遍存在。非经济利益冲突与经济利益冲突相比，不易识别，主要包括政治背景、宗教信仰、个人名誉、参与了相关研究和发表工作、学术竞争等。利益冲突易使伦理审查丧失独立性，研究数据发生偏倚，导致临床研究质量下降，既浪费医疗资源，又严重威胁受试者的权益。利益冲突已成为影响伦理审查公正性、临床研究真实性的主要因素，其管理成为医疗卫生机构在受试者保护体系建设中的薄弱环节。

一、我国临床研究的利益冲突

发表文章不是涉及人的健康相关研究的最终目标，研究者应将研究成果快速转化为临床或公共卫生实践。政府应及时吸纳最新研究成果，将其应用于制定公共卫生政策和疾病防控措施，确保临床研究不会耗尽与健康相关的重要资源。如果临床研究过度消耗其他重要的临床和公共卫生资源，包括医护人员和医疗设施，则应严格限制临床研究的数量。

1. 国家层面的利益冲突

针对申办者为使其已上市或正在临床试验的药物增加适应证，2019 年 12 月新修订的《药品注册管理办法》第二十七条规定：获准开展药物临床试验的药物拟增加适应证（或者功能主治）以及增加与其他药物联合用药的，申请人应当提出新的药物临床试验申请，经批准后方可开展新的药物临床试验。获准上市的药物增加适应证（或者功能主治）需要开展药物临床试验的，应当提出新的药物临床试验申请。对于研究者发起的不以注册上市为目的的使已上市或正在临床试验的药物增加新适应证的研究，并无法规明确要求必须获得国家药品监督管理局药品审评中心临床试验许可才能开展临床研究。

2. 医疗卫生机构的利益冲突

2014 年有调查研究发现，美国 100 所大学和研究机构均制定了个人利益冲突管理政策，制定机构利益冲突管理政策的仅有 28 所。我国和美国的现行监管法规更多关注研究者和伦理委员会成员的经济利益冲突，我国更是较少考虑医疗卫生机构的利益冲突。实际工作中，转化研究过程的监管空白给临床研究管理带来诸多困惑。对于研究机构的利益冲突，监管法规并未给予重视，而实践中这一问题却无法回避。医疗卫生机构利益冲突包括两类：①当医疗卫生机构高层职员有个人利益冲突，且对行政决策有潜在影响时，则存在医疗卫生机构利益冲突。这是个人性质的利益冲突在医疗卫生机构层面上的体现。例如，当一名医疗卫生机构职员与某企业之间有个人经济利益冲突，且他拥有批准该企业获得潜在临床资源的职权时。②当医疗卫生机构人员的行政决策受到医疗卫生机构或主要部门的经济利益的不当影响时，如相关负责人被要求批准医疗卫生机构持有股权的外部企业申请的临床研究。

医疗卫生机构利益冲突源于医疗卫生机构正常对外合作，有利于促进医疗卫生机构的成果转化、提升科研人员职业发展与项目合作，同时也为教学和研究服务。因此，医疗卫生机构利益冲突有客观存在的必然性，无法被消除，但须引起监管部门和医疗卫生机构的高度重视。美国人体研究保护项目认证协会认证是公认的临床研究保护受试者的金标准，其非常重视机构利益冲突问题，认证指南中包括了专门政策和程序，要求医疗卫生机构制订并遵循利益冲突政策，识别、管理、减少或消除那些破坏研究项目和受试者保护体系完整性的医疗卫生机构利益冲突。

3. 伦理委员会成员的利益冲突

伦理委员会作为临床研究中的公正评审员，其主要作用是站在研究者和受试者之间，以确保受试者权益得到保护。伦理委员会开展工作应相对独立，其运行独立于申办者、医疗卫生机构和研究者。作为具有复杂社会关系的人，伦理委员会成员面临多方面的利害关系。伦理审查所涉及的利益冲突的主体包括该伦理委员会的委员、办公室秘书、工作人员及独立顾问。《涉及人的生物医学研究伦理审查办法》（2016 年）第二十条规定：伦理委员会收到申请材料后，应当及时组织伦理审查，并重点审查以下内容：……（十一）研究是否涉及利益冲突。2020 版 GCP 第十条也规定了临床试验的实施应当遵守利益冲突回避原则。我国上述法规明确规定，当伦理委员会委员作为临床研究的研究者申报伦理审查申请时，伦理委员会办公室将该委员选为主审委员或参会委员审查该项目时均明显存在利益冲突。

实践中，还有一些尚无明确法规依据、模棱两可的情况。例如，伦理委员会成员与研究者的个人关系特殊或密切；伦理委员会成员是研究者的直接下属或上级主管领导；临床研究获得的收入与伦理委员会成员或其所在部门有直接或间接关系。正确识别和管理利益冲突对于保证临床研究的客观可信性和保护受试者权益至关重要。

4. 申办者的利益冲突

如果药物缺乏临床前实验数据，或仅凭理论推测可能有效，而无法证明药物的安全性和有效性，则不应将其用于临床研究，以免耽误受试者的最佳治疗时机，甚至挤占其他有重大潜力药物的研发资源。临床试验设计必须坚持随机、对照、重复的基本原则，尽量采用客观指标，尽可能使用盲法评价，并遵循临床试验统计学指导原则，避免仓促分析导致错误结论。

5. 研究者的利益冲突

除了救死扶伤，医生还担负着开展临床研究、健康管理等其他职责。提供医疗服务和开展临床研究活动有着截然不同的目标。医疗服务侧重于患者个人的福祉，而临床研究主要是为了进一步获取科学知识。大卫·罗斯曼指出，"医生仅仅为了促进患者健康而采取的基本医学伦理原则在实验室里并不成立"。临床研究人员并不总是能够客观地将他们作为医生和研究者的职责分开，做出合乎道德的决定。作为临床研究者，医生在临床研究中可能拥有复杂的利益关系，他们可能看重具有影响力的学术成果，追求职务晋升、国内外学术声望和地位，并能因此获得政府、基金会资助。这些利益的存在必定会影响研究者的专业判断，给临床研究带来消极的后果。有些研究者在利益的诱惑下，可能做出加快研究速度、突出研究产品有效等不符合科学设计的行为，例如，劣化标准治疗方法，突出研究治疗方法的优势；放宽纳入标准，缩小排除标准范围，提高筛选成功率；报告与临床研究相关的不良反应时，避重就轻；研究实施时破坏随机规则、篡改研究数据；缩短疗程，提高受试者出组速度等人为措施控制研究进展。这些违背科学性的研究设计严重影响了研究结果的真实性和科学性。知情同意书是受试者参加临床研究的核心文件，其表述应采用受试者能够理解的文字和语言，遵循完全告知的原则，使受试者自主选择。有的研究者在知情同意书描述中，可能刻意回避一些涉及安全性问题等的关键信息，如严重不良反应类别及其发生率；受试者受到研究相关伤害时，尽可能避免赔偿责任；采用诱导性语言和文字，诱导受试者参与临床研究等。在临床研究中，受试者权益和研究结果的科学可靠性两种主要利益都可能受到医生和研究者双重角色及经济激励或其他形式个人利益的影响。2020 年有调查发现，影响利益冲突上报行为实施的因素主要如下：保密或隐私因素（经济利益被公开、泄密、中断、回收）、报告产生的负面影响（审计、处分、破坏与受试者的信任、无法承接项目、无法预计的影响及后续审查配合）、环境因素（科室及其他研究者的态度）、利益冲突政策（利益冲突报告范畴、报告流程和途径，以及审查办法和结果处理办法不明确）。

二、国外临床研究利益冲突的现状和管理经验

欧美国家经过长期实践研究，已形成一套成熟的利益冲突管理原则和体系，日本也在

临床研究的利益冲突管理方面积累了大量经验。我国应加强与国外管理先进的医疗卫生机构的交流和合作，学习其优秀管理制度，逐步建立适合我国国情的利益冲突管理体系。

1. 美国

经过长期实践研究，美国已有了一套成熟的利益冲突管理原则和体系，以政府权威机构或部门立法为主导，从政策和组织上构建专门针对利益冲突的管理系统，自上而下地制定临床研究利益冲突管理政策，设立利益冲突管理组织。上从国家层面，美国食品药品监督管理局、公共卫生署、国家科学基金会和国立卫生研究院，下到与医学相关的大学、科研院所、相关学术期刊等纷纷制定了相应的利益冲突管理政策，建立利益冲突管理委员会，负责临床研究利益冲突管理的监督、指导和审查工作。同时制定了强有力的管理措施及与政策配套的制度。通过公开披露、回避、审查等制度强化了政策的执行力。经过多年的实践，职能部门各司其职，临床研究的利益冲突管理系统已趋于完善。

2. 英国

与美国利益冲突管理强约束性和权威性的模式不同，英国采取的是自由、灵活的自下而上的管理模式。瑞典、芬兰等与英国相近的北欧国家也采用这种管理模式。英国没有由政府部门主导制定的规范科研行为的政策法规，不存在国家层面的科研管理机构及相关的强制性法规，而是由各个大学和研究机构组成的行业协会来统一制定法规政策，以此规范研究者的行为，推动国家层面的指导性政策法规建设。英国的利益冲突管理模式分为行业协会和研究机构两个层面，行业协会制定指导性政策，研究机构具体化实施。英国科研诚信办公室和牛津大学分别从行业协会层面和研究机构层面发布了有关利益冲突的政策指南，从多方面对利益冲突做出规定，指导研究机构进行科研管理。

3. 日本

日本在科学研究伦理治理方面有着长久的历史和丰富的经验，制定了多层次的利益冲突管理体系，包括政府部门（如厚生劳动省）和相关协会。日本厚生劳动省制定的临床研究经济利益冲突政策包括《关于临床研究的伦理指南》和《关于厚生劳动科学研究中利益冲突管理的指南》，均要求临床研究机构设立利益冲突管理委员会，工作独立运行。日本文部科学省制定的《临床研究的利益冲突政策制定指南》明确了大学、科研机构、医院、诊所等的个人研究者进行临床研究时需要制定的规范。日本医学会制定的《医学研究利益冲突管理指南》对研究者的重大利益冲突提出回避的管理方式，规定了需要制定利益冲突政策的研究团体和机构，确定了利益冲突管理对象，规定了理事会、编辑委员会、利益冲突管理委员会、伦理委员会等职责，明确了利益冲突管理程序及对违反利益冲突政策的处置对策。

三、利益冲突管理的对策

我国临床研究的利益冲突管理急需完善提高。识别、披露和管理利益冲突的政策应存在于临床研究的全过程。利益冲突的管理不仅关系到临床研究的正确实施，也牵涉伦理审查的客观性、公正性及受试者权益，更影响临床研究结果的科学性，是当前临床研究，特别是研究者发起的临床研究中一个易被忽略的重要环节。为保障临床研究在利益冲突管理方面有章可循，我们应学习并借鉴国外相关经验，制定一系列利益冲突管理政策，从国家层面、医疗卫生机构、伦理委员会、申办者、研究者五个层面加强对临床研究相关利益冲突的管理，明确利益冲突的报告与管理机制等，努力营造健康的临床研究与公正的伦理审查环境。

目前，我国无针对医疗卫生机构利益冲突管理的法律法规，相关医疗卫生部门规章也少有提及。相关法律法规应增加利益冲突管理的具体条款，明确各级行政部门、医疗卫生机构、伦理委员会、申办者和研究者应履行相应的利益冲突管理职责。在研究者发起的临床研究中，应严格规定研究者和"隐形"申办者之间职责权利的利益冲突问题，至少应由研究者所在医疗卫生机构与"隐形"申办者签订合作协议，确保受试者权益，特别是受到伤害时的赔偿事宜。

1. 加强医疗卫生机构的利益冲突管理

若涉及人的健康相关研究中的利益冲突没有得到严格监控，医疗卫生机构、伦理委员会和研究者的公信力就会受到损害。世界中医药学会联合会2013年颁布的《伦理审查体系评估标准》明确提出"医疗卫生组织机构应明确研究利益冲突管理的部门及其职责"。为落实临床研究利益冲突管理，医疗卫生机构应基于已有的医疗卫生管理体系，组建利益冲突管理部门并明确其职责，或由医疗卫生机构的相关管理部门负责利益冲突管理，将利益冲突管理的具体条款纳入医疗卫生机构的管理体系。确保增加拥有相应资质的利益冲突管理人员和完善办公条件，并保障其持续培训、职称晋升等个人职业发展。在未来政策法规等条件成熟时，医疗卫生机构可适时成立利益冲突管理委员会或办公室，以更好地保护受试者权益，提升临床研究质量。

潜在的医疗卫生机构利益冲突并不代表在临床研究中一定会侵犯受试者权益，研究机构只要制订识别、评估、处理、最小化或消除利益冲突的政策或程序，通过利益冲突管理部门和相关人员实施管理，即可有效地保护受试者。实践中，利益冲突管理需要明确定义医疗卫生机构的经济利益冲突性质和范围，包括技术转让、专利、投资情况（股份或产权）、馈赠的礼物（赠礼者与研究项目有关）、高级管理层的经济利益和其他经济利益。医疗卫生机构制订并执行有效的利益冲突管理规则，目的是在医疗卫生机构营造一种氛围：在管理层面上对研究者发起的临床研究、研究计划、技术转让等进行公开，使其符合科研诚信的监管。

2. 强化伦理委员会的利益冲突管理职能

医疗卫生机构要强化伦理委员会职能，加强利益冲突的审查和过程监管。伦理委员会应配专人负责相关资料审核，及时发现并处理与研究有关的利益冲突。当伦理委员会委员与研究存在利益冲突时，应回避该项目的伦理审查，若已开始伦理审查，应即时退出。伦理委员会委员应回避有利益冲突的初始审查和跟踪审查。如果伦理委员会委员因存在利益冲突而回避，伦理委员会办公室应考虑参会委员是否符合法定人数，如果没有与项目相关专业的主审委员审查研究方案，则需聘请独立顾问。主要研究者的利益冲突声明应增加非经济利益冲突的具体条款。

同时，保障伦理委员会经费预算，确保伦理审查独立运行。伦理审查是一项复杂而繁重的工作，长期以来，运行经费问题影响着伦理委员会审查的独立开展。伦理委员会有责任并有权拒绝批准缺乏科学性和伦理性的研究项目，保证审查独立，避免任何与研究相关的、可能影响伦理委员会委员判断的利益冲突。因此，医疗卫生机构应该为伦理委员会设立专项经费预算，确保伦理委员会的独立运行。

3. 严格落实各方主动声明

医疗卫生机构管理人员、伦理委员会委员、独立顾问、办公室秘书、工作人员和研究者均应公开可能被认为与临床研究有关的利益冲突。主动声明有助于相关工作人员更直接地评判所声明的事项，并进一步采取处置措施。科学组织，包括学术期刊、指南制定者和专业协会，正在采取相应措施，要求生物医学研究人员正式公开披露其利益冲突。例如，超过一半的临床核心期刊要求作者披露某种形式的利益冲突，但其涉及的利益冲突类别差异很大，包括同专业的研究者、特定学派的成员、政治关系，以及"任何影响客观性的东西"。研究者递交伦理审查申请时，应按研究项目要求提交利益冲突声明。伦理委员会委员在其上任时，或收到送审材料时，或在伦理审查开始之前，应主动声明公开其存在或可能存在某种利益冲突。每次召开伦理审查会议前，伦理委员会委员或独立顾问均应向伦理委员会报告，主动声明是否存在与伦理审查项目有关的利益冲突。

4. 注重教育培训

目前，国内不少研究者对利益冲突问题缺乏认识，没有正确意识到利益冲突带来的严重危害。因此，有必要把利益冲突管理融入医学教育中，使医学生树立正确的专业意识，注重职业道德培养，将患者权益放在首位，避免被利益诱惑所牵制。多方面开展利益冲突相关学术研讨，扩大交流互动，增强利益冲突敏感性和管理的主观能动性。涉及临床研究的伦理委员会成员、科研管理部门工作者、研究者等应定期参加与伦理审查相关的各类培训，加强对利益冲突的认识，了解最新的利益冲突形式、政策及防范措施，从而避免利益冲突的发生，保证临床研究的客观真实性。同时，也要重视阴性临床研究结果，阴性研究结果是临床研究的重要组成部分，不可因追求发表论文而忽视阴性研究结果，这不符合研究的客观性和科学性。

5. 限制研究者承担临床研究的数量

研究者需严谨、科学地设计临床研究，避免利益冲突；要坚守临床研究的基本要求，以有效防控疾病和患者康复为宗旨。目前，国内一些医生的职业规划出现错位，重科研、轻临床，较注重申报课题和发表文章，而忽略提升诊疗技术、更新医学知识和积累临床实践经验。目前我国许多研究型医疗卫生机构对临床医生的科研要求较高，医生除了繁重的临床诊疗工作，还要承受巨大的科研压力。因此，有必要缓解研究者的临床研究压力，为研究者创造适宜的临床研究环境。对于临床诊疗工作负荷重的研究者，应限制该研究者的其他工作量，或限制其参加临床研究的数量，以保证其有充分的时间和精力参与临床研究。避免多种任务间的冲突影响研究者履行保护受试者的义务。同时，医疗卫生机构应出台相关规定，降低临床研究成果在职位晋升、年度嘉奖等中所占比重，让研究者能在医疗和科研之间做到较好的平衡，保证研究成果的科学性和严谨性。

6. 申办者自律

若临床研究的设计质量欠佳，如样本量不足、对照组的选择不合理、分组的随机化与盲法执行不严格、疗效指标的评价标准不客观，加之数据的完整性、真实性保障不充分，则难以获得高质量的临床研究安全性和有效性数据，使得申办者、伦理委员会、研究者和受试者的努力付诸东流。在临床研究未结束时，申办者和研究者不可发布未经审核的研究结果，避免在对研究结果的解释中引入偏倚，也避免媒体过度炒作影响公众对研究的期待。

四、总结

利益冲突的存在是临床研究过程中重要的潜在偏倚来源，须高度重视并妥善管理。我国伦理委员会应加强与国外伦理委员会的合作交流，学习先进管理制度和理念，逐步建立适合我国国情的利益冲突管理体系。医疗卫生机构可成立利益冲突管理部门或委托相关管理部门负责利益冲突管理，并将利益冲突管理的相关条款加入到已有管理体系中，切实保护受试者及患者安全和权益，提高临床研究和治疗的质量。

第六节　对接 ICH-GCP 要求，促进药物临床试验国际化

2017 年 6 月 1 日，我国国家食品药品监督管理总局获得批准正式加入人用药品注册技术要求国际协调会（International Council for Harmonisation of Technical Requirements for Pharmaceuticals for Human Use, ICH）-GCP，成为其全球第 8 个监管机构成员。加入 ICH-GCP 有利于加快我国伦理委员会的建设速度，针对伦理委员会规范化建设的挑战，可采用修订政策法规和指导原则的方法，以接轨 ICH-GCP，建立符合国情的伦理认证体系，明确委员组成，规范操作程序，建立区域伦理委员会和组长单位审查制度；为提高审查能力，可从申办者职责、研究者资质、试验方案、知情同意书、《研究者手册》和文件资料管理方面强化审查要求；可从上述规范化建设和提升审查能力方面着手，加快建设符合 ICH-GCP 要求的伦理委员会，促进我国药物临床试验国际化。

1996 年 ICH 会议制定了 ICH-GCP，ICH-GCP 提供了全球性的临床研究指导原则，已被全球主要国家的药品监管机构接受和转化，是当前药品注册领域的核心国际规则。加入 ICH-GCP 是因为我国药品监管的改革进程加速、标准提高，很多条款已参考了 ICH。未来我们将不断推进 ICH-GCP 在我国的转化和实施，通过参与制定 ICH-GCP，在国际上发出更多中国声音。加入 ICH-GCP 能加快我国医药国际化进程，有利于缩短国外原研药进入我

国市场的时间，让老百姓能及时用上国外先进药品；也有利于我国创新药走向世界，但同时也给药物临床试验各方，包括医学伦理委员会带来诸多机遇和挑战。

我国 2003 版 GCP 参照了 ICH-GCP 大部分原则，但在内容先进性、规范性和可操作性上与 ICH-GCP 还存在一定的差距。总体上，我国 2003 版 GCP 是"严进宽出"，注重加强临床研究的批准权和管理权的集中控制。ICH-GCP 是"宽进严出"，侧重于研究实施过程中的监管。我国 2003 版 GCP 第三十五条规定"申办者在获得国家食品药品监督管理总局批准并取得伦理委员会批准件后方可按方案组织临床试验"。但在 ICH-GCP 中，"主管部门对试验方案的认可/批准/通报"仅为"有需要时"，属于非必需条件，如美国食品药品监督管理局采用默许的形式批准临床试验。我国 2003 版 GCP 的伦理关注、知情保护方面也存在缺陷，与 ICH-GCP 存在着较大的差异。即使国家药品监督管理局在 2020 年颁布了新版 GCP，其中明显增加了对伦理委员会的要求，但相对于西方发达国家，我国伦理委员会建设仍处于探索阶段，缺乏独立性且管理不够规范化。鉴于伦理规范是中西方科技交流中的话语权争夺和利害中心，我们应在药物临床试验中对其给予重点关注，并进一步重视伦理委员会的建设以符合国际规范。

下文对我国 2020 版 GCP 与 ICH-GCP 涉及伦理委员会的 3 个方面进行对比分析，阐述了国家药品监督管理局加入 ICH-GCP 对医院伦理委员会建设带来的机遇、挑战和对策，为进一步加强我国伦理委员会建设提供参考。

一、机遇

ICH 成立的初衷就是实现全球不同国家和地区药品注册要求的"协调一致"，合理分配审评资源，提高审评效率，减少企业因为各国监管法规不一致造成的"水土不服"问题。加入 ICH-GCP，从长远来看，有利于我国企业进入国际市场，以及我国与不同国家之间研究数据的相互认可，可进一步提高我国药品研发的水平和质量。对于整个行业来说，无疑是一次提升，是进一步融入国际市场的契机，但短期来看，意味着各类标准的提升，本土大部分企业可能面临体系提升带来的阵痛，甚至会遭到淘汰。此外，随之而来的是对我国伦理委员会能力提升的要求，为符合 ICH-GCP 要求，我国必将提升伦理委员会建设的速度。

二、伦理委员会规范化建设的挑战和对策

加入 ICH-GCP 存在以下挑战性风险：ICH-GCP 政策在国内执行不到位，临床资源不足，我国相关政策规范完善周期较长；ICH-GCP 需要国际化的临床研究人才，而人才的培养需要一定的时间；我国伦理委员会也存在委员组成不细化、政策法规不完善、伦理操作性不详细、独立性存疑等挑战。针对以上挑战，可采取以下对策促进伦理建设。

1. 修订政策法规、指导原则以接轨 ICH-GCP

有调研报告显示，95%以上的被调研者认为"相关政策问题"是我国药物临床试验发

展的最大障碍，其中包含审批期限过长、流程烦琐和后期监管不力等。国家药品监督管理局的多项指导原则已向 ICH-GCP 指导原则靠拢，技术指导原则也已逐渐向国际通行要求靠拢。对我国药品审评审批部门而言，加入 ICH-GCP 的挑战不亚于创新药审评。我国的药品监管法规肯定要参考实际国情制定，并具有一定的中国特色。

2020 版 GCP 的整体规范程度及试验可操作性较 2003 版已有了很大提高，与 ICH-GCP 很接近，表明我国药物临床试验政策法规正努力与国际接轨。伦理方面的要求也在与国际接轨，2020 版 GCP 要求伦理委员会应特别关注弱势群体受试者，审查文件应包含受试者补偿信息的文件，包括受试者补偿信息、补偿方式和计划。伦理委员会应更严格地审查"非治疗性临床试验"项目，关注临床试验实施中出现的"重要偏离"及是否会增加受试者风险。

2. 建立符合国情的伦理认证体系

在业界受到广泛认可的伦理委员会国际认证机构主要是美国人体研究保护项目认证协会与亚洲和西太平洋地区伦理委员会论坛。我国国内主要是中医药研究伦理审查认证体系，其兼顾国际临床研究伦理审查原则和中医药特色的伦理审查能力评估，是我国中医药研究伦理领域的第一个认证体系。截至 2020 年 9 月，我国已通过美国人体研究保护项目认证协会认证的单位共有 8 家，通过亚洲和西太平洋地区伦理委员会论坛认证的单位有 82 家，通过中医药研究伦理审查认证体系认证的单位有 49 家。美国人体研究保护项目认证协会的认证规范和标准是美国主流和国际医学界公认的保护受试者的金标准，其对推动伦理委员会高质量、高水准的伦理审查起到了重要作用。我国很多医院借助亚洲和西太平洋地区伦理委员会论坛认证，提高了自身伦理审查质量并规范了审查流程。中医药研究伦理审查认证体系认证主要针对中医药研究伦理领域，我国尚无适合所有伦理委员会的统一的伦理认证体系。为缩短与欧美发达国家伦理委员会在规范化建设和审查能力等方面的差距，可借鉴美国人体研究保护项目认证协会、亚洲和西太平洋地区伦理委员会论坛和我国中医药研究伦理审查认证体系认证的成果经验，建立一套符合我国国情的伦理认证体系，结合国家药品监督管理局的要求，统一培训各伦理委员会委员和工作人员，最终要求全部伦理委员会通过伦理认证体系，确保我国有统一规范的伦理审查体系和标准，以满足 ICH-GCP 对伦理委员会能力的要求。

3. 明确伦理委员会的组成

ICH-GCP 要求至少由 5 人组成伦理委员会，且应有外单位和非医药专业人员。我国 GCP 也有比 ICH-GCP 要求更高的方面，如伦理委员会组成要按照《涉及人的生物医学研究伦理审查办法》第九条执行，这使得委员会组成人员的知识结构更全面，能更好地保护受试者权益。但我国 GCP 中并未更加详细地规定"非医药专业相关人员、法律专家、来自其他单位的人员"能否由同一个人承担。不同于欧盟等的伦理委员会独立于研究机构之外，我国大多伦理委员会设在医疗卫生机构，缺乏独立性，实际签署时三类人员往往由同一人兼职，虽然这不违背 GCP 的条款，但违反了 GCP 的初衷。

4. 规范伦理委员会的标准操作规程

2020 版 GCP 与 ICH-GCP 一样细化了伦理委员会工作职责，对"方案的修改""应获得的文件""研究人员报告的事项""跟踪审查频率"等方面都有详细的规定，可操作性很强；具体规定了伦理委员会应接收的文件，审评内容、方式、频率、顺序，以及伦理委员会应立即告知研究者和研究机构的事项和研究者应迅速通知伦理委员会的事项等标准操作规程。

5. 建立区域伦理委员会和组长单位审查制度

我国伦理委员会大多设于医疗卫生机构，这导致其在组织和利益上的独立性不足。例如，很多医院伦理委员会委员大部分来自本院相关学科，仅有少数法律或社区人员不隶属医院。可见，作为医院附属角色的伦理委员会，医院领导者的权力和意志难免影响其审查的公正性。我国正探索建立类似美国西部伦理委员会形式的伦理委员会，让其完全独立于任何研究机构以解决伦理审查的独立性。2017 年国家食品药品监督管理总局发布的《关于鼓励药品医疗器械创新改革临床试验管理的相关政策（征求意见稿）》（2017 年第 53 号）中的第三条"完善伦理委员会机制"提到：各地区可根据需要设立区域伦理委员会，负责审查、监督医疗机构承担的临床试验项目和监督研究者的资质，负责审理研究者和申请人的上诉，负责区域内医疗机构伦理委员会的工作指导。第四条是关于"提高伦理审查效率"的内容，要求在中国境内开展多中心临床试验的，经组长单位伦理审查后，其他成员单位伦理委员会可认可组长单位的审查结论，不再重复审查。

根据我国国情，借鉴国外成功经验，建立符合国际公认标准、独立于研究机构的公共区域伦理委员会，有利于临床试验项目伦理审查的独立性、科学性和公正性。为建立区域伦理委员会，应集中某一地区的多学科、多部门专家，组成专家库，根据审查项目的情况，从中抽取专家进行伦理审查；应确保伦理委员会成员的能力，从而有利于伦理审查的及时、顺利进行，以及避免伦理委员会的重复建设，降低管理运行成本。目前，我国四川省、山东省、广东省和上海市已成立了区域伦理委员会。

三、医学伦理委员会审查能力的挑战和对策

因文化差异，ICH-GCP 在评价临床试验受试者利益保护时，更多地考虑受试者知情完整性、适当补偿、购买保险等，而我国伦理委员会还审查方案科学性、合理性等，涉及个人情感敏感区域和社会舆论的项目常难以通过审评，非医药专业委员常过分关注国际临床试验中使用的妊娠信息采集问卷。当前，我国公众对药物临床试验仍存在一些误解，参与度不高，在一定程度上主观地增加了招募受试者的难度。面对伦理委员会审查中存在的挑战，应从以下多方面着手解决。

1. 申办者职责

我国 GCP 和 ICH-GCP 均非常详细地描述了试验方案，其中程序性的规范要求有很强

的操作性。在《关于鼓励药品医疗器械创新改革临床试验管理的相关政策（征求意见稿）》（2017 年第 53 号）中提到的将伦理前置于新药临床试验申请的做法，将促使申办者主动与药审部门和伦理委员会进行沟通，而不是像过去一样监管者推着申办者向前走。开展药物临床试验前，ICH-GCP 要求申办者提供临床前的安全性和有效性数据，试验中要求及时更新药物信息。

2. 研究者资质

我国 GCP 规定，申办者要求研究者必须"具有在临床试验机构的执业资格；具备临床试验所需的专业知识、培训经历和能力"，但 ICH-GCP 不强制性要求此条。伦理委员会审查研究者简历是为了审查研究者的能力和资质是否能保护受试者并正确地实施临床研究，这一点在我国仍不突出。

3. 试验方案

伦理委员会委员很难在有限时间内通读内容普遍较多的整个试验方案，实际上往往只阅读简版试验方案。而有些试验方案中往往缺乏严重不良事件紧急处理预案或描述过于简单，未阐明或简单描述偏离方案的紧急情况如何处理，甚至部分试验方案内容与知情同意书描述不一致等。对于这些问题，应培训委员的审查能力，确保委员预审试验方案，会议审查时充分讨论，伦理办公室要形式审查内容是否完整。

4. 知情同意书

（1）受试者损害赔偿：新药上市前临床试验的诸多未知因素使受试者面临很大风险，试验开展前应定责明确受试者的损害赔偿。受试者因参加临床试验受损害时，若损害与试验产品直接相关，申办者应赔偿受试者；若为研究者过错导致的损害，研究者应赔偿受试者。我国 GCP 和 ICH-GCP 均详细阐述了受试者损害赔偿，美国有专门的受试者保护法。我国相关法律中也有涉及受试者权益保护的内容，但没有针对性的具体补偿办法，这使得因试验原因受损害的受试者无法依据法律索赔，导致现实中的处理方式既不符合国际法规，也给受试者安全和权益保护埋下了隐患。应在知情同意书中写明受试者赔偿费用由申办者或研究者承担，但不强制要求购买保险，因为即使购买保险，受试者也很难直接获得相应赔偿金额。即使临床试验的赔偿责任分明确，受试者有时也得不到赔偿，这些情况包括申办者注册资金不足以承担赔偿、临床试验结束后多年的远期损害而此时申办者已不在世等。我国应探索建立国家临床试验赔偿体系，确保受试者不会因申办者原因而得不到赔偿。

（2）告知不充分：我国知情同意书存在避重就轻地描述试验风险、不详细告知受试者采血量和次数、不告知替代疗法等普遍问题。伦理委员会应详细审查知情同意书中必须具备的基本要素，并写明伦理委员会、受试者及其监护人和研究者的联系方式。

（3）弱势群体的保护：ICH-GCP 规定伦理委员会必须保护参与临床试验的受试者权益、安全和健康，特别是弱势群体。我国 2020 版 GCP 第十二条关于"伦理委员会的职责"中提到，"伦理委员会的职责是保护受试者的权益和安全，应当特别关注弱势受试者"。签署知情同意书时，受试者若处于昏迷状态或者本人不能签署，则由监护人签署，这种情况要在试验方案中描述清楚，需有足够的理由，并符合伦理和法律法规要求。对于非治疗性临床试验，受试者参与不会得到任何受益，特别是知情同意书由监护人签署的情况，伦理委员会要尤其关注是否符合要求。

（4）受试者补偿：我国 2020 版 GCP 规定伦理委员会应当确保知情同意书、提供给受试者的其他书面资料说明了受试者补偿相关信息，包括补偿方式、数额和计划等少数内容。我国知情同意书中普遍存在受试者"补偿"含义模糊的问题。受试者补偿费用中受试者交通费应该逐次支付给受试者，而不是最后一次性给受试者。伦理委员会要审查付给受试者的费用不会对其参与临床试验产生影响，不能用费用来吸引受试者参与试验。

5. 研究者手册

《研究者手册》是关于试验药物的药学、非临床和临床资料的汇编，其内容包括试验药物的化学、药学、毒理学、药理学及临床的资料和数据。《研究者手册》的目的是帮助研究者和参与试验的其他人员更好地理解与遵守试验方案，帮助研究者理解试验方案中诸多关键的基本要素，包括临床试验的给药剂量、给药次数、给药间隔时间、给药方式等，以及主要和次要疗效指标、安全性的观察与监测。我国 2003 版 GCP 很少涉及《研究者手册》的审查，递交的《研究者手册》信息更新不及时或根本不更新。2020 版 GCP 和 ICH-GCP 一样，详细规定了《研究者手册》应包含的药理、有效性、安全性、市场经验等信息，还要求研究者及时向伦理委员会提供试验中更新的《研究者手册》。

6. 文件资料管理

我国 2020 版 GCP 未列项目必需的保存文件清单，临床试验开展过程中出现的其他文件需备案，包括生物样本保存记录、受试者招募广告、数据质疑表等。2020 版 GCP 规定研究者保存所有临床试验资料至临床试验结束后 5 年，申办者保存至临床药物批准上市后 5 年。ICH-GCP 要求列出所有可能出现的文件，分别标注"如果使用""有需要时""如适用"等加以区分。ICH-GCP 要求研究者保存所有临床试验资料至临床试验结束后 2 年，申办者保存至临床药物批准上市后 2 年。伦理委员会要审查试验方案、知情同意书、《研究者手册》、研究者简历、受试者招募广告等文件。在我国，还要审查空白的病例报告表样表。伦理委员会应保存所有的相关记录，包括书面程序、成员表、专业人员名单、递交资料、会议记录、沟通记录等。监管部门检查时，必须要有这些记录。

四、总结

国家药品监督管理局加入 ICH-GCP，使我国在国际药品研发和注册技术要求领域有了发言权和参与决策权。根据我国国情，我们应建立伦理委员会的有效监管机制，制定指导性意见和统一的标准化操作规程，开展伦理委员会资质认定、强化伦理委员会委员培训和逐步提升考核标准，规范化管理伦理委员会并保证其独立性。加入 ICH-GCP 也给我们带来了机遇和挑战，作为保护受试者权益的关键步骤之一，伦理委员会应通过自身建设、培训委员和工作人员，提升项目的审查质量，确保试验方案、知情同意书等符合伦理要求，研究者资质满足临床试验条件，从而使我国的临床试验能够更好、更顺利地与国际接轨。

第七节　2020 版 GCP 对伦理委员会的要求

2020 版 GCP 明确了伦理委员会的职责是保护受试者的权益和安全，伦理委员会应特别关注弱势受试者；对伦理委员会的制度指南、标准操作规程和审查能力提出了更高的要求。为应对挑战以更好地保护受试者，伦理委员会可尝试修改章程和制定利益冲突政策，修改标准操作规程中的审查方式、审查文件类别、安全性信息报告和附件表格；要结合伦理审查中的难点和不足，落实新要点，如特别关注弱势受试者、病历中记录知情同意信息等，这些有利于加快伦理委员会建设和审查能力提升，切实保护受试者。

为贯彻落实《关于深化审评审批制度改革鼓励药品医疗器械创新的意见》和更好地适应行业发展需要，我们应根据 2019 年版《中华人民共和国药品管理法》（简称《药品管理法》），参照国际通行做法，借鉴国际先进经验，进一步提高我国药物临床试验质量。2020 年 4 月 26 日，国家药品监督管理局发布 2020 版 GCP，并于 2020 年 7 月 1 日实施。我国《药品注册管理办法》、《临床试验机构备案管理办法》和《药品管理法实施条例》也已更新。因此，2020 版 GCP 的发布标志着我国已基本构建新的临床试验管理法规体系。作为国家药品监督管理局制定的部门规章，GCP 是药物临床试验全过程的技术要求，也是药品监督管理部门和卫生健康主管部门对药物临床试验监督管理的主要依据。2020 版 GCP 的总体框架和章节内容在 2003 版 GCP 基础上进行了大幅度调整和增补，从 9000 余字增加到 29 000 余字，由十三章七十条调整为八章八十四条；补充完善术语条款，从十九条增加到四十条，并将术语及其定义提前至第二章，便于阅读和理解 GCP 的内容。

在加入 ICH-GCP 之前，我国的新药审评审批制度和国际不接轨，国外新药进入我国市场必须重新开展临床试验，导致药物上市比欧美国家晚几年，我国药物临床试验结果在国际上的认可度也不高。在 2017 年加入 ICH-GCP 后，我国正快速推进创新药物，以鼓励药品创新、规范临床试验、突出以问题为导向，细化明确药物临床试验各方职责要求。2020 版 GCP 与国际接轨，对接了药物临床试验领域产生的新概念和应用的新技术，其中第一条限定了其适用情形，"本规范适用于为申请药品注册而进行的药物临床试验。药物临床试验的相关活动应当遵守本规范"。以非药品注册为目的的临床试验，不强制要求符合 GCP，但要满足伦理审查要求。国家药品监督管理局监管注册类临床试验，不监管非注册类临床试验。如果非注册类临床试验转为注册类临床试验，要归国家药品监督管理局监管，要符合 GCP 要求。

2020 版 GCP 明确了一些模糊的概念和要求，并强调了重点审查内容，既与国际标准一致，也有我国药物临床试验的特色。我国临床研究的弱势群体保护存在诸多薄弱环节，包括保护弱势群体的相关法规不健全和伦理审查标准不统一，甚至不接纳弱势群体参与临床试验。2020 版 GCP 进一步加强了药物临床试验中的受试者保护力度，强调特别关注弱势受试者，还要求提供更全面的资料供审查。鉴于我国伦理委员会建设和审查中存在的困难和不足，伦理委员会需尽快仔细研究并不断探索对策，以期借助 2020 版 GCP 加快我国伦理委员会建设和伦理审查能力提升。

一、修改章程和制度

1. 修改章程

2020 版 GCP 第三章确定了伦理委员会的职责与权力，其中第十二条明确了伦理委员会的职责是保护受试者的权益和安全，伦理委员会应当特别关注弱势受试者，以往法规从未如此强调。伦理委员会的具体工作可依据 2020 版 GCP，并参照 2010 年《药物临床试验伦理审查工作指导原则》第十五条：伦理委员会有权暂停或终止未按照相关要求实施，或者受试者出现非预期严重损害的临床试验。2020 版 GCP 明确了伦理委员会暂停或终止临床试验的适用情形。伦理委员会的委员组成、备案管理应当符合卫生健康主管部门的要求。2020 版 GCP 中委员组成与 2016 年《涉及人的生物医学研究伦理审查办法》的第九条一致。必要时，伦理委员会可以聘请独立顾问。

2020 版 GCP 强调委员均应接受伦理审查的培训，伦理委员会应受理并妥善处理受试者的相关诉求；并多次提到申办者可直接阅读和获取临床试验相关的文件和内容。其中，第十五条特别提到了：研究者、申办者或者药品监督管理部门可以要求伦理委员会提供其标准操作规程和伦理审查委员名单。伦理委员会章程需明确可提供伦理委员会标准操作规程和委员名单的前提、范围和程序。

2020 版 GCP 增加了伦理审查和同意文件，如《研究者手册》、现有的安全性资料、包含受试者补偿信息的文件和招募广告。以往伦理委员会对《研究者手册》以备案为主，部分伦理委员会采取快速审查。《研究者手册》内容涵盖诸多重要信息，将成为伦理审查的重要文件之一。现有的安全性资料应包含新增的临床前研究和已有临床试验的安全性信息，其资料组成要求、伦理审查要素等需明确，甚至要根据具体审查项目决定。受试者补偿信息相关文件包括知情同意书，申报者为受试者购买的研究保险，以及申办者与医疗卫生机构签订的研究合同，保险无法涵盖的受试者补偿和赔偿信息常由研究合同补充。鉴于此，伦理委员会也要审查研究保险和研究合同，但审查的时间节点有待结合工作实际加以明确。

2. 制定利益冲突政策

2020 版 GCP 第十条明确了临床试验的实施应当遵守利益冲突回避原则。利益冲突回避原则属于国际准则，但未被纳入 ICH-GCP 的基本原则，国际多中心临床试验常有一套完整的利益冲突披露和回避流程。《涉及人的生物医学研究伦理审查办法》第二十条明确伦理审查的重点内容包括研究是否涉及利益冲突，2020 版 GCP 虽纳入了利益冲突回避原则，但删除了 2018 年 GCP 征求意见稿中的有关利益冲突界定的详细内容，无详细的可操作性规定，仅第十三条"（五）投票或者提出审查意见的委员应当独立于被审查临床试验项目"，明确了委员投票应回避利益冲突，未来如何落实此原则仍存在较大的挑战。鉴于目前我国尚缺乏利益冲突相关法规，实际执行中存在许多困难，暂时可参考《中共中央纪委关于严格禁止利用职务上的便利谋取不正当利益的若干规定》制定相应的管理规范。

伦理委员会秘书和工作人员形式审查研究者递交的资料时，要及时发现并处理与临床试验有关的利益冲突。伦理委员会成员应回避有利益冲突的初始审查和跟踪审查。当伦理委员会委员与临床试验存在利益冲突时，应回避该项目的伦理审查，已开始伦理审查的，应立即退出。如果伦理委员会委员因存在利益冲突而回避，伦理委员会办公室应考虑参会委员人数是否符合法定人数；若无项目相关专业的主审委员审查试验方案，则需聘请独立顾问。目前常用的研究者利益冲突声明应增加非经济利益冲突相关具体条款，并评估委员与审查项目是否存在利益关联性并影响公正判断。

二、修改标准操作规程

2020 版 GCP 的较大幅度修改需伦理委员会对标准审查程序和内容做如下相应的调整。

1. 伦理审查方式

不同于其他相关规章统一采用五种结论，取消"必要的修改后重审"，伦理委员会的审查决定为"同意"、"必要的修改后同意"、"不同意"、"终止"或者"暂停已同意的研究"，与 ICH-GCP 保持一致。因此，同时需明确规定"必要的修改后同意"的伦理审查方式及其标准，即对应的快速审查和会议审查的标准。其中快速审查标准可类同于原"必要的修改后同意"的标准，会议审查可类同于原"必要的修改后重审"的标准。如 2020 版 GCP 第十四条明确"（四）对伦理委员会同意的试验方案的较小修正，采用快速审查并同意的程序"。应详细规定试验方案"较小修正"的范围。审查结论由"批准"变成"同意"，也与 ICH-GCP 对应的"approval"相一致，即伦理委员会只能同意或不同意一项药物临床试验项目开展，不能批准或不批准项目开展。因为决定项目能否开展，除了伦理委员会之外还有其他相关的要求，如人类遗传资源管理办公室的相关文件等。

2. 审查文件类别

2020 版 GCP 第十二条要求伦理委员会审查九大类文件。与 2003 版 GCP 比较，2020 版 GCP 增加了《研究者手册》、现有的安全性资料等。为保护受试者的权益和安全并确保基本医疗，伦理委员会应审查研究者提供的知情同意书、其他资料和信息，以确保知情同意书、提供给受试者的其他书面资料已包含受试者补偿的信息，包括补偿方式、数额和计划等。

3. 安全性信息报告

2020 版 GCP 新增需研究者及时报告的信息：临床试验实施中为消除对受试者紧急危害的试验方案的偏离或者修改；增加受试者风险或者显著影响临床试验实施的改变；所有可疑且非预期严重不良反应（suspected unexpected serious adverse reactions，SUSAR）；可能影响受试者安全或不利于临床试验的新信息。还明确了临床试验期间安全性信息报告的标准、路径及要求。第二十六条明确了涉及死亡事件的报告,研究者应当向申办者和伦理委员会提供其他所需要的资料,如尸检报告和最终医学报告。要求研究者及时向伦理委员会报告所有可疑且非预期严重不良反应。申办者分析评估收集到的各类安全性信息,将可疑且非预期严重不良反应快速报告给包括伦理委员会在内的所有参加临床试验的相关方。研究者收到申办者提供的临床试验的相关安全性信息后应当及时签收阅读,并考虑受试者的治疗是否进行相应调整,必要时尽早与受试者沟通,并应当向伦理委员会报告由申办者提供的可疑且非预期严重不良反应。因此,伦理委员会须更新安全性信息的收集、分析和审查流程,以供研究者和申办者及时递交安全性报告。

4. 附件表格

伦理审查的投票单、审查意见需将审查决定的五种结论改为四种结论。应删除附件中药物临床试验的伦理批件模板,可保留医疗器械临床试验项目和研究者发起的临床研究相关的附件表格,结合做了修改的药物临床试验项目的附件表格,重新调整全部附件文件编号。申办者提供的《研究者手册》应当包括 17 项具体内容,这些内容供伦理委员会审查。若将《研究者手册》的审查要素增加到试验方案和知情同意书的主审工作表中,试验方案主审委员的专业背景是否限于药学或临床医学,其能否胜任审查药物临床前研究的结果?《研究者手册》的审查要素应详细到什么程度?这些均需伦理委员会讨论加以明确。

三、加强审查新要点

2020 版 GCP 明确应加大力度审查安全性信息和受试者权益相关文件,更细化研究者知情同意受试者的步骤。申办者需落实免费为受试者提供临床试验药品及支付任何与临床试验相关的检测费用。伦理委员会除审查常规内容外,要结合 2020 版 GCP 要求,重点加强以下新要点的审查。

1. 弱势受试者

2013 年版《赫尔辛基宣言》规定纳入弱势群体作为受试者必须满足弱势群体参与的是在非弱势群体中不能开展的研究和参与的弱势群体可切实受益的研究。非完全民事行为能力人通常情况下都是弱势受试者,一定要在试验方案中详细说明纳入弱势受试者的理由和采取的具体保护措施。以弱势群体为受试者的临床试验不应该由于害怕承担风险而被回避,其在具备科学的试验方案设计、完善的知情同意过程、有资质且经验丰富的研究者及条件完备的医疗卫生机构的基础上,是可以有效保护受试者权益的。

(1)监护人:2020 版 GCP 用"监护人"替代 2003 版 GCP 中的"法定代理人",第二十三条"(七)受试者或者其监护人,以及执行知情同意的研究者应当在知情同意书上分别签名并注明日期,如非受试者本人签署,应当注明关系"。第二十三条"(十)受试者为无民事行为能力的,应当取得其监护人的书面知情同意;受试者为限制民事行为能力的人的,应当取得本人及其监护人的书面知情同意。当监护人代表受试者知情同意时，应当在受试者可理解的范围内告知受试者临床试验的相关信息，并尽量让受试者亲自签署知情同意书和注明日期"。依据《民法典》，判断是否具有完全的民事行为能力的两个标准是年龄和精神状态。未成年子女的监护人顺序为父母，祖父母、外祖父母，兄、姐，其他愿意担任监护人的个人或者组织。无民事行为能力、限制民事行为能力的成年人的监护人顺序为配偶、父母、子女，其他近亲属，其他愿意担任监护人的个人或者组织。监护人必须有完全民事行为能力。

（2）儿童受试者：以儿童作为受试者的临床试验项目，8 周岁以上且精神正常的受试者需要取得受试者和其监护人共同签署的知情同意书。8 周岁以下的或者 8 周岁以上但完全不能辨认自己行为的患儿（如患有精神病、智力障碍等疾病，且完全不能辨认自己的行为）为无民事行为能力人，需要取得其监护人签署的知情同意书。8 周岁以上但完全不能辨认自己行为的患儿需要医学文件证明其神智情况。2020 版 GCP 第二十三条详细规定了儿童参加临床试验的知情同意的要求，体现了对儿童这个弱势群体的特殊关注。结合 2019 年颁布的《药品管理法》第十六条 "国家采取有效措施，鼓励儿童用药品的研制和创新，支持开发符合儿童生理特征的儿童用药品新品种、剂型和规格，对儿童用药品予以优先审评审批"，有助于保障儿童用药的研发。

（3）非完全民事行为能力的成年受试者：纳入成年人的常规临床试验（通常在纳入和排除标准中有明确的认知能力要求），除了受试者或其监护人没有阅读能力时需要见证人的情况，对于具有完全民事行为能力的受试者来说，知情同意书只能受试者自己签。并且受试者是文盲、视力有问题甚至已被麻醉等情况均不可作为监护人签署知情同意书的理由。对于必须纳入不具备完全民事行为能力的受试者（如精神病患者、昏迷患者、阿尔茨海默病患者等）的临床试验项目，可依据受试者的民事行为能力，由监护人签署或由监护人和受试者共同签署。要有医学文件证明受试者的神智状态（如诊断证明、病案中关于神智的记录、格拉斯哥评分量表等），确认其属于无民事行为能力还是限制民事行为能力。

（4）非治疗性临床试验受试者：2020 版 GCP 第十二条 "（五）实施非治疗性临床试验（即对受试者没有预期的直接临床受益的试验）时，若受试者的知情同意是由其监护人替代实施，伦理委员会应当特别关注试验方案中是否充分考虑了相应的伦理学问题和法规要求"和"（六）若试验方案中明确说明紧急情况下受试者或者其监护人无法在试验前签署知情同意书，伦理委员会应当审查试验方案中是否充分考虑了相应的伦理学问题以及法律法规"。对于无法做出知情同意的受试者，且临床试验为非治疗性的，若存在诸多伦理学和法律问题，应结合第二十三条（十二）中关于非治疗临床试验可由监护人代表受试者知情同意的条件。

（5）公正见证人：公正见证人是指与临床试验无关，不受临床试验相关人员不公正影响的个人，在受试者或者其监护人无阅读能力时，其作为公正的见证人，阅读知情同意书和其他书面资料，并见证知情同意。公正见证人是为了充分保障受试者的知情权，一般由具备社会身份的人员担任，如律师、公证员等。公正见证人需独立于受试者、申办者和研究者，即与临床试验无利益冲突，需自愿参与并承诺无污点；通过阅读知情同意书和其他书面资料，见证和核实研究者实施知情同意的内容是否与知情同意书和其他书面资料的内容相一致，并见证研究者回答受试者的问题等整个知情同意过程。

2. 病历中记录知情同意信息

2020 版 GCP 第二十三条 "（十三）病史记录中应当记录受试者知情同意的具体时间和人员" 属于国际多中心临床试验实行已久的共识。关于知情同意过程的记录要求的法规起源于美国食品药品监督管理局，在合规检查指南手册中有详细要求，包括向受试者讲解临床试验和知情同意的人员，是否使用了受试者可以理解的语言进行沟通；知情同意是通过什么方式进行的，如口头解释、视频、有无翻译人员参加等；知情同意是否在受试者进行试验相关的任何检查和用药之前已完成。基于美国食品药品监督管理局的核查要求，"没有记录就没有发生"，知情同意的过程需记录于病历。知情同意是受试者筛选的重要环节和操作过程，应像其他筛选检查和评估一样记录在病历中。

将知情同意的操作过程合理化和有效地记录在病历中，除时间和人员两个必要元素之外，还应对过程进行简要合理地记录，根据行业上常见的操作模式，以下记录格式可供参考。"×××（谁）在 202× 年 × 月 × 日 × 时 × 分在开始试验相关操作前向受试者用其熟悉的普通话和/或方言 × 语讲解了经伦理委员会审查同意后的知情同意（版本 ×××），受试者当场同意和进行了签署，并获得一份副本。"

3. 现有的安全性资料

伦理委员会借助 "现有的安全性资料" 获得审查所需的最新的安全性信息，以更好地保护受试者。2020 版 GCP 第四十八条明确了申办者提供的药物研发期间安全性更新报告应当包括临床试验风险与受益的评估，有关信息通报给所有参加临床试验的研究者及临床试验机构、伦理委员会。第二十六条要求研究者应当立即向申办者书面报告所有严重不良事件，随后应当及时提供详尽、书面的随访报告。研究者将严重不良事件上报给申办者后，第四十八条也要求申办者应当按照要求和时限报告药物不良反应。"（一）申办者收到任何来源的安全性相关信息后，均应当立即分析评估，包括严重性、与试验药物的相关性以及是否为预期事件等。申办者应当将可疑且非预期严重不良反应快速报告给所有参加临床试验的研究者及临床试验机构、伦理委员会；申办者应当向药品监督管理部门和卫生健康主管部门报告可疑且非预期严重不良反应"。

为与 ICH-GCP 接轨，2020 版 GCP 明确伦理委员会不用审查试验方案已明确的预期严重不良反应，也不用审查如治疗肿瘤药物的临床试验方案已明确的与严重不良反应无关的正常终点死亡事件，但要审查其他相关死亡事件，也要审查可疑且非预期严重不良反应。以往伦理委员会对可疑且非预期严重不良反应常以备案为主，有些则会要求报告死亡信息。伦理委员会需提供模板以填写关键信息，便于伦理审查。2018 年药品审评中心发布的《药物临床试验期间安全性数据快速报告的标准和程序》第九条规定，对于致死或危及生命的非预期严重不良反应，申办者应在首次获知后尽快报告，但不得超过 7 天，并在随后的 8 天内报告、完善随访信息（申办者首次获知当天为第 0 天）；对于非致死或危及生命的非预期严重不良反应，申办者应在首次获知后尽快报告，但不得超过 15 天。第十一条规定在首次报告后，应继续跟踪严重不良反应，以随访报告的形式及时报送有关新信息或对前次报告的更改信息等，报告时限为获得新信息起 15 天内。

4. 研究者手册

结合 ICH-GCP 正文及附录中关于临床试验保存文件的规定，伦理委员会审查同意的文件不包括研究者资格的证明文件、《研究者手册》和现有的安全性资料。以往《研究者手册》是定期更新的，研究者递交资料时若发现新的安全性信息，又无法及时更新到《研究者手册》，这些新的安全性信息可作为"现有的安全性资料"，后续也要及时更新到《研究者手册》。伦理委员会要根据修订的《研究者手册》审查要素及相关事项开展审查，并适时根据反馈意见再修订标准操作规程中的主审工作表。

5. 独立的数据监查委员会

2016 年发布的《药物临床试验的生物统计学指导原则（征求意见稿）》首次提出设置独立的数据监查委员会。2020 版 GCP 第三十六条"申办者可以建立独立的数据监查委员会，以定期评价临床试验的进展情况，包括安全性数据和重要的有效性终点数据"说明独立的数据监查委员会在药物临床试验中的重要性，呼唤设立独立的数据监查委员会的指导原则。独立的数据监查委员会成员不可泄露任何结果，这是需要注意的利益冲突问题。

伦理委员会需审查申办者设置独立的数据监查委员会的合理性。通常设立独立的数据监查委员会的情况包括：①大型的、长期的、多中心临床试验；②预先判断临床试验药物可能会存在严重毒性，或治疗方法有明显侵害性的临床试验；③受试者有死亡风险或其他严重结局的风险；④试验纳入一定比例的弱势群体；⑤根据不断积累的数据，对安全性和有效性进行期中分析的临床试验。如在探索性试验或适应性设计的探索阶段，利用期中分析来早期淘汰无效试验组，因有效而早期终止临床试验，或调整样本量等。但通过有效分析而早期终止临床试验需有充分的理由，并在试验方案中明确；但对于某些临床急需用药，如治疗新型冠状病毒肺炎所用药物除外。

四、总结

2020 版 GCP 是我国药物临床试验与国际接轨的一个重要的纲领性文件，突出以问题为导向，细化明确药物临床试验各方职责要求，特别是对受试者的保护。2020 版 GCP 包括全过程的技术要求，是监督管理的主要依据，要求更明晰，指导性更强，更具可操作性。2020 版 GCP 与 ICH-GCP 技术指导原则基本要求相一致，并加入了利益冲突原则、临床试验补偿等中国特色内容，明确了伦理委员会的组成和运行、伦理审查、程序文件等要求，引入了弱势受试者的概念，提出伦理委员会要特别关注弱势受试者，也体现了对弱势受试者的保护和人文关怀。2020 版 GCP 对伦理委员会提出了更高的要求，需针对性修改伦理委员会制度指南和标准操作规程，结合伦理审查实际工作的难点和不足，落实审查新要点。2020 版 GCP 将促进我国伦理委员会的建设和审查能力的提升，更好地保护受试者的权益和安全。

第八节　2020 版 GCP 对研究者和申办者保护受试者的要求

2020 版 GCP 已于 2020 年 7 月 1 日正式实施，经大幅度修改后其要求更高，可操作性更强，并明确和细化了各方职责，特别要求强化对受试者的保护。除伦理委员会之外，研究者和申办者也是保护受试者的重要角色。研究者要具备合格的临床医生和临床试验资格，不可预筛受试者，严格知情同意，及时报告安全性信息和避免禁用的合并用药等。申办者负责制订试验方案、选择研究者、保障试验用药品、告知受试者揭盲结果、建立独立的数据监查委员会、分析报告安全性信息等。研究者、申办者应与伦理委员会共同加强对受试者的保护，以提升我国药物临床试验的质量，实现与国际全面接轨。

鉴于近年药物临床试验数据核查中发现的比较集中的问题，如申办者、研究者、伦理委员会等各方的责任理解不清晰，2020 版 GCP 明确和细化了各方职责。除已熟知的伦理委员会是保护受试者权益和安全的重要角色之外，研究者和申办者同样有明确的保护受试者权益和安全的职责，却一直未得到应有的重视，因此 2020 版 GCP 中主要阐述了研究者和申办者对受试者保护的要点。

2003 年国家食品药品监督管理总局发布 GCP，这对推动我国临床试验规范研究和提升质量起到了积极作用。2017 年 6 月 19 日，国家食品药品监督管理总局加入 ICH 后，应遵循和实施相关指导原则，需修改和增补 GCP 以适应监管。ICH 的有效性 E 系列的 E6 即 ICH-GCP。为适应我国药品研发速度和审评审批变化，对接电子数据、基于风险的质量管理等新技术和新概念，国家药品监督管理局根据新修订的《药品管理法》修订的 GCP，参照国际通行做法，突出以问题为导向，并与 ICH 技术指导原则基本要求相一致。

相比 2003 版 GCP，2020 版 GCP 主要在以下七方面进行了修订：细化明确参与方责任，强化受试者保护，建立质量管理体系，优化安全性信息报告，规范电子数据管理系统、信息化系统等新技术的应用，参考国际临床监管经验，体现卫生健康主管部门医疗管理的要求。

一、强化受试者的保护

2020 版 GCP 从不同层面全方位地保护受试者，是我国 GCP 对人文精神的倡导与体现。其中，第一条明确要保护受试者的权益和安全。第九条将受试者保护位列 GCP 三大目的之首，并贯穿全篇。特别是在我国医药产业进入创新驱动新阶段、促进药品研发创新、加速药物临床试验审评和审批的背景下，保护受试者权益，严控临床试验风险尤其重要。第四条明确临床试验应权衡受试者的预期风险和受益，仅当预期受益大于风险时，方可批准或继续实施临床试验。第三条还明确受试者权益和安全的考虑要优先于科学和社会的受益。

2020 版 GCP 的受试者保护分别从伦理委员会、研究者、申办者的层面体现保护职责，强调对受试者的权益保护要体现在整个临床试验过程。伦理委员会、研究者和申办者三大角色是临床试验的关键三方，伦理委员会负责伦理审查和监管，申办者负责试验发起、试验方案设计和管理，研究者负责试验实施，三方形成了互相协助又牵制的三角关系，确保临床试验的伦理性和科学性。三大角色都有其伦理和科学方面的职责，伦理委员会不是保护受试者的唯一角色。

要求临床试验的实施应当遵循利益冲突回避原则，此原则属国际准则，并未被纳入 ICH-GCP 的基本原则。第四十条指出在申办者与研究者和临床试验机构签订的合同中，应明确各方的责任、权利和利益，并避免可能的利益冲突。利益冲突包括经济利益冲突和非经济利益冲突。经济利益冲突包括研究者持有申办企业的股份，研究者或其亲属在申办企业任要职，申办者在其持股的医院开展临床试验，研究者兼任申办者开展临床试验等。

二、研究者对受试者的保护

伦理审查和知情同意是受试者保护的两个重要措施，有临床经验的研究者能在受试者的安全、隐私保密等方面给予妥善的保障。研究者应向伦理委员会提交审查所需的全部文件。2020 版 GCP 第六条明确研究者应遵守试验方案，负责涉及的临床决策或医学判断，并确保项目组成员具备完成试验所需的教育、培训和经验。纳入患者的临床试验，受试者的医疗记录应载入住院或门诊病历系统，这有利于查询医疗记录以确保患者后续用药安全。研究者是药物临床试验受试者保护的关键环节，研究者把控试验风险的能力直接影响受试者面临的风险大小。为更好地预判试验风险和正确应对、处置风险，研究者应具备诸多保护受试者的能力。

1. 资格、要求和必要条件

为规避诊疗流程各环节的临床试验风险，研究者不仅要成为合格的医生，更要成为合格的研究者。2020 版 GCP 特别规定研究者的医疗资质和研究资质，如第十六条明确研究者应具备临床试验所需的专业知识、培训经历和能力，并需更新其工作履历及资格文件。在熟悉和遵守相关法律法规的条件下，根据试验方案、《研究者手册》、试验药物相关信息等开展临床试验。要特别关注多点执业、刚引进医疗卫生机构或招聘研究者的资格，要求研究团队所有人员具有相应的资质，并获得研究者的书面授权。2020 版 GCP 对研究者职称并无具体要求，不同于《医疗器械临床试验质量管理规范》要求副高级以上相关专业技术职称和《药物临床试验机构管理规定》要求高级职称。研究者所在医疗卫生机构或试验现场必须具备相应的医疗处置条件，即应对风险的硬件和软件条件。确保开展临床试验，包括及时有效地处置受试者的风险，能在约定期限内纳入一定量受试者，有足够时间正确、安全地实施临床试验，有权支配参与临床试验的人员和使用试验所需医疗设施。

2. 确保基本医疗

研究者的合格性是确保受试者安全的重要前提。入组前要求研究者有足够的资质、专业知识、经验和资源。作为临床医生或授权临床医生，入组后能承担受试者的全部医学决策，妥善处理并如实告知受试者的试验相关不良事件（如有临床意义的实验室异常值）。为更全面地保护受试者，获得其同意后，可告知相关临床医生有关其参加试验的情况。在尊重受试者权利的情况下，应尽量了解其无理由退出临床试验的理由，但不得干涉其选择。应及时通知受试者有关提前终止或暂停的临床试验，给予其适当治疗和随访。

3. 遵章履职和管理团队

严守试验方案和标准操作规程有助于降低临床试验的风险，遵循试验方案无法避免临床试验潜在的风险，但能避免研究者操作失误产生的意外风险。因此，研究者要严把试验细节以降低受试者风险。2020 版 GCP 详细规定了研究者在试验过程中的具体职责，包括保护受试者的诸多详细规定。例如，第十七条明确应确保项目组成员充分了解试验方案、试验用药品及各自的分工和职责。第二十条提出研究者应遵守试验方案，修改或偏离试验方案需经申办者和伦理委员会的同意；为及时消除对受试者的紧急危害，修改或偏离方案时，应当及时向伦理委员会、申办者报告并说明理由，必要时向药品监督管理部门报告。应记录和解释试验方案的偏离。研究者负责临床试验的分工授权及监督。

4. 知情同意

2020 版 GCP 第十九条明确获伦理委员会的书面同意后方可实施临床试验，包括受试者的筛选。2020 版 GCP 详细规范了知情同意过程涉及的方方面面，包括研究者用通俗易懂的语言和表达方式告知受试者，给予受试者充分的时间和机会了解临床试验的详情，并详尽回答受试者临床试验相关问题。还用监护人替代法定代理人，并明确了见证人，规定了儿童知情同意过程的特殊性，要求知情同意过程记录于病历中，受试者可以无条件退出临床试验，以及知情同意书的必要内容等。第二十四条明确与受试者保护相关的知情同意书和提供给受试者的其他资料应当包括：随机分配到各试验组的可能性，需遵守的试验步骤，参加临床试验预期的花费、持续时间和人数，可能被终止试验的情况及理由。知情同意书和其他书面资料说明了补偿方式、数额、计划等补偿信息。2020 版 GCP 定义了见证人，还指出若受试者或者其监护人缺乏阅读能力，应当有一位公正的见证人见证整个知情同意过程。

对紧急情况下的知情同意做出明确规定，参加临床试验前不能获得受试者的知情同意时，可由其监护人代为知情同意。若其监护人也不在场，试验方案等文件应清楚表述受试者的入选方式，并获书面的伦理同意；应尽快获得受试者或其监护人可继续试验的知情同意。对于非治疗性临床试验，原则上仅纳入有试验药物适用的疾病或状况的患者，受试者本人应签署知情同意书，包括注明日期；还明确了非治疗性临床试验可由监护人代表受试者知情同意的条件；明确了纳入儿童为受试者的知情同意过程，可参考《儿科人群药物临床试验技术指导原则》，以服从上位法原则，按照《民法典》第二十条的"不满八周岁的未成年人为无民事行为能力人，由其法定代理人代理实施民事法律行为"相关规定执行。

2020 版 GCP 多处强调研究者应当保护受试者的隐私和确保其相关信息的保密性。《民法典》第一百一十一条明确个人信息受法律保护。研究者寻求知情同意时，受试者应处于独立、密闭空间。研究者发布临床试验结果等过程，不可公开使用受试者相关身份信息。应避免受试者信息的非法或未授权的查阅、修改、损毁等，确保其保密性。

5. 及时报告安全性信息

与 2003 版 GCP 相比，2020 版 GCP 对临床试验安全性信息的管理要求有较大变化。由于我国临床试验发展不均衡，药物研发环境仍处于发展阶段，如申办者中具备医学背景人员等的研发能力参差不齐。因此，在监管部门逐步调整的过渡阶段，研究者应遵循试验方案、《研究者手册》和其他安全性信息，科学判断药物与事件的相关性；基于保守原则，对无关或可能无关的判断应当更为谨慎；并可以或应该初步评估严重不良事件是否为可疑且非预期严重不良反应，以便对不排除发生可疑且非预期严重不良反应的受试者给予及时必要的保护措施，也可在一定程度上减少申办者漏报可疑且非预期严重不良反应，有助于协助申办者加强受试者的保护。

当出现可能显著增加受试者风险或影响临床试验实施的安全性信息时，研究者应尽快书面报告给申办者、伦理委员会和临床试验机构。除试验方案或《研究者手册》等文件规定无须立即报告的严重不良事件外，研究者应在 24 小时以内或按试验方案约定的时限向申办者书面报告严重不良事件，之后及时提供书面的详细随访报告，用受试者鉴认代码而非身份信息确保信息安全。也应按试验方案的要求和时限，向申办者提供试验方案中规定必须报告的实验室异常值。研究者应向申办者和伦理委员会报告死亡事件和递交尸检报告、最终医学报告等资料。研究者应及时签收阅读申办者提供的安全性信息，考虑是否调整受试者的治疗，必要时尽早与受试者沟通。

研究者向伦理委员会报告由申办者提供的可疑且非预期严重不良反应，要根据药品审评中心发布的《药物临床试验期间安全性数据快速报告的标准和程序》规范要求执行。对于本中心发生的可疑且非预期严重不良反应，需在首次获知（首次获知当天为第 0 天）后尽快报告，但不得超过 7 天，并在随后 8 天内报告、完善随访信息。对于其他中心发生的可疑且非预期严重不良反应，需定期报告，汇总成列表并附每例报告表。具体操作细节可参考中国临床研究能力提升与受试者保护高峰论坛（CCHRPP）组委会联合中国外商投资企业协会药品研制和开发行业委员会（RDPAC）发布的《临床试验安全性报告工作指引（试行版）》。

6. 避免禁用的合并用药

应按照试验方案使用试验用药品，告知受试者其正确用法。研究者应当采取措施，避免使用试验方案禁用的合并用药。非禁用的合并用药也要避免滥用，如 2020 版 GCP 第十八条明确研究者意识到受试者存在合并疾病需要治疗时，应当告知受试者，并关注可能干扰临床试验结果或者影响受试者安全的合并用药。研究者要告知受试者如何正确地使用药品，也要保证药品的使用符合试验方案的要求，不能随意增加剂量或减量。

三、申办者对受试者的保护

2020 年《药品注册管理办法》第三十条明确了药物临床试验期间安全性问题的处理规定。2020 版 GCP 第二十九条进一步明确了申办者应将对受试者权益和安全的保护作为临床试验的基本考虑之一，通过质量管理体系开展基于风险的质量管理，借助独立数据监查委员会评估风险。应及时分析依从性问题、数据可靠性问题的根本原因，及时纠正并采取预防措施。

1. 制订试验方案

试验方案的关键环节和数据应能保护受试者权益和安全，并能保证临床试验结果可靠，即申办者应清楚哪些程序和数据对于受试者的保护和结果的可靠性最为关键。基于充分的安全性和有效性结果确定给药途径、剂量和用药时长。应及时将重要新信息更新至《研究者手册》。风险评估应考虑差错发生率、差错对受试者安全和权益的影响，以及监测差错的能力。申办者应聘请具备一定能力的医学专家及时处理相关医学问题，并聘用有资质的临床药理学专家设计试验方案和病例报告表，聘用生物统计学专家制订统计分析计划、分析数据，聘用临床医生撰写中期、总结报告。

2. 选择研究者

为确保受试者安全和权益及临床试验质量，被选择的研究者应经过培训、有试验经验和足够医疗资源。应向研究者提供试验方案和最新版《研究者手册》，并有足够时间审议试验方案和《研究者手册》等资料。申办者不仅要对研究者进行法规的培训，也要进行伦理、试验技术、安全与质量管理方面的培训。虽然 2017 年中共中央办公厅、国务院办公厅印发的《关于深化审评审批制度改革鼓励药品医疗器械创新的意见》要求研究者参加过 3 个以上临床试验，没特指药物临床试验，但研究者最好有 Ⅰ～Ⅳ 期药物临床试验的经验。北京市药品监督管理局和北京市卫生健康委员会 2020 年 5 月 29 日明确研究者应当具有高级职称并参加过 3 个以上经国家药品监管部门批准或备案的药物临床试验。

3. 保障试验用药品

试验药物制备应符合临床试验用药品生产质量管理相关要求。申办者向研究者提供试验用药品并确保其稳定性，负责评估其安全性。在获伦理委员会同意和药品监督管理部门许可或备案之前，不得提供试验用药品；也应及时送达试验用药品，以供受试者及时使用。在合法合规情况下，要确保只能药等人，而不能人等药，真正做到以受试者为中心。

4. 告知受试者揭盲结果

应用受试者鉴认代码以鉴别其全部临床试验数据。揭盲后应及时书面告知研究者有关受试者的试验用药品情况。因为试验用药品上市后，使用安慰剂的受试者可能继续使用该试验用药品；对使用试验用药品而发生严重不良事件的受试者，要谨慎甚至避免再使用。

5. 加强弱势受试者的保护

在具备科学的试验方案设计、完善的知情同意过程、有资质且经验丰富的研究者及条件完备的医疗卫生机构的基础上，以弱势群体为受试者的药物临床试验不应因害怕承担风险而被回避。2020 版 GCP 第二十三条特别规定了儿童参加临床试验的知情同意，体现了对儿童群体的特殊关注。2019 年《药品管理法》第十六条明确，国家采取有效措施，鼓励儿童用药品的研制和创新，优先审评审批儿童用药品，有助于保障儿童用药的研发。

6. 隐私权

申办者应在试验方案中明确保护受试者的关键数据和环节，监查计划也应强调受试者权益的保护。申办者要确保电子数据管理系统的安全性，未经授权的人员不能访问。应使用受试者鉴认代码以鉴别其全部临床试验数据，应明确查阅记录的权限。应确认受试者已经以书面形式同意伦理委员会的审查者、稽查员、监查员等直接查阅其试验原始记录，这可在知情同意书中体现。

7. 独立的数据监查委员会

随着我国新药临床试验的不断发展，试验中设立的数据监查委员会逐渐增多。国家食品药品监督管理总局的《国际多中心药物临床试验指南（试行）》（2015 年）及国家药品监督管理局药品审评中心 2019 年 9 月发布的《临床试验数据监查委员会指导原则（征求意见稿）》均有提及数据监查委员会。独立的数据监查委员会主要是为了保障试验数据的真实性，对于申办者而言并非必须设立，可由申办者内部机构行使该职责。2020 版 GCP 第三十六条提出申办者可建立独立的数据监查委员会以定期评价进展。独立的数据监查委员会的作用和工作内容要根据不同的目的有所侧重，如果以安全性监查为主，临床专家要起主导作用。如果以有效性目的为主，统计专家要在前期制定好统计分析计划，特别是设置好提前终止临床试验的条件。有些试验期望通过期中分析来早期淘汰无效试验组或终止试验，一般在探索性试验或适应性设计中的探索阶段采用。此外，数据监查委员会应该是独立的，需对结果保密，不能把任何结果透露出去。

8. 分析报告安全性信息

申办者应当立即分析评估所有安全性相关信息，基于事实科学独立地判断其严重性、与试验药物的相关性、是否为预期事件等。应基于相关性依据谨慎地判断，在无确切依据判断无关时，倾向判为有关。若不同于研究者意见，特别是对研究者的判断有降级的意见（如将相关事件判断为不相关）时，必须写明理由。无法达成一致的相关性判断时，任何不能排除与试验药物相关的判断也应快速报告。申办者应将可疑且非预期严重不良反应快速报告给所有研究者、伦理委员会和临床试验机构。申办者应向药品监督管理部门和卫生健康主管部门报告可疑且非预期严重不良反应，但其具体部门和流程还有待确定。

申办者有提供研发期间安全性更新报告（development safety update report，DSUR）的责任，这与2020年颁布的《药品注册管理办法》第二十八条一致，与ICH-E2F，即《研发期间安全性更新报告》要求接轨。申办者提供的药物DSUR应当包括临床试验风险与受益评估，并将相关信息通报给所有研究者、伦理委员会和临床试验机构。DSUR的主要目的是对报告周期内收集到的与在研药物（无论上市与否）相关的安全性信息进行全面深入的回顾和评估。具体撰写和递交要求需参照ICH-E2F和国家药品监督管理局药品审评中心的《研发期间安全性更新报告要求及管理规定》（公开征求意见稿），原则上报告周期不超过一年。具体操作细节可参考《临床试验安全性报告工作指引（试行版）》。

9. 免费药品和检测、补偿和赔偿

为受试者提供免费的试验用药品、与临床试验相关的检测，应保证受试者的补偿和赔偿。补偿和赔偿的详细内容应在必须提供给受试者的知情同意书或其他资料中体现，如可能获得的补偿；损害与试验相关，可获补偿和治疗。禁止检测与试验方案无关的生物样本，并明确剩余标本的继续保存或将来被使用等情况的知情同意。

四、总结

2020版GCP主要基于满足药物研发新技术、解决既往监管发现的问题和接轨国际，有利于药品研发行业发展，有助于提高我国药物临床试验水平。2020版GCP有受试者保护、试验数据电子化和规范伦理审查等亮点；明确了伦理性高于科学性的基本原则，伦理原则要符合《赫尔辛基宣言》的要求。2020版GCP的适用范围为申请药品注册而进行的药物临床试验，其参照ICH-GCP制定，吸收了ICH-GCP（R2）的大部分内容，明确了药物临床试验参与各方的职责，强调除伦理委员会之外，研究者和申办者也是保护受试者的重要角色。2020版GCP基于我国国情，更加细化和规范化，可行性和可操作性强，明确了研究者、申办者在临床试验期间安全性信息报告的标准、路径和要求；研究者应向申办者报告所有严重不良事件；申办者应分析评估收集到的各类安全性信息，将可疑且非预期严重不良反应快速报告给所有参加临床试验的相关方。临床试验的实施应当遵守利益冲突回避原则；病史记录中应该记录受试者知情同意的具体时间和人员。

第九节　适时推行区域伦理委员会

我国区域伦理委员会是在国家创新药物发展需求下正式提出的，各地区正不断成立区域伦理委员会，其功能可定位在审查、培训等方面。区域伦理委员会具有独立公正和高效审查的优点，其需明确职责和审查范围、受主管部门监管、高标准选择委员、强化审查和事务性管理、接受认证评估、加强信息化建设以保证审查质量和效率。因此，我国区域伦理委员会是应时之需，未来需不断探索其功能定位，针对性采取措施解决存在的问题，补充性提升我国伦理审查水平。

我国伦理委员会的监管法规经历了从无到有的发展历程，最早的相关法规是卫生部发布的《人类辅助生殖技术管理办法》和《人类精子库管理办法》（2001年），接着是国家食品药品监督管理总局发布的2003版GCP，它们都明确了伦理委员会的职能，包括伦理审查、指导和监督。2009年，国家食品药品监督管理总局发布的《药物临床试验机构资格认定复核检查标准》对伦理委员会进一步进行规范，包含了有明确评价标准的伦理委员会部分。当前我国伦理委员会存在诸多短板，包括邻近区域各医院重复审查的低效率和审查能力不强且差别很大等。伦理委员会委员大多来自医院，其独立性难以保证，对创新药物临床试验而言，其伦理审查结果难以获得国际同行认可。因此，中共中央办公厅、国务院办公厅和国家食品药品监督管理总局分别出台重要文件，其中《关于深化审评审批制度改革鼓励药品医疗器械创新的意见》（2017年10月8日）要求建立区域伦理委员会，初步明确其功能和定位，可见区域伦理委员会在我国成立有其时代需求。

一、现状

区域伦理委员会的成立是为了顺应我国生物医学研究快速发展的需要。我国首个也是中医药领域首个区域伦理委员会——四川中医药区域伦理审查委员会，成立于2012年4月11日，其主要职责是探索如何整合区域内资源及建立统一的操作规程和管理制度，提升伦理委员会职能效率。2016年，国家卫生和计划生育委员会颁布的《涉及人的生物医学研究伦理审查办法》第七条明确提出"医疗卫生机构未设立伦理委员会的，不得开展涉及人的生物医学研究工作"。国家药品监督管理局出台的《药物临床试验机构管理规定》（2019年11月29日），第十三条明确规定"伦理委员会负责审查药物临床试验方案的科学性和伦理合理性，审核和监督药物临床试验研究者的资质，监督药物临床试验开展情况，保证伦理审查过程独立、客观、公正"。当前传统机构伦理委员会有其自身优势，我国伦理委员会除审查项目伦理合理性外，也审查研究方案的科学性。机构伦理委员会可更及时、完善地监督管理项目的实施，并对其进行跟踪审查。因此，区域伦理委员会无法取代机构伦理委员会，区域伦理委员会是属于第三方的独立伦理审查机构。2018年5月4日，国家卫生健康委员会发布《〈涉及人的生物医学研究伦理审查办法〉修订草案（征求意见稿）》，其中第七条增加了"区域伦理委员会可接受不具备伦理审查能力的医疗卫生机构委托，承担生物医学研究方案科学性和伦理合理性审查，并指导、监督委托单位进行跟踪审查"。对于未设立伦理委员会的单位，无论是研究者发起的临床研究还是生物样本采集，都需委托区域伦理委员会或机构伦理委员会审查。

二、功能定位

从《关于深化审评审批制度改革鼓励药品医疗器械创新的意见》相关规定来看，区域伦理委员会并不是取代机构伦理委员会，而是机构伦理委员会的必要补充。我国未来伦理审查模式可以是机构伦理委员会与区域伦理委员会的互补和结合。山东省和上海市相继于2017年11月16日和2017年12月8日成立区域伦理委员会，广东省于2018年1月30日依托广东省药学会法人单位南方医科大学南方医院成立区域伦理委员会，其他省、市、自治区也可能相继成立区域伦理委员会。可见，深入推进区域伦理委员会势在必行。至今，上述四川省、山东省、上海市和广东省区域伦理委员会均提供咨询服务，大部分未开展伦理审查和出具伦理批件，其中咨询服务与《涉及人的生物医学研究伦理审查办法》第六条和第二十八条规定的医学伦理专家委员会的咨询服务职责有重复嫌疑。在未来获得委托审查的法律法规支撑时，区域伦理委员会可直接审查项目并提供审查意见。

由《关于深化审评审批制度改革鼓励药品医疗器械创新的意见》规定可知，区域伦理委员会未来有两项功能：①解决不具备伦理审查条件的机构研究者的项目审查问题，补充满足伦理审查需求，统筹和完善伦理治理工作；②培训委员，其也是机构伦理委员会的角色之一。

三、优点

区域伦理委员会应由某一地区的多学科专家组成，构成相对复杂，委员专业面更广，专业程度更精，能确保委员素质，提高伦理委员会审查能力，也有利于及时、公正地审查项目。

1. 提升伦理审查能力

区域伦理委员会若能充分利用本地区资源优势，从各机构选择专业领域内的优秀人才担任委员，如涉及医药学、伦理学等领域的专家，这样可提高委员会审查方案科学性和评估风险的能力，将有助于提升本地区的伦理审查能力。也可按专业组建伦理审查分会，组建重大疾病专项伦理委员会。区域伦理委员会能培养更专职的伦理委员会委员和工作人员。

2. 避免利益冲突

区域伦理委员会作为第三方的伦理审查机构，独立运行是其最大特点，其运行方式不同于机构伦理委员会。区域伦理委员会委员来自不同单位，相比机构伦理委员会，其委员更容易回避审查本单位项目的利益冲突，更有利于公正审查。独立运作方式保证了区域伦理委员会在审查项目和培训方面，不仅具有专业性，而且更能体现其学术性。

四、缺点

1. 不熟悉研究条件

即使在同一区域内，各委托单位及其主要研究者实际状况也千差万别，假如区域伦理委员会不熟悉委托单位的临床试验流程、主要研究者医疗和研究水准、医疗设备等，无法借助审查资料通过会议或快速审查准确判断，必定影响伦理审查的质量。

2. 跟踪审查低效

区域伦理委员会委员来自不同机构，为跟踪审查临床试验项目，无法及时和方便地查阅委托单位的医疗文档和伦理档案，容易给受试者带来隐患，给临床试验的监管带来障碍。

五、对策

要推进我国区域伦理委员会的健康快速发展，需获得政府职能部门的政策扶持，有监管者和研究者的积极参与。我国尚无专门针对区域伦理委员会的身份地位、委员组成、资格认证及伦理审查规范等的法规指南。基于我国国情和现行法规，为充分调动区域伦理委员会功能，可借助以下对策尝试解决存在的问题。

1. 明确职责

按照我国现行政策法规，主管部门委托区域内具备独立法人资格的单位或挂靠协会成立区域伦理委员会。2018 年 5 月 4 日，国家卫生健康委员会发布的《〈涉及人的生物医学研究伦理审查办法〉修订草案（征求意见稿）》已确立了区域伦理委员会的受委托审查地位。我国临床试验水平和伦理审查能力的区域间发展不平衡，客观上成立国家级别的伦理委员会是不现实的，项目根本审不过来，可在区域层面较快地建立区域伦理委员会进行委托审查。国外的"区域"不局限于国家和地区，可跨区、州甚至跨国组建。我国区域伦理委员会可突破行政区域范畴的狭义概念，应属于"第三方伦理委员会"的独立于机构的范畴。区域伦理委员会和机构伦理委员会是平等的，不存在隶属和上下级关系，均可独立地做出审查结果。区域伦理委员会能避免机构伦理委员会常有的利益冲突，借助区域资源提升审查效率。

2. 明确审查范围

尚未建立伦理委员会的单位不能负责或参与涉及人的生物医学研究，今后可委托区域伦理委员会审查该单位的全部项目。区域伦理委员会甚至可审查多中心临床试验项目。针对罕见病、癌症等特殊严重疾病的专业区域伦理委员会，可显著提升此类疾病的临床试验方案审查效率，尽量规避试验风险。

3. 受主管部门监管

政府主管部门应配套和完善法规、管理制度以保证区域伦理委员会顺畅运转。卫生健康委员会整体管控伦理委员会，省级卫生健康部门、食品药品监管部门和中医药管理部门监管本地区伦理委员会的审查工作。区域伦理委员会应建立整套规章制度及标准操作规程以保证伦理审查工作合规，也应主动接受本地区主管部门的指导、监督。

4. 高标准选择委员

伦理委员会委员的专业、伦理知识应符合国家药品监督管理局政策规范等的要求，才能获得国家药品监督管理局或第三方机构的伦理审查上岗认证。选择和培养具有专业知识和审查经验的伦理委员会委员及工作人员，才能满足科研项目审查的多样化需求，这将直接决定伦理委员会的资质、能力和工作质量，最终影响项目的审查质量。挑选本地区代表性专业领域专家作为委员才能确保高质量的伦理审查，才可能获得委托单位的信任和持续委托。除委员专业和伦理知识及能力外，也应考虑伦理委员会委员的出席率和审查能力。区域伦理委员会选择委员时需结合实际制定入选标准，如是本地区各医院直接按入选标准上报组建委员库还是再次筛选；委员是否按专业分类；当未来委托审查项目数量和委员库足够时，是否考虑按照注册类药物（如抗肿瘤药、中药）、注册类器械（医疗器械、诊断试剂）和非注册类（研究者发起的临床研究、干细胞研究）等，分别建立区域伦理委员会专业分会，这些都需要根据具体情况具体探讨。

5. 强化审查管理

无伦理委员会单位委托区域伦理委员会审查项目时，可能存在由于不熟悉委托单位环境导致审查信息不充分、审查风险高、难以开展跟踪审查、实地访查频率更高、审查效率降低、人力和费用成本增加等问题，应签署委托审查协议明确各自涉及的责任，以保证审查质量。

6. 加强事务性管理

事务性管理内容包括秘书、委员，办公室、会议审查的会议室，培训费、审查劳务费，信息管理系统涉及的送审、主审与预审，视频会议讨论，记录的安全保存。行政事务管理包括制度与标准操作规程、合同、财务、利益冲突，以及与申办者、研究机构和研究者的沟通。审查事务性管理涉及机构伦理委员会要求的送审、审查与决定、传达决定、审查信息和文档归档。

7. 接受认证评估

区域伦理委员会应主动参加并通过中医药研究伦理审查体系、亚洲和西太平洋地区伦理委员会论坛、美国人体研究保护项目认证协会等伦理认证，从而提高我国临床研究的伦理审查能力，进一步促进受试者保护体系的建设。

8. 强化信息系统

鉴于区域伦理委员会委员、工作人员及研究者不像机构伦理委员会成员那样绝大部分来自同一单位，开发和应用伦理审查信息系统更有助于提升区域伦理委员会审查质量和效率，大大节约委员、工作人员乃至研究者的时间和人力成本。

六、总结

监管部门需大力支持区域伦理委员会的发展，提供配套和完善的法规，以确保伦理审查顺畅运行。为确保未来委托审查项目的可信度，还需得到不同单位的认可和支持。区域伦理委员会的委员应能代表本地区高层次的各专业领域专家，以保证审查结果的水准和公信度，这也需监管部门的监管和培训。未来很长一段时间，区域伦理委员会需不断探索，与监管部门积极主动沟通，逐步明确细则、建立恰当方法和找准功能定位。未来制度和审查能力成熟时，区域伦理委员会可承接不具备伦理审查资质机构的委托审查，包括审查多中心临床试验项目，这在一定程度上可弥补机构伦理委员会的不足，是机构伦理审查的有益补充。

第十节　执行组长单位伦理审查制度

多中心临床试验组长单位伦理审查面临的问题包括伦理审查质量未能保障、法规缺乏强制性、伦理审查职责不清和事故责任界定困难等。协助审查模式下，组长单位审查方案的科学性和伦理性，参加单位审查本单位的临床试验可行性。需伦理委员会之间确定认可程序，明确各方职责、沟通交流程序及组长单位人选标准，最终需提升伦理审查质量。可见，多中心临床试验组长单位伦理审查制度具有加快伦理审查速度的优势，这有赖于伦理委员会之间的认可程序、职责和沟通交流程序，在确保伦理审查质量的前提下，以期提升伦理审查效率。

多中心药物和医疗器械临床试验能在较短时间内招募更多具有代表性的受试者，可避免单中心临床试验的局限性，提升临床试验质量。国际临床试验注册网站（www.clinicaltrials.gov）显示，截至 2018 年 1 月 10 日，全球已注册的 263 083 项临床试验中有 30 799 项为多中心临床试验，占 11.71%。其中，我国已注册 11 038 项，2409 项为多中心临床试验，占 21.82%。我国伦理审查配套的法规指南欠缺，多中心临床试验伦理审查存在重复审查、低效率、无法评估质量、难以保证受试者安全和权益等问题。

在国家鼓励创新药物与器械研发及创新改革临床试验管理的大背景下，为推动多中心临床试验伦理审查的及时性和一致性，提高伦理审查效率、避免重复审查，中共中央办公厅、国务院办公厅出台《关于深化审评审批制度改革鼓励药品医疗器械创新的意见》（2017年 10 月 8 日），其中提高伦理审查效率部分指出"在我国境内开展多中心临床试验的，经临床试验组长单位伦理审查后，其他成员单位应认可组长单位的审查结论，不再重复审查"。有研究显示，组长单位已审查通过的项目，尽快递交给参加单位并采取快速审查方式，可显著缩短整个项目的伦理审查耗时，也可减少项目审批总时间。

一、我国现有多中心临床试验的伦理审查模式

多中心临床试验在多个临床试验中心遵循同一方案、由各单位主要研究者负责完成。多中心临床试验具有可减少资源浪费、提升试验质量等优势，但需各单位分别审批，审批质量和效率备受业内同行关注。多中心临床试验不仅要确保试验方案一致，而且要兼顾各单位差异，审批过程比单中心临床试验有更多不可预测的复杂性。项目立项到受试者入组之间的主要环节包括伦理审查、合同审批和试验启动等。既往研究认为多中心临床试验中伦理审查时间较长，合同审批和试验启动也影响总耗时，其中耗时最长的是合同签署，占项目审批总时间的 41%，伦理审查耗时最短，仅占项目审批总时间的 23.2%。这与国外某回顾性研究中合同签署耗时对试验启动影响最大相一致，该研究中伦理审查耗时仅占项目审批总时间的 25%。

为提高伦理审查效率和质量，我国国家药品监督管理局陆续出台了《药物临床试验伦理审查工作指导原则》(2010 年)、《国际多中心药物临床试验指南 (试行)》(2015 年)、《医疗器械临床试验质量管理规范》(2016 年) 和 2020 版 GCP，为多中心临床试验的伦理审查、申请、实施和管理提供指导和规范。多中心临床试验的牵头单位为组长单位，其余分中心为参加单位。为确保审查的一致性和及时性基本原则，多中心临床试验的伦理审查可建立协作审查程序。

1. 现有伦理委员会单独审查的优点

部分参加单位伦理委员会不承认组长单位的审查决定时，可基于临床试验风险重新快速或会议审查，这是我国现阶段最常见的伦理审查模式。2008 年有问卷调查发现，参加单位中有 65.1%不接受组长单位伦理审查决定而重新审查。在不能评价组长单位的伦理审查质量时，参加单位为保证本单位伦理审查质量而再次快速或会议审查，有利于保证本单位受试者的安全和权益，这是独立审查的优点。

2. 现有伦理委员会单独审查的缺点

各单位伦理审查决定往往与组长单位审查决定类同，差异往往表现在本地化语言方面，少见实质性的补充意见。单独审查也可导致申办者为保证试验方案一致性，耗费时间和精力协调各单位。单独审查的类同审查意见并无实质意义，试验质量得不到提升，不仅耗费人力成本，而且不利于缩短试验启动时间。

二、组长单位伦理审查模式的优缺点

1. 完全代替审查模式

组长单位伦理委员会完全替代参加单位开展多中心临床试验的初始审查和跟踪审查，参加单位全部接受审查决定而不再进行快速或会议审查。该模式具备不存在重复审查和伦

理审查耗时显著下降的优点，但也有很多缺点。各医院临床试验水平具有区域差异性，其伦理委员会审查能力千差万别，无法确保组长单位的伦理审查质量，包括是否充分审查试验方案，且组长单位根本无法审查参加单位的主要研究者资质、时间、设施和团队条件等实施条件，也无法有效跟踪审查试验开展之后的方案违背、可疑且非预期严重不良反应等，因此无法保证参加单位受试者的安全与权益。

2. 协作审查模式

参加单位伦理委员会协作审查模式在我国还不普遍。《药物临床试验伦理审查工作指导原则》（2010 年）第三十一条明确了协作审查及注意事项。协作审查模式较单独审查和完全替代审查更为合理，首先组长单位可充分审查试验方案的科学性和伦理性，其次可高效利用参加单位的区域优势。缺点包括尚无细化的协作审查流程和内容，缺乏一致的操作规范和指导原则，也无法强制执行。因此，多中心临床试验组长单位伦理审查制度未获得广泛认可和应用。

三、组长单位伦理审查模式存在的挑战

《药物临床试验伦理审查工作指导原则》虽规定了协作审查模式，但是并没有明确规定如何保障组长单位的伦理审查质量，也缺乏相应的机制划分组长单位和参加单位的伦理审查职责。

1. 无法保障伦理审查质量

保证组长单位的伦理审查质量是其被参加单位认可的前提。调查研究显示，不接受组长单位伦理审查的单位占 65.1%，其中超过 80%源于无法评估组长单位的伦理审查质量。大部分单位没有关于多中心临床试验伦理审查的明确制度和标准操作规程，一些单位会根据组长单位的伦理委员会是否获得伦理认证和临床试验的风险，选择性地采纳组长单位伦理审查决定，这导致参加单位选择性地采用不同伦理审查模式。为保护本单位受试者权益，一些参加单位甚至宁可单独审查，从而规避组长单位伦理审查存在的短板及可能的行政影响。我国尚未强制伦理委员会注册和认证，行政部门也未评估伦理委员会审查质量，同时缺乏内部考评机制，无法保障伦理委员会的审查质量。各单位伦理委员会应积极参加我国自主的伦理认证，加快伦理委员会的能力建设。

2. 法规阶位低，无协助审查协议

由于我国要求实施组长单位伦理审查制度的法规阶位低，国家药品监督管理局无法强制推行组长单位伦理审查制度。组长单位伦理审查模式并未制定协作审查模式的具体协作条款，其审查流程和内容也未细化。例如，参加单位将组长单位的伦理审查决定作为本单位伦理审查的前提条件，但未与组长单位明确划分初始审查的审查范畴和具体内容。存在的问题包括参加单位与组长单位并未达成具体操作协议，因此无法明确划分参加单位和组长单位的各自职责，无法确保初始审查和跟踪审查的质量。组长单位伦理委员会在保证及

时跟踪审查的同时，应起到监督并督促参加单位伦理委员会的职责。

3. 责任界定困难

参加多中心临床试验的单位多是三甲医院，作为单位法人的医院对本单位受试者的安全和权益负责。若临床试验方案仅需组长单位审查，则试验损害责任除由申办者承担外，组长单位和参加单位如何承担连带责任尚无明确规定。我国缺乏高位阶法律支持伦理审查体系，对等法律地位也未授权给伦理委员会，因此其无能力承担法律责任。我国 2020 版 GCP 较详细地界定了申办者、研究者、药物临床试验机构和伦理委员会的各自职责，因此前三者应事先详细讨论以达成一致意见再签订协议。

4. 衔接等问题

参加单位不愿接受组长单位伦理审查的其他原因包括：①临床试验项目的伦理审查费是我国目前伦理委员会运行经费的主要来源，承认组长单位审查结论而不开展本单位伦理审查将无法获得伦理审查费用；②各单位伦理委员会的标准操作规程、信息系统和电子文档模板都存在差异，很难简单对接本单位，操作体验欠佳。

四、对策

英国管理伦理委员会资质采用的是认可制，而美国采用登记制，并配合退出机制。我国要求伦理委员会统一注册登记，组建伦理委员会信息库以利于监管部门管理，属于备案制。美国也尝试将"中心伦理委员会"重新定义为单一伦理委员会，包括联盟和商业性伦理委员会，或一家单位伦理委员会，仅需其发挥组长单位的责任。多中心临床试验的伦理审查模式目前还在探索阶段，但参加单位重复会议审查的短板已充分暴露，组长单位伦理审查协作模式已成为未来的发展趋势，可针对性采取以下策略尝试解决其中存在的问题。

1. 确定认可程序

《关于深化审评审批制度改革鼓励药品医疗器械创新的意见》提出，在我国境内开展多中心临床试验的，经临床试验组长单位伦理审查后，其他成员单位应认可组长单位的审查结论，不再重复审查。参加单位认可组长单位伦理审查决定的就参加试验，不认可的就不参加试验，这要求参加单位与组长单位沟通协调，因此需要有一个是否认可审查决定的程序。

2. 明确各方职责

参与多中心临床试验的伦理委员会须确认其审查模式，并制订伦理协作审查的分工协议。分工协议内容应包括：①约定组长单位伦理委员会；②约定组长单位和参加单位的职责分工；③约定各单位沟通交流的机制，包括可疑且非预期严重不良反应和违背方案的报告、受试者抱怨处理的协调沟通。组长单位伦理委员会的职责至少包括：①确定临床试验满足伦理标准；②考虑和审阅参加单位提出的意见；③审查批准试验方案及其修正案等的文件；④提供给申办者伦理审查决定文件复印件；⑤提供给参加单位伦理委员会所有批准文件复印件。《中国临床研究能力提升与受试者保护高峰论坛临床研究伦理协作审查共识（试行版 2.0）》建议，对于组长单位伦理委员会在递交资料后 20 个工作日内初始审查通过的临床试验项目，申办者和合同研究组织在必要时应及时将结果连同该项目会议审查记录反馈给参加单位伦理委员会，建议以快速审查方式在 10 个工作日内完成审查。

参加单位伦理委员会的认可审查程序应包括：①规定认可审查的方式是会议审查、快速审查或备案；②规定如何选择主审委员进行认可审查；③确认组长单位伦理委员会是基于相同的伦理标准批准研究方案；④规定如何向本单位伦理委员会报告认可审查的结果；⑤规定若有异议，如何按协议约定与组长单位协商沟通。参加单位伦理委员会要审查主要研究者的资格和研究条件，也要进行安全性报告、违背方案等的跟踪审查，并约定参加单位伦理委员会的沟通交流机制。《中国临床研究能力提升与受试者保护高峰论坛临床研究伦理协作审查共识（试行版 2.0）》建议，参加单位伦理委员会负责本单位的可疑且非预期严重不良反应审查、年度/定期跟踪审查、暂停/终止研究审查、违背方案审查和研究完成审查，必要时应与组长单位伦理委员会及时沟通审查意见。若接受组长单位伦理审查决定，则侧重审查知情同意书和本单位主要研究者资质及能力、人员配备、设备条件等的可行性。对于高风险临床试验等特殊情况，可再次进行会议审查。项目开展过程中出现任何问题，参加单位伦理委员会的职责与处理程序不变，并应不断改进工作，提高伦理审查水平的同质性。

3. 明确沟通交流程序

伦理委员会间低效沟通是多中心临床试验伦理审查的常见问题，组长单位不能对参加单位进行有效跟踪审查，也无法有效确保参加单位受试者权益，严重影响了伦理审查质量。申办者组织发起多中心药物和医疗器械临床试验时，应建立各单位之间的沟通交流程序。这种沟通交流包括试验方案修正、可疑且非预期严重不良反应的报告和中期分析结果。《药物临床试验伦理审查工作指导原则》第五十条指出"伦理委员会之间可建立信息交流与工作合作机制，以促进伦理审查能力的提高"。《中国临床研究能力提升与受试者保护高峰论坛临床研究伦理协作审查共识（试行版 2.0）》也建议，组长单位与参加单位间应加强沟通，对于项目进行中发生的可能影响受试者安全、项目开展及其他非预期事件应及时通报；申办者、临床研究组织、现场合同组织等应负责多中心临床试验伦理协作审查的具体协调与沟通事项；参加单位伦理委员会应制定"伦理协作审查标准操作规程"，明确对接交流程序与联系人，规范伦理协作审查程序。

加强伦理委员会间的沟通，不仅有助于提高组长单位伦理审查意识，而且可充分展示参加单位的区域优势，保证试验顺利开展和确保受试者权益。无论是单中心还是多中心临床试验伦理审查，受试者利益最大化应摆在首位，也应最大限度地协调和顾及各单位正当合理的（包括审查费等）利益诉求。多中心临床试验的伦理审查实际是协调和兼顾各方利益的过程。

4. 组长单位入选标准

组长单位伦理委员会审查能力经常与其主要研究者水平不匹配，因此有必要制定组长单位的入选标准。确定组长单位伦理委员会的考量要点可包括：①伦理委员会通过认证；②伦理委员会遵循法规审查的历史记录；③伦理委员会医药背景委员的专业特长；④伦理审查的规范管理（审查会议的频率，文档管理，审批速度，质量保证）；⑤具备审查信息软件以方便各伦理委员会的沟通。《中国临床研究能力提升与受试者保护高峰论坛临床研究伦理协作审查共识（试行版 2.0）》建议，组长单位的国家药物临床试验机构应获得国家药品监督管理局资格认定 6 年以上并 2 次以上顺利通过资格认定复核检查，或者组长单位是国家临床医学研究中心及国家示范性临床试验技术（GCP）平台单位；伦理委员会无国家药品监督管理局检查有效不良记录；通过美国人体研究保护项目认证协会认证或亚洲和西太平洋地区伦理委员会论坛或中医药研究伦理审查体系认证评估。因此，组长单位可由各参加单位伦理委员会根据组长单位审查质量的认可程度协商产生。

5. 提升伦理审查质量

针对试验方案的设计质量，以往我国制药企业往往委托研究者（临床医生）设计临床试验方案，而不是组织多部门、多领域的专家共同设计方案。《关于深化审评审批制度改革鼓励药品医疗器械创新的意见》实施后，我国制药企业组织制订临床试验方案将面临巨大挑战，需做出重大变革，以保证提交伦理审查的是一个高质量的科学设计与伦理合规的临床试验方案。鉴于伦理委员会委员审查能力不足，亟待加强伦理委员会委员审查能力的培训与考核。

五、总结

多中心临床试验的组长单位伦理审查制度是未来发展大趋势，需认真探索和总结经验。多中心临床试验伦理审查协作模式在对组长单位伦理审查认可的基础上，对参加单位提出了协作方案，组长单位伦理委员会应与参加单位签署有关初始审查和跟踪审查涉及的具体、明确的伦理审查职责和交流协作方式的协议。我国存在临床试验和伦理审查能力的区域发展不平衡，国家层面难以较快地强制推行自上而下的组长单位伦理审查制度，建立高效的协助审查模式尚需时日，多中心伦理审查制度和区域伦理委员会的切实组建及推行也有很长一段路要走。多中心临床试验组长单位伦理审查制度的优势是加快了伦理审查速度，这有赖于伦理委员会之间确定认可程序，明确各方职责，明确沟通交流程序和组长单位入选标准，在确保伦理审查质量的前提下，以期提升伦理审查效率。

第四章　加强监管研究者发起的临床研究

随着医疗技术的不断发展，涉及人的健康相关研究日益增多。临床研究可分为药物临床试验、医疗器械临床试验和研究者发起的临床研究。许多集临床医疗、教学、科研为一体的三甲医院，不仅临床医疗任务繁重，各科室还承担着大量的国家级、省市级等不同层次的研究者发起的临床研究。同时，医院为鼓励医务人员科技创新，培养医学人才，每年提供一定数额的研究经费，资助具备独立设计和课题完成能力的研究者开展临床研究。伦理审查的地位与作用越来越受到医学界的关注及重视，研究者的伦理意识也在不断增强，不论是科研立项申请还是发表论文，相关部门都要求提供伦理审查批件。我国三甲医院研究者发起的临床研究数量已超越药物和医疗器械临床试验，对于这类研究，伦理审查显得尤为重要，成为研究者发起的临床研究中保护受试者权益的重要防线之一。注重研究者发起的临床研究的伦理审查，不仅可以保护受试者权益，而且可促进临床研究健康、规范地发展，有助于提升我国临床研究的质量。

第一节　研究者发起的临床研究的伦理审查对策

为规范医学伦理委员会能力建设，提高研究者发起的临床研究的伦理审查质量，更好地保护受试者权益，本部分结合伦理审查实践中所面临的关于监管制度、审查标准、教育培训、伦理意识和跟踪审查等方面的诸多难题，提出未来医院研究者发起的临床研究的伦理审查对策。

伦理委员会的责任是审查临床研究的科学性和伦理性，以保障受试者的安全和权益。伦理审查是保障受试者权益、规范临床研究的重要手段，有助于了解和评价临床研究的运行情况。在伦理原则的约束下进行临床研究，可以强化科研人员的伦理意识，提高其伦理素养。研究者发起的临床研究往往存在诸多伦理问题、利益冲突和外在干扰因素。接受伦理审查和监督，发现并及时纠正违背方案或伦理原则的情况，增强研究者对研究方案的执行力和依从性，保证临床研究的科学性和伦理性，可使受试者的权益得到进一步保障。

一、存在的问题

2007 年颁布的《涉及人的生物医学研究伦理审查办法（试行）》指出"涉及人的生物医学研究伦理审查工作均按照本办法组织进行"，明确规定了在我国范围内开展的无论是药物、医疗器械的注册试验，还是研究者发起的临床研究，伦理审查都应在其指导下进行，但不少医疗卫生机构研究者发起的临床研究的伦理审查并未按照要求执行。为进一步加强生物医学科学研究伦理管理工作，2016 年国家卫生和计划生育委员会在原基础上修订并出台了《涉及人的生物医学研究伦理审查办法》。尽管《涉及人的生物医学研究伦理审查办法》较之 2007 年版本，内容上增补了"知情同意"与"法律责任"，但对于研究者发起的临床研究，尚缺乏具体的操作规范和有效可行的监督机制，伦理审查不规范的现象普遍存在。

1. 监管制度缺位

目前我国尚无专门的针对研究者发起的临床研究的伦理审查监管机构，相关法律法规中也无针对研究者发起的临床研究的监管制度。以注册上市为目的的药物与医疗器械临床试验有着严格的法规监管和稽查审核机制，而对于研究者发起的临床研究的伦理审查监督工作并未真正贯彻执行，在监督管理的操作层面留有空白。GCP、《医疗器械临床试验质量管理规范》、《涉及人的生物医学研究伦理审查办法》规定，国家药品监督管理局和各级卫生健康行政部门负责监督、管理伦理委员会的日常工作，也会在一定时间内组织专家对各临床试验机构进行项目稽查、飞行检查或复查考核，使伦理委员会的工作受到一定程度的监管。但是，核查的项目都是针对药物、医疗器械的临床试验，基本上不会涉及研究者发起的临床研究，伦理委员会的审查工作也缺乏专业性指导，导致伦理审查工作无法得到权威考核与评价。由于尚未针对研究者发起的临床研究形成规范的行政监督机制，导致研究未被纳入规范管理，往往处于相对自由研究的状态，尤其是对于课题申报和实施过程中的伦理审查及管理，在部分医疗卫生机构还是一片空白，监管缺位、效用低下和力度不足等问题依然存在。

2. 审查标准不规范

目前，我国在研究者发起的临床研究的伦理审查标准和规范方面仍处于不断探索阶段，基本照搬药物与医疗器械临床试验项目的伦理审查标准，尚无针对性的伦理审查标准和规章制度。各伦理委员会并无统一的审查标准，也无统一的伦理审查要求和操作流程。各伦理委员会的审查质量参差不齐，导致不同伦理委员会的审查结果也可能不同，即同一研究者发起的临床研究可能在一家单位伦理委员会获批准而在另一家单位未获批准。一方面，与研究者发起的临床研究相比，伦理委员会内部针对药物、医疗器械临床试验的审查标准更严格规范。各医疗卫生机构对研究者发起的临床研究伦理审查工作的重视程度也不及药物和医疗器械临床试验。另一方面，由于研究者对伦理审查要求和规范、标准不了解，常常抱怨审查流程和标准门槛过高，有的甚至放弃伦理审查。由于研究者发起的临床研究缺乏针对性的伦理审查规范，导致伦理审查和监管无章可循。

3. 委员培训不足

由于伦理委员会的大部分委员是医药学方面的专家，常缺乏基本伦理知识和审查经验，学历背景比例失衡，再加上审查能力参差不齐，会给研究者发起的临床研究的伦理审查带来一定的随意性和主观性，使伦理审查的专业性和权威性受到质疑。委员缺乏系统的伦理知识的学习和培训，既无规范的培训教材，也无强制性培训要求，委员不能及时掌握最新的伦理知识，导致无法客观地审查伦理问题，这也制约了伦理委员会审查能力的提高，阻碍了伦理委员会的发展步伐。

4. 研究者伦理意识薄弱

临床医生作为研究者，他们的精力和时间有限，其承担的临床研究任务有许多难以保障的因素，尤其是研究者发起的临床研究，因其课题规模小、经费少，研究者的重视程度和投入热情明显不足。更重要的是，研究者对涉及人的健康相关研究的伦理意识不强，未给予足够的重视。有调查显示，我国有将近一半的研究者未接受过伦理知识培训。这些研究者对医学伦理审查制度缺乏全面了解，对受试者保护缺乏自发的责任意识。有的研究者漠视伦理培训的重要性，未取得开展临床研究所必需的 GCP 证书，使得其研究受到制约。有的研究者混淆临床治疗和临床研究的概念，常常将临床常规治疗与临床研究的知情同意书等同起来。有的研究者在获得项目立项文件以后，不向伦理委员会提交伦理审查申请所需材料，经常出现伦理审查不及时的情况。还有的临床研究已完成，甚至发表文章时因期刊要求提供伦理批件，研究者才会向伦理委员会提交申请进行事后审批，这是违反伦理审查原则的行为。

5. 忽视跟踪审查

对于研究者发起的临床研究，伦理委员会往往只注重初始审查，对研究方案的科学性、可行性及知情同意书是否符合伦理要求关注比较多，而对于研究方案、知情同意书等文件的修订，研究过程中有无严重不良事件、违背方案的情况及项目完成后的结果如何等，大部分伦理委员会都未进行及时跟踪审查。由于缺乏外部监督，部分伦理委员会并未硬性要求研究者发起的临床研究接受跟踪审查，导致无法把握临床研究过程中的情况，极大地削弱了其科学性和规范性，受试者的合法权益无法得到切实有效的保护。跟踪审查不到位，使得以保护受试者为核心的伦理审查成为摆设，一旦发生严重不良事件，受试者的安全和权益将难以保障，也将导致医患关系恶化。

二、发展建议

1. 加强监管

伦理委员会自身审查能力的提高与其外部监管是相辅相成、互相促进的。目前我国对药物和医疗器械临床试验的伦理审查有相关法规指南及不同层面的监管措施，而对于研究者发起的临床研究伦理审查的监管还处于起步阶段，国家卫生健康委员会尚未专门设置这样的职能部门，相关法律法规也需加强。伦理委员会有责任严格履行各阶段的审查和监管职责，研究者有义务保护受试者的权益和健康。为完善和规范各医疗卫生机构研究者发起的临床研究的伦理审查，有必要加强相关法律法规建设，完善行政主管部门的监督体系，落实监督职责。国家各级科学技术部门需要尽快建立相应法规，在对研究者发起的临床研究立项时将伦理审查作为必要的程序，只有符合伦理原则的研究才能得到立项和资助。医疗卫生机构科研管理部门和伦理委员会之间应加强沟通、交流，对项目的实施进行持续的跟踪审查，保障伦理审查的全程性，通过行政干预手段对研究者发起的临床研究的实施过程进行持续监管，确保受试者安全，也可降低可能给医疗卫生机构带来的科研诚信等风险，提高临床研究质量，使临床研究成果更加科学权威。

2. 制定统一的工作制度和标准操作规程

统一的工作制度和标准操作规程是伦理审查工作规范开展的有力保证，直接决定了伦理审查结果的可靠性和权威性，决定了受试者的权益是否能得到有效保障。各医疗卫生机构应建立并健全伦理委员会各项工作制度，如伦理委员会章程、岗位职责和会议审查规则等。各级主管部门应尽早出台专门针对研究者发起的临床研究的伦理审查管理办法和标准操作规程，对医学伦理委员会的工作程序及审查标准进行细化，形成一系列操作性强的审查规范，做到有法可依、有章可循。这样既消除了不同规章制度之间的混乱，又提高了审查效率，保证了审查结果公平公正，使伦理审查工作有条不紊地开展下去，因此制定研究者发起的临床研究伦理审查的标准操作规程具有重要的实践意义。

3. 加强委员审查能力培训

对于医学伦理学的继续教育，培训是提高伦理审查质量、提升委员审查能力、增强研究者伦理意识的有效途径，可通过开展多渠道、多形式的伦理培训，普及理论知识，加强国内外的学术交流，进一步吸收经验与新知识。培训内容可以结合现代医学伦理学进展、现行法律法规、伦理审查程序，以及研究方案设计、受试者保护、知情同意书要点等多方面，从而提高委员的伦理审查能力。定期对委员进行强制性培训、考核，提升其独立决策和审查判断的能力，并将考核成绩纳入年度考评。利用互联网传媒，创建资源共享的伦理工作交流平台和网站，介绍伦理审查的要求和相关法律法规，实时发布各类伦理审查和教育培训等的相关信息，方便科研人员及时了解开展药物、医疗器械临床试验，以及研究者发起的临床研究的伦理审查的重要性和流程，提供咨询和继续教育的渠道。

4. 提高研究者伦理意识

临床医疗与临床研究是相互矛盾又相互统一的，两者相互促进、共同发展，科研离不开临床实践，临床医疗的发展离不开科研工作的支撑，繁重的临床医疗工作不应成为增强伦理意识的阻碍。各级科研管理部门和医学伦理委员会可以定期为研究者举办医学伦理讲座，使研究者树立正确的临床研究伦理价值观，在临床研究设计和实施中自觉遵守伦理原则，保护受试者的安全和权益。同时医学院校应该做好医学生的生命伦理教育与培养工作，加大医学伦理学的教育宣传，使医学伦理思想成为研究者的自主意识。

三、总结

伦理委员会通过审查临床研究的科学性和伦理性，保障受试者的安全和权益。随着我国临床研究水平的提高，伦理审查在保障受试者安全和权益、确保临床研究质量和推动医学研究发展中的作用日益凸显。研究者发起的临床研究的伦理审查仍是伦理工作中的薄弱环节，其伦理审查越来越受到研究者、医院科研管理部门的重视。我们应借鉴、吸收国外伦理工作相关经验，熟知并遵守国家相关法律规范，切实保障受试者的合法权益和临床研究的科学性、可靠性，促进我国研究者发起的临床研究的科学健康发展。

第二节　知情同意过程存在的问题及其解决途径

为规范我国研究者发起的临床研究的知情同意，更好地保护受试者权益以提高临床研究的质量，本部分基于其面临的问题，从规范知情同意书、开展对受试者和研究者的医学理论知识培训的角度提出了针对性建议，从而改善知情同意现状，增强研究者发起的临床研究的科学性和伦理性，以保障临床研究质量。

知情同意是所有涉及人的健康相关研究必须遵循的一个重要原则，是保护受试者的重要手段。知情同意也是伦理审查的重要内容之一，是具有行为能力的个体获取整个临床研究必要信息的过程。知情同意书是研究者与受试者进行信息交流的载体，是一种具有法律效力的合同文件，可以帮助受试者全面了解研究者所采取的医疗干预措施及整个临床研究过程。目前，药物和医疗器械临床试验的知情同意相对比较规范，但研究者发起的临床研究所使用的知情同意书往往内容不完整、形式不规范，在知情同意获取的过程中也存在诸多问题。

一、存在问题

1. 研究者方面的问题

（1）执行告知的人员不合规。在许多研究者发起的临床研究中，研究者往往为了更多、更快地收集和纳入受试者，使研究能够顺利进行下去，只要是能够接触患者的人员，如接诊的护士、实习生，以及与研究没有直接关系的其他医生等都可能成为执行知情告知的人员。然而，这些人可能并没有参加过临床研究前培训，对研究方案不完全熟悉，也不清楚如何去保护受试者的权益不受损害，不能把受试者的利益放在首位。

（2）告知信息过少，忽视知情的互动过程。研究者可能因担心受试者了解参加临床研究可能出现不良反应后拒绝参加，导致研究无法进行，部分知情同意书可能使用较多晦涩难懂的专业术语和英文缩写词，表述含糊、模棱两可，容易使受试者产生理解上的歧义。许多研究者发起的临床研究的知情同意书中没有说明研究分组情况及相关检查是否免费，也没有写明若发生与研究有关的损害时的治疗、补偿和赔偿等情况。在知情同意过程中，研究者可能对受试者有关上述问题的疑虑采取不答或简单带过，或夸大疗效和受试者受益，影响受试者的自主判断，而主观上不积极履行充分告知的义务。有的研究者仅要求受试者自己阅读知情同意书后签字，对受试者的提问不明确告知或仅仅非常简单地告知，这样会造成受试者对信息的了解不全面、理解不准确，导致受试者在被告知后仍会认为"不知情"，从而为医疗纠纷埋下祸根。

（3）知情过程没有特别关注弱势群体。对涉及弱势群体的知情过程，如聋哑人，没有手语老师在场，无法进行互动交流；对于患精神疾病、智力低下等无知情同意能力的受试者，没有考虑其监护人签名；对于涉及儿童的研究，研究者一般会考虑儿童父母或其监护人的知情而忽略儿童本人的意愿。对于受试者和其监护人均无识字能力的情况，受试者或其监护人的手印和见证人签字不齐全，一旦这类受试者在临床研究过程中出现不良反应或发生利益纠纷，将不能得到及时有效的处理。

（4）知情同意书签署不合规。在对受试者进行集中知情告知时，研究者为了临床研究的利益，让受试者相互之间代为签名，或伪造受试者签名；研究者和受试者签署日期不一致，知情同意书虽然可以待受试者回家商量以后再签署，但研究者和受试者双方签署知情同意书必须在同一天进行。另外，也存在受试者或研究者只签名不注明日期、不留联系电话等情况。如果研究过程中遇到一些突发状况，这将严重影响整个临床研究的进行。

2. 受试者方面的问题

受试者对参加临床研究没有客观和全面的认识，容易出现两种极端的认知误区。在知情同意过程中发现，有的受试者为了获得免费检查、治疗等眼前利益，一味地认为临床研究中使用的治疗方法是适合自己的，对研究者采取完全信任和依赖的态度，盲目参加研究者发起的临床研究导致知情同意过程形式化。有的受试者则相反，他们认为自己是研究者发起的临床研究的试验品，对治疗措施是否有效存在一定的顾虑和恐惧感，担心自己参与临床研究后会危害自身的健康，对病情控制有害无益，更有可能因参与临床研究而错过了最佳的治疗时机，从而拒绝签署知情同意书，导致知情同意很难顺利进行。

3. 伦理委员会方面的问题

目前，我国尚无一套统一的伦理审查标准，由于各临床研究的具体情况不同，各伦理委员会无法严格按照各自的审查标准进行审查，例如，研究者发起的临床研究因课题级别不同，课题经费可能相差很大，很多时候存在经费不足的情况，导致知情同意书中关于受试者的补偿和赔偿难以落到实处。伦理委员会对于知情同意过程几乎难以监管，如受试者提出的所有与临床研究相关的问题不能得到满意答复、受试者没有足够的时间考虑而签署知情同意书等。有的知情同意书中虽明确写出受试者补贴按随访次数分次发放，但在实际执行过程中，研究者为了避免分次发放带来的签字、提款等一系列复杂手续，并未按随访次数将交通补贴等随访费分次支付给受试者，而是在完成最后一次访视时才发给受试者。有的受试者为了得到这笔补贴，强迫自己继续完成该研究，这有悖于伦理审查的自愿原则。研究者此种做法有胁迫受试者以降低失访率的意图，这是不符合伦理审查要求的。此外，伦理委员会在实地访查这一环节也落实不到位。目前很多伦理委员会没有形成常规实地访查制度，且伦理委员会委员大多是兼职人员，没有行政执行力，容易导致伦理委员会与研究者关系紧张。即使伦理委员会在知情同意过程中派委员进行实地访查，现场确认整个临床研究的知情同意过程是否符合要求也是难以实现的。

我国在研究者发起的临床研究立法方面还显得较为薄弱，没有一部系统、完善的相关法规指南，我国对此类项目也不进行核查，只能依赖行政机关对研究者的约束来保护受试者的权益，容易让一些心存侥幸的申办者和研究者钻法律的空子。

二、解决途径

1. 研究者方面存在问题的解决途径

开展受试者培训，增加双方互动交流。研究者可定期对受试者进行培训和交流，使受试者对参与临床研究有一个科学和客观的认识。签署知情同意书前还可通过问答形式了解并确认受试者是否真正理解所提供的信息，以避免受试者盲目服从或过度抗拒，这样不仅可以保证研究者和受试者双方的利益，还能得到受试者的信任，有利于提高知情同意率。

安排专业人员执行知情同意，给予受试者充足的时间考虑。规范知情同意书撰写，以简洁、通俗易懂的语言及简明的段落结构详细描述研究相关信息。临床研究开展前，申办者和研究者应对参与该项目的所有成员进行培训和管理，重点针对研究实施中可能遇到的问题、处理措施及需要注意的事项。研究者必须熟悉研究方案，具备较强的专业知识和伦理学知识，并善于与受试者沟通；要切实承担起研究者的职责，从思想上重视研究者发起的临床研究中的伦理问题，严格按照科学、伦理的要求开展临床研究；将研究相关的信息全面、如实地传递给受试者，让受试者对自身的风险承受能力及风险与受益比有充分考量，以便自主决定是否愿意参加研究。

引入方式适当，使其做出正确的决定。首先，引入话题要循序渐进，向受试者如实告知目前的病情，并说明研究目的与其病情的相关性和意义。其次，详细介绍研究方案的细节，同时说明参与该临床研究的受益和风险及不良事件的处理办法。最后，提醒受试者可随时退出研究，以减少参与临床研究的顾虑。整个谈话过程中，研究者应与受试者保持良好的医患关系，注重知情同意过程的细节，充分表现出对受试者的尊重。

签署要素设计完整、合理的知情同意书，避免出现违规行为。对无行为能力的受试者，可由其监护人签字；如受试者和其监护人均无识字能力，知情同意的过程还应有见证人参与，并在知情同意书上签字；对有表达能力的儿童，还应尊重儿童本人的意见，取得儿童本人的正式知情同意。受试者同意后，双方须在知情同意书上签字并注明日期。知情同意书一式两份，各自保留一份双方都签过字的知情同意书，以保证受试者和研究者随时保持联系，更好地保护受试者的安全和利益。

2. 受试者方面存在问题的解决途径

与药物、医疗器械临床试验不同，大部分研究者发起的临床研究常常是为了验证某项新的诊断治疗方法是否安全有效、某项假说是否正确，它并不是应用公认的医学方法和技术去着眼解决个体患者的某个健康问题，而是期望研究的成果可以拓展为可普遍化的科学知识。因此，临床研究并不一定直接有利于受试者，而可能对其他患者有利。所以，受试者在决定参加研究者发起的临床研究前要对可能要承担的与临床研究有关的风险有充分的心理准备。同时，受试者应加强健康教育方面的自主学习，提升自我保护意识。健康教育是增加受试者临床研究知识的基础，不仅能使其正确客观地认识临床研究，以积极的态度对待临床研究，还能增加受试者与研究者双方的信任度，使知情同意能够顺利进行，促进临床研究的健康规范开展。

3. 伦理委员会方面存在问题的解决途径

开展医学伦理知识培训，提高伦理意识。定期开展医学伦理知识培训和学术讲座，鼓励申办者、研究者和受试者积极参与，以提高申办者和研究者的伦理意识及受试者的自我保护意识。有的伦理委员会为规范伦理审查流程，采取了一系列改进措施，要求项目审查实行主审制，上会之前由主审委员审查；还针对研究者发起的临床研究设立了研究方案、知情同意书等资料的模板，使规范性方面有了很大的改善。伦理委员会与知情同意书是保障受试者权益的两大主要措施，开展医学伦理学的相关培训至关重要，是规范伦理委员会建设和保护受试者权益的有效途径，有利于从根本上解决研究者发起的临床研究中出现的问题。

建立健全法律法规，切实保护受试者权益。鉴于立法中关于研究者发起的临床研究管理的缺陷，我国应当制定一部系统、完善的针对研究者发起的临床研究的规范指南，保证临床研究过程规范，数据结果科学、可靠，保护受试者的权益和安全，对于违反规定的情形制定明确的责任主体和处罚措施，建立政府强制和自愿的补偿和赔偿机制，不断健全研究相关的法规、指南。

三、总结

保护受试者权益，促进医学发展是临床研究的重要原则。研究者在整个研究过程中要以"从受试者的最佳利益出发"为原则，注重知情同意过程，真正保护受试者权益不受侵害，保证研究者发起的临床研究顺利实施，促进临床研究质量不断提升。

第三节 涉及儿童的临床研究的知情同意

鉴于儿童特有的生理和心理认知特点，必须关注儿童参加临床研究的合理性和选择的时机。涉及儿童的临床研究的知情同意过程常存在选择性告知等告知信息不充分、口头承诺补偿、主管医生与受试者谈知情同意、知情同意书过长或过短等问题，知情同意书也存在表达过于专业化、使用诱导性语言、未描述潜在风险等问题。涉及儿童的临床研究的知情同意需遵循一般伦理原则，兼顾儿童特点和尊重儿童自身的意愿，避免不必要的伤害，根据知情同意中存在的问题针对性地提出解决对策。

任何以非注册上市为目的的药物和医疗器械临床试验可被称为研究者发起的临床研究，其目的包括确定诊断、治疗方法的有效性和安全性。知情同意包括告知知情同意过程和签署知情同意书。知情同意是指在对受试者开展临床研究之前，让受试者了解研究过程，获取受试者理解，是受试者自愿加入临床研究的过程。儿童作为弱势群体，尚无足够的智力、能力等来应对临床研究中可能发生的不利事件和保护自身利益，涉及儿童的研究者发起的临床研究是颇具争议的话题。鉴于儿童更敏感和易受伤害，常规临床研究的受试者纳入标准都不包括儿童，大部分新技术、新业务由于没有儿童临床研究的信息，只能采用成年人的临床研究结果。儿童的体重与体表面积、解剖生理、功能代谢、肝肾清除率等方面都有别于成年人，儿童药动学和药效学伴随年龄变化、身体发育而发生改变，随之影响药效和药物在体内的分布。儿童并非成年人的简单"缩小版"，成年人临床研究的结果无法直接套用于儿童，新技术和新业务不能简单地利用成年人信息做"减法"用于儿童，但儿童理应享有最佳健康。这使得涉及儿童的临床研究相对于成年人有其独特性，涉及儿童的研究者发起的临床研究是临床研究不可避免的重要部分，因而应格外注重其知情同意。

我国 2010 年第六次人口普查数据显示，0～14 岁儿童占总人口的 16.60%；儿童患病数约占人口总患病数的 1/5，其中 14 岁以下儿童的患病率为 12.33%。我国儿童用药现状不容乐观，超说明书用药发生率很高，某医院统计的儿童超说明书用药发生率高达 29.6%。据统计，2010 年我国成年人药物不良反应发生率只有 6.9%，儿童却高达 12.9%，其中新生儿更是达 24.4%。可见，参与研究者发起的临床研究的儿童将面临更大风险。随着我国经济持续快速发展，一些主要属于成年人的恶性肿瘤、糖尿病、高血压等疾病，也开始发生于儿童。因此，我国急需更多儿童的受试者参与临床研究以改善儿童用药和提供面向儿童患者的新技术、新业务。涉及儿童的临床研究知情同意时应特别关注儿童用药不同于成年人的药理和药效特点，并充分关注儿童可能会出现的成年人临床研究中未曾发现或少见的严重不良事件。

一、伦理原则

2013 年版《赫尔辛基宣言》明确提出受试者参与临床研究必须是自愿的。优先选择儿童直接受益且不高于最小风险的研究项目是各国伦理规范和国际指南的基本原则，这主要涉及受试人群选择的合理性和最小风险评估两方面。我国儿童受试者的父母或监护人是儿童知情同意获得的主体，但儿童自身意愿也要得到尊重。

1. 选择儿童受试者的合理性

《美国联邦法规汇编》规定，由风险受益的评估结果决定儿童可否参与临床研究。我国尚无专门针对儿童参与研究者发起的临床研究的指导原则，因此可借鉴国外先进经验，在此基础上规定我国儿童参与的临床研究的限制性条件。研究者开展儿童临床研究，其研究目的应满足：①临床研究针对的疾病或健康问题是儿童特有的，若以其他人群替代，则不能很好地开展临床研究；②临床研究的目的在于获得具有儿童特殊性的健康知识，且儿童能从中直接受益。以遗传病研究为例，尽管儿童能从中受益，但在受试者的选择上，选择成年人和儿童均是可行的，儿童就不应被纳入受试人群。此外，伦理委员会必须评估研究是不是已被证实的假设，无论是伦理委员会还是研究者，应避免将儿童纳入重复的或类似的临床研究。

2. 儿童受试者选择的时机

鉴于儿童的特殊性，须最大限度降低已知的伤害。首先应获得足够多的临床前安全性数据，接着按照从低到高的风险顺序开展研究，风险最低的是成年人，其次分别是大龄儿童、低龄儿童，风险最高的是婴幼儿。在以下 2 种特殊情况下才允许直接以儿童为受试者：①针对影响儿童的神经母细胞瘤或血友病等儿童特发性疾病；②针对威胁儿童生命疾病的研究。选择儿童参与临床研究时，一般从年龄、成熟度、心理等方面考虑优先选择大龄儿童，除非对纳入年龄有明确的科学测算要求。

3. 最小风险评估

最小风险是指临床研究中预期发生的伤害或不适的概率与严重性，不超过人群在日常生活中或常规生理或心理检查中的概率与严重性。儿童的最小风险评估还包括社会、父母所能接受的日常生活风险标准。目前，对儿童最小风险的评估还是以基于对潜在受试儿童的年龄和健康状况的主观、经验性判定为主，包括儿童的特殊性及对伤害的弱耐受性，伤害或不适的严重性，发生的时间、概率，持续时间，公平性，隐私保护不善的伤害和风险最小化的措施等。研究者发起的临床研究入选儿童应具有常规临床研究的合理性。特别要注意的是，同一项干预措施给不同年龄段儿童带来的风险是不一样的。例如，低龄儿童和婴幼儿心电图检查时需服用的镇静药物可增加其风险，使之可能高于最小风险，而大龄儿童的风险低于最小风险。

二、特殊的生理心理

伴随生长发育、学习和经验积累，儿童认知水平也不断发展。因此，虽然从法律层面来说，儿童参加临床研究的知情同意主体是其父母或监护人，但也应通过动态评估儿童的认知能力来开展儿童的知情同意。我国临床研究执行《民法典》第十九条的规定，儿童 8 岁以上为具有限制民事行为能力，应征求儿童本人意见，类同于大部分国外制药公司意见。在我国，16 周岁以上不满 18 周岁的受试者，本人签署的知情同意书就有法律效力，但若他们参与临床研究却不希望其父母或监护人知情，在尊重其意愿为主的前提下，应劝导让其父母或监护人知情。

1. 生理特征

广义的儿童即未成年人，分为早产儿、新生儿、婴幼儿、儿童、青少年多个阶段。不同年龄段的儿童具有不同的生理特点，相对于成年人，同一治疗方法用于不同年龄段儿童时，因机体代谢在不同年龄段儿童中具有多态性，疼痛、不适等不良反应发生率与强度亦会有所不同，且明显高于成年人。低龄儿童对不良反应的耐受力要低于大龄儿童，年龄较大的儿童相对更有能力承受风险。

2. 心理认知特征

不同阶段儿童的心理呈现不同的特征。儿童在参与临床研究的过程中，面对陌生环境和研究者，往往容易产生恐惧的心理，特别是当临床研究需采用采血等侵入性样本收集法时，儿童易受到惊吓。儿童的心智尚未成熟，即使其参与的临床研究被认为是低于最小风险且能直接受益的，但其仍不可避免地会以"哭闹"等形式表达非理性的"故意的反对"，这又是获取儿童的"赞同"需要关注的。

儿童的心理认知因素较为复杂，儿童感受治疗措施和研究程序也有别于成年人。多次服药、多次静脉采血等操作可轻易在成年人身上完成，在儿童身上却很难完成，因为儿童无法接受临床研究带来的不适、对血的恐惧、疼痛和被侵害的感觉。可见，应详细、充分地将这些看似微不足道的操作信息告知儿童及其父母或监护人。儿童认知水平受年龄和教育年限影响，对知情同意书信息的理解能力与儿童年龄密切相关，如小于 3 岁的儿童不能正确理解口头解释的内容，4～6 岁的学龄前儿童较难独立阅读知情同意书文字内容，7～10 岁儿童的理解能力要好一些，大于 10 岁儿童比较容易理解相对复杂的文字。儿童很难充分理解知情同意书的信息，因此要充分考虑儿童年龄特点及其理解能力，使对应年龄段儿童尽量充分理解知情同意书的信息。

三、特殊的知情

儿童参加研究者发起的临床研究的知情同意是保护儿童权益的重要措施之一，其知情同意的内容与成年人相同，但儿童知情同意除遵从一般医学伦理学原则外，必须考虑儿童的特点。

1. 政策法规指导原则的要求

2013 年版《赫尔辛基宣言》、《涉及人的健康相关研究国际伦理准则》（2016 版）、2020版 GCP 等国际国内相关法规和规范都明确规定，儿童参加临床研究的知情同意有其特殊性。这些规范性文件都强调儿童参加临床研究，其父母或监护人必须签署知情同意书，研究者要在儿童能理解的范畴内告知知情同意信息，也要充分尊重儿童自身的意愿，包括研究期间中止和退出的意愿，特别是对于不可能使儿童受益的研究。

2. 告知与知情

知情同意过程的首要和关键部分是充分告知。由于受试者和医生对信息的掌握程度明显不同，造成儿童及其父母或监护人容易认为医生推荐的药物或治疗方法是目前唯一或是最佳选择。可见，研究者须详细告知研究目的、研究方案和潜在风险等信息，允许儿童及其父母或监护人有足够、充分的考虑时间和空间。儿童比成年人更易受父母或监护人、医生等外因影响，知情过程应选择温馨舒适的环境以降低儿童紧张度，应充分告知儿童父母或监护人潜在的风险，也要与儿童沟通以鼓励其表达是否自身愿意参加临床研究。研究者不可给儿童任何暗示、压力等，否则知情同意书无效。

3. 知情同意书的签署

儿童的父母或监护人应以儿童最佳利益为标准（不可替代性、最大利益、最小损害）决定是否参加研究。当风险不大于最小风险或者略大于最小风险，儿童直接受益且风险、受益均衡，在获得伦理委员会批准同意的前提下，父母一方或其监护人即可做出是否参加临床研究的决定；儿童无直接受益但预期能受益，且风险略大于最小风险，在获得伦理委员会批准同意的前提下，需父母双方同意才可做出是否参加临床研究的决定。对于知情同意过程中儿童父母双方不能达成一致意见的情况，经研究者再解释和更充分的时间讨论、沟通后，若仍无法达成一致意见，采纳反方意见而不纳入该儿童。

四、儿童知情同意存在的问题

知情同意书是受试者与研究者自愿达成的一种具有法律效力的协议。儿童不具备完全行为能力，其同意能力相对成年人不完整，因此知情同意是保障儿童权益的核心。一般不允许无同意能力的儿童参加临床研究，除非研究对治疗该儿童疾病起到关键作用，且研究者发起的临床研究经伦理委员会审查同意后，儿童父母或监护人再决定是否参加该临床研究。我国 2020 版 GCP 特别规定了儿童知情同意过程。即使有此要求以获取儿童临床研究的知情同意，但实际操作中还存在以下问题。

1. 知情同意书的设计

知情同意书设计中存在的问题包括：①专业化术语描述，儿童和其父母或监护人难以阅读，或未分别准备儿童版和其父母或监护人版的知情同意书；或即使设计了针对儿童和其父母或监护人版本的知情同意书，但儿童无法阅读或理解。②未告知是临床研究而非医疗行为，以及计划持续时间，访视周期，抽血频率、次数和总体积，侵入性操作、放射性摄片频度等完整研究过程，其他有效治疗方法；未告知无需任何理由可随时退出研究且不会（因此）受到歧视和报复；有意回避或含糊其辞地表述补偿原则。③未告知何为安慰剂、随机研究和随机纳入安慰剂组的可能性。④轻描淡写地告知潜在风险，如遗漏或过于简单地告知阳性对照药的风险。⑤采用免费、夸大疗效等诱导性告知语言。

2. 知情同意的获取过程

知情同意获取过程中存在的问题包括选择性告知或不充分告知内容，儿童和其父母或监护人未完整阅读、全面了解就签署知情同意书；研究者口头承诺不在知情同意书上的补偿等内容；未写全研究者联系信息，儿童父母或监护人无法随时联系研究者；知情同意书内容过短或过长，导致告知内容不全或不便阅读。

五、儿童知情同意的对策

为保障我国涉及儿童的研究者发起的临床研究健康快速发展，应引入"儿童同意能力评估"和"风险受益评估"制度，确保实现儿童及其父母或监护人知情同意。对允许参加临床研究的儿童，综合考察其生理、心理成熟度，年龄，独立性，对研究的理解能力，精神状态等因素，评估其同意能力；对预开展的涉及儿童的临床研究进行有效的风险受益评估，依据评估结果判断儿童能否参加。鉴于我国涉及儿童的临床研究中存在上述问题，根据儿童临床研究的必要性、特殊性，应采取以下有效措施，以期解决儿童参加临床研究存在的问题。

1. 规范知情同意书的内容

除 10 项常规内容（《药物临床试验伦理审查工作指导原则》规定）外，还需针对儿童的特殊性设计其临床研究知情同意书内容，以下几点要引起特别关注：①禁止无同意能力的儿童参与非治疗性临床研究。②如果儿童已患致命性疾病或儿童在当时的医疗条件下无法获得有效治疗，若儿童拒绝该预示确有治疗效果的临床研究，则由伦理委员会确定儿童是否将于研究中受益，在获得儿童父母或监护人同意和伦理委员会特殊批准的情况下，儿童可参与该治疗性研究。③告知内容应全面，兼顾阅读体验，内容长度应适中以便于阅读。④语言尽量通俗易懂，尽量提供专门针对儿童及其父母或监护人的知情同意书版本，其中儿童版可以图文结合形式（视频、卡通画等）表述知情同意的内容。⑤应详细说明临床研究的风险及现在无法预见的特殊风险。⑥应详细规定儿童参与临床研究受损的治疗和赔偿条款，禁止出现减免研究者责任及儿童放弃合法权益等不合法内容。⑦应避免使用诱导性语言，如免费等。

2. 知情同意获得的过程

对于涉及儿童的研究者发起的临床研究，在知情同意过程中，研究者应严格按照《涉及人的生物医学研究伦理审查办法》和《药物临床试验伦理审查工作指导原则》要求开展知情同意。为切实保障儿童的安全和权益，除常规需注意的事项外，获得过程还应注意以下几点：①尽量采用通俗易懂的语言，少用专业术语。如儿童的父母或监护人是文盲或农民工，研究者应尽量使用方言，配合手势、动作等肢体语言耐心细致地告知。②辨析是否因预期受益而干扰判断儿童利益；甄别是否担心医务人员报复或歧视。③研究者应根据儿童年龄、理解能力、心智成熟度，配合肢体语言描述，在儿童能理解的范畴内尽量全面告知研究信息。④尊重儿童在临床研究过程中以躲避、哭闹等方式表达出的"故意的反对"。⑤避免儿童的接诊或床位医生参与知情同意的过程。⑥不定期评估同意能力，并再次征询儿童本人的意愿。⑦应注意儿童知情同意获取过程的特别描述。⑧应特别关注儿童亚人群（青少年、儿童、婴幼儿、新生儿、早产儿）选择的合理性，年龄较大的儿童有更大的承受风险的能力。

六、总结

处于生长、发育阶段的儿童属于弱势群体，涉及儿童的研究者发起的临床研究是儿童受益于医学发展的有效途径。我国急需开展更多以儿童为目标人群的研究者发起的临床研究，针对儿童特有的生理和心理认知特点，依据现有政策法规指导原则，应特别关注儿童参加临床研究的合理性和选择的时机。涉及儿童的临床研究的知情同意过程常存在选择性告知等告知信息不充分、口头承认、主管医生谈知情、知情同意书内容过长或过短等问题，知情同意书也存在表达过于专业化、使用诱导性语言、未描述潜在风险等告知信息不全的问题。总之，在涉及儿童的研究者发起的临床研究设计和操作中，知情同意要符合一般原则，更要考虑儿童特殊的生理和心理认知特点，在最佳利益原则下尊重儿童自身的意愿。

第四节　受试者补偿和赔偿的难点与对策

随着我国研究者发起的临床研究的快速发展，其涉及的受试者补偿和赔偿问题日益引发关注，但目前研究者发起的临床研究尚无完整的类似于药物和医疗器械临床试验的受试者补偿和赔偿的参考资料。

我国医学伦理审查体系经过30多年的建设和发展，在临床研究的科学性及伦理性审查方面发挥了重大作用，但面对复杂纷繁的临床研究，重要又敏感的受试者补偿和赔偿问题常被忽略。我国有关受试者补偿和赔偿的法规已取得一定进展，但仍存在很多问题，补偿和赔偿的立法建制尚需完善。已有不少学者探讨了药物和医疗器械临床试验受试者的补偿和赔偿，还需针对研究者发起的临床研究受试者补偿和赔偿问题进行探讨。本部分借鉴发达国家的经验，结合我国法律法规和伦理委员会审查实况，概述了研究者发起的临床研究的伦理审查中受试者补偿和赔偿的几个难点，包括无强制法律法规、责任方难界定、无补偿和赔偿专款、补偿和赔偿范围及标准不明等。为解决上述难题，可尝试完善立法、建立保险和救济基金制度、提升伦理委员会的审查能力、建立第三方损害评定机制、享受荣誉感和优惠医疗等对策，旨在通过立法建制和强化伦理审查力度等，保障研究者发起的临床研究中受试者的补偿和赔偿权益得到保障。

一、难点

1. 无强制法律法规

在2013年修订的《赫尔辛基宣言》中，第十五条首次增加了受试者损害补偿条款，提出"因为参加研究受伤害的主体必须保证适当补偿和治疗"。国际通行的《人体生物医学研究国际道德指南》第十九条规定，"受试者因参加研究而受到伤害，研究者应保证其有权获得对这类伤害的免费医疗，以及经济或其他补偿，作为对于造成的任何损害、残疾或者障碍的公正赔偿"。国际医学科学组织委员会和世界卫生组织的《涉及人的健康相关研究国际伦理准则》（2016 年）的准则 13 "研究参与者的报销和补偿"和准则 14 "对研究相关伤害的治疗和赔偿"分别明确了临床研究受试者的补偿和赔偿，但这些都只是从道德层面来约束的宣言或指南，不是强制执行的法律。

我国《民法典》和《医疗事故处理条例》均未对临床研究的补偿和赔偿做出明确规定，受试者受到损害后仍无法可依。我国立法和司法实践中并未明确区分人体临床研究法律关系与常规医疗法律关系。在民事或刑事审判中，《涉及人的生物医学研究伦理审查办法》（2016 年）的第十八条规定了"免费和补偿原则"，第三十六条中写明"受试者的权利，包括自愿参加和随时退出、知情、同意或不同意、保密、补偿、受损害时获得免费治疗和赔偿"，但无法作为法律依据。因此，当研究者发起的临床研究受试者权益受损后，法院仍习惯于以医疗侵权责任来处理。

2. 责任方难界定

对于研究者发起的临床研究，如无特别说明，实际责任主体无疑是研究者所在单位（即申办者）和研究者。大部分受试者实际上不清楚临床研究的责任方除研究者外，其所在单位也负有更大比例的责任，甚至大部分研究者也无此概念，这导致受试者因参与临床研究受损时，无意识或途径向责任方诉求正当的补偿和赔偿。在美国，受试者出现与临床研究相关损害，申办者必须承担补偿和赔偿责任。印度政府认为，每位受损害的受试者都应得到赔偿，这应由申办者来承担。赔偿金额根据公式计算，其影响因素有年龄、死亡风险、共病情况等。在欧盟，如德国、法国、西班牙的法律明确要求在临床研究之前，申办者必须先与保险公司签订强制保险合同。

3. 无补偿和赔偿费

研究者发起的无经费临床研究几乎无专项的受试者补偿和赔偿费，很多由政府和科研机构资助的临床研究，仅有常见的随访产生的交通补助费，但基本无受试者的专项赔偿费。

4. 补偿和赔偿范围

补偿是指受试者参加临床研究而受到的实际损失，包括医疗费、护理费、交通费、康复费及误工费。赔偿的范围一般小于补偿的范围。致受试者残疾的，还应有残疾赔偿金；致受试者死亡的，应有丧葬费和死亡赔偿金。美国法律没有规定申办者必须承担与研究相关损害的补偿和赔偿责任，申办者在很多情况下对知情同意书列明的预期伤害不予补偿和赔偿，同时疾病自然进展的治疗费也不在补偿范围。比利时和法国的法律没有明确指出哪些损害会获得赔偿；西班牙的法律规定无需赔偿与常规医疗实践中的损害程度相当或更低的临床研究损害；德国和荷兰的赔偿范围是死亡、永久残废和其他损害；意大利的赔偿范围是死亡、严重损害、疼痛、痛苦及经济损失；日本、马来西亚、新加坡、菲律宾、印度尼西亚和泰国表示会遵循 ICH-GCP 来开展临床研究，申办者应提供补偿。

根据我国《民法典》和《最高人民法院关于审理侵权人身损害赔偿案件适用法律若干问题的解释》的规定，侵权损害赔偿包括医疗费、误工费、护理费、就医交通费、就医住宿费、住院伙食补助费、必要的营养费等费用。由研究者发起的无经费临床研究，无法减免受试者的检测费、药物费及适当交通补助费等。由政府和科研机构资助的临床研究，也仅能支付一定数额的交通补助费，但补偿和赔偿范围远不及药物和医疗器械临床试验，如受试者很难获得其他方面的补偿，受到损害也难以得到赔偿。

5. 补偿和赔偿标准

即使我国已有《涉及人的生物医学研究伦理审查办法》，却只是要求申办者和研究者对与研究者发起的临床研究相关的损害承担治疗费及补偿和赔偿，却未提及补偿和赔偿范围、金额、程序和利益冲突处理。研究者为规避责任风险，往往在研究方案和知情同意书上对受试者的补偿和赔偿进行模糊界定。受试者不良反应损害的严重程度和补偿及赔偿费基本由申办者和研究者自行确定。目前我国临床研究受试者损害的第三方赔付或保险基本缺失，申办者和研究者经济实力有限，对受损害的受试者更是回避责任。我国多数受试者只能接受申办者和研究者提出的协商赔偿数额，即使通过诉讼获得了赔偿，赔偿金也相对较少。

二、对策

加强研究者发起的临床研究中最薄弱的受试者权益保护，建立受试者损害补偿和赔偿机制，也是我国伦理委员会面临的重大挑战。针对当前发达国家的做法及我国现状，可尝试采取以下措施以期解决存在的问题。

1. 完善立法

鉴于我国尚无专门针对临床研究受试者补偿和赔偿的法律，我国国家卫生和计划生育委员会于2016年颁布《涉及人的生物医学研究伦理审查办法》，其中第十八条规定"依法赔偿原则，受试者参加研究受到损害时，应当得到及时、免费治疗，并依据法律法规及双方约定得到赔偿"，但其无强制法律效力，因此尽快立法将助推我国临床研究的快速健康发展。

《美国联邦法规汇编》规定，"若临床试验风险超过最低风险，则研究者必须在试验开始前向受试者表明损害发生时是否提供治疗或补偿。若是，研究者需具体说明有哪些补偿措施，或受试者经何种渠道可获得更多信息"。美国医疗保健研究与质量管理局对遭受损害的受试者就其后续治疗费用提供补偿和赔偿。只要受试者因研究程序或药物造成损害，便可选择侵权诉讼或向申办者申请补偿，但两者不可兼得。1998年美国退伍军人事务部就开始为其资助的临床研究提供受试者损害补偿和赔偿，并由受试者所在地的退伍军人医疗保险直属医疗卫生机构免费提供治疗，如交通费、儿童护理费等偶发费用也属补偿范畴，但受试者的工资损失和精神损失不予补偿。

2. 建立保险制度

鉴于我国研究者发起的临床研究经费受限，可尝试建立国家级的损害补偿和赔偿基金，由申办者先行缴纳一定额度的基金。研究者发起的临床研究受试者损害"无过错主体"可通过建立保险制度确保受试者获得补偿和赔偿，应强调法律对保险制度的保障作用。申办者应为参加临床研究的受试者提供保险，对于发生与研究相关的损害或死亡的受试者，申办者应承担治疗费用及相应的补偿和赔偿。强制保险制度可保证申办者和研究者有足够的经济能力承担对受试者的责任，在出现损害时能及时补偿和赔偿受试者的损失。强制申办者在研究成本中明确受试者补偿和赔偿标准或建立风险保证金。由于我国保险公司在研究者发起的临床研究的险种设计和推广方面有所欠缺，建议政府部门加强政策引导和扶持，并以特殊情况下的申办者和研究者自主补偿机制作为补充，这样的损害救济体系可较为全面地保护受试者的权益。

3. 建立救济基金制度

从国家层面建立并完善研究者发起的临床研究受试者损害救济制度，建立第三者责任险制度，具体办法由国务院相关部门制定。明确临床研究责任险的相关责任主体、责任保险补偿和赔偿的范围、各责任主体的比例和层级化赔付流程，探索增设特定业务的渠道。申办者应向研究者提供法律上与经济上的担保，但由医疗事故所致者除外。对于发生临床研究相关不良反应者，申办者必须为受试者提供免费治疗，严重者应获得一定的补偿和赔偿。

4. 强化伦理审查力度

知情同意书应增强补偿和赔偿可靠性与监管力度说明。知情同意书中不应包含要求或暗示受试者放弃他们获得补偿和赔偿权利的文字，或必须举证研究者的技术缺陷才能索取补偿和赔偿。因此，伦理委员会审查研究者发起的临床研究时，应首先辨识与研究有关的损害是否在研究方案和知情同意书中阐述；必须特别关注知情同意书是否清楚表述予以补偿和赔偿，或是哪些情况下产生的费用由受试者个人支付，受试者的交通补助费等需分次支付，而不是最后一次性支付；也应关注本单位科研管理部门是否介入对资金来源、合同的管理。

5. 建立第三方损害评定机制

建立临床研究损害第三方评定机制，在本单位伦理委员会审查的基础上增设第三方法定仲裁机构受理有争议的损害事件，以确保补偿和赔偿的合法公正。

6. 享受荣誉感和优惠医疗

应当公平、合理地选择受试者，对受试者参加研究不得收取任何费用，受试者除应得的微薄经济补偿和赔偿外，也可通过媒体弘扬其奉献精神，提高他们的荣誉感和责任感，在全社会营造良好健康的临床研究氛围，受试者甚至可以在一定时间内享有某方面优惠医疗政策，这样才更加符合伦理道德的要求。

三、总结

研究者发起的临床研究的受试者对医学发展贡献巨大，但受试者发生损害时很少得到补偿和赔偿。从发达国家受试者损害补偿和赔偿体系来看，为保障受试者的补偿和赔偿权益，完善我国相关法律法规、发展临床研究责任险及加强伦理委员会的参与和审查力度已迫在眉睫。在开展研究者发起的临床研究前，申办者和研究者应通过协议为参加临床研究导致损害的受试者提供补偿和赔偿的范围和标准，准备足够的专项经费或风险基金并寻求可能的风险保险来支付补偿和赔偿费用。西方发达国家采用"无过错责任"原则，通过保险公司、国家或医疗卫生机构补偿和赔偿受试者，但各国在临床研究受试者补偿和赔偿范围及标准等方面差异较大。与医疗侵权损害补偿和赔偿制度相比，研究者发起的临床研究保险制度一举多得，可方便快捷且更有保障地使受试者获得补偿和赔偿，是保护受试者合法权益的重要手段。因此，我国亟待建立补偿和赔偿基金及相关的意外保险，从而保障研究者发起的临床研究的受试者权益，助推我国临床研究水平。

第五节 超说明书用药临床研究的问题与对策

超说明书用药（off-label drug use）是指药品使用的适应证、剂量、疗程、途径或人群等未在药品监督管理部门批准的药品说明书记载范围内的用法。超说明书用药在国内外临床上都是相当普遍的现象，在肿瘤、罕见病、孕产妇及儿童患者中尤其突出。由于药物临床试验的适应证、给药剂量的局限性，缺少特殊人群的用药研究，再加上修订药品说明书的手续复杂烦琐，以致说明书内容不能及时反映医学发展的最新状态，仅局限于最初药物临床试验的实际情况。随着医学科学的不断发展，研究者发起的以超适应证用药或创新治疗为主要内容的临床研究逐渐增多。例如，在当前缺乏有效治疗方案的情况下，出于患者利益考虑，部分医生会针对晚期癌症患者的紧急治疗开展小范围的超说明书用药的临床研究，尽最大可能挽救患者的生命。这些本以患者利益为目的的临床研究如果脱离监管，就可能陷入混乱，危害患者健康。因此，对超说明书用药的临床研究进行安全性、科学性、伦理性的审查显得尤为重要。目前，国外有超说明书用药相关立法的国家中，仅美国、新西兰、印度3个国家在法律层面明确规定超说明书用药是否合法，其中印度是唯一禁止超说明书用药的国家，其他允许超说明书用药的国家均为发达国家，且以欧洲国家为主。

2022年3月1日实施的《中国医师法》第二十九条明确，在尚无有效或者更好治疗手段等特殊情况下，医师取得患者明确知情同意后，可以采用药品说明书中未明确但具有循证医学证据的药品用法实施治疗。医疗机构应当建立管理制度，对医师处方、用药医嘱的适宜性进行审核，严格规范医师用药行为。为规范我国超说明书用药的临床研究，提高其科学性和伦理性，保障受试者权益最大化，本部分结合超说明书用药临床研究所面临的监管、利益冲突管理和知情同意落实方面存在的问题，提出规范超说明书用药临床研究的对策，从加强监管，落实知情同意，鼓励药企和各级医疗卫生机构开展药品上市后研究，合理分化风险等方面，改善超说明书用药临床研究现状，体现临床研究的科学性和伦理性。

一、存在的问题

超说明书用药临床研究的目的是试验超说明书使用药物的疗效和安全性，而超说明书临床治疗只能是为了患者的利益。虽然超说明书用药在实际临床治疗中功不可没，但这种用药形式尚未得到社会各界的一致认可，其风险在临床研究中更是引起了广泛争议。

1. 监管不严

2016 年 12 月国家卫生和计划生育委员会颁布的《涉及人的生物医学研究伦理审查办法》明确指出，该办法适用于各级各类医疗卫生机构开展涉及人的生物医学研究伦理审查工作。即在我国各医疗卫生机构内开展的无论是药物和医疗器械临床试验，还是研究者发起的临床研究，都要提请伦理委员会审查。然而，对于风险高的超说明书用药临床研究，仅由伦理委员会批准显然是行不通的。首先，由于我国伦理委员会的审查和监管能力参差不齐，职能发展尚不健全，各医疗卫生机构在实践过程中处理方式也各有不同；其次，伦理委员会对于临床研究中可能出现的不良事件缺乏有力的行政处置能力。尽管部分医院药事管理委员会和伦理委员会在超说明书用药管理中发挥了一定的监管作用，但没有统一的超说明书用药相关管理制度，难以保证两个委员会在审查上持续、稳定地发挥作用，使超说明书用药管理存在缺位的风险。我国对超说明书用药缺乏统一的监督管理也是造成医疗纠纷的重要原因。

2. 利益冲突

上市药物更新药品说明书的过程费时费力，药企对新适应证研发的积极性普遍不高，多数药企选择放弃向国家药品监督管理局提出新适应证申请，而以其他形式为自己的药品新适应证做宣传，导致药品说明书内容严重滞后于临床最新发现。越来越多的药企为做药品宣传，鼓励医生开展超说明书用药相关的临床研究，并在国内外专业期刊上发表相关文章。在有的超说明书用药临床研究中，药企只定量免费提供研究药物，超出部分需受试者自己承担相关费用；或者受试者购买一定量的研究药物，该药企可提供后续治疗所需药物，这些行为都被认为是药企变相销售药品的一种方式。这样的临床研究把受试者置于不确定风险中，有悖于伦理原则。而这类临床研究大多由医疗卫生机构的医生发起，因此医疗卫生机构成为申办者，药企就将临床研究的责任风险转嫁给了医疗卫生机构，也使研究者暴露在高风险的医疗环境中。研究者的宗旨是为受试者提供有效的医疗救治来减轻或消除病痛，因此这种没有经过严格科学论证的药物治疗的风险不应由研究者一方承担，合理地规避风险对保护研究者来说是十分重要的。药物的安全性、有效性与其利益是独立的、不相关的，任何相关利益冲突都应避免，真正做到公平公正。

3. 知情同意落实不到位

在研究者发起的超说明书用药临床研究中，研究者为了尽快纳入受试者，在知情同意过程中对临床研究可能出现的不良反应简要带过，同时夸大药品疗效和受试者受益，但对研究相关检查是否免费、发生与研究有关损害时的治疗和赔偿等情况却模糊告知，严重影响了受试者的自主判断。有的临床研究中，实施知情同意的是护士、实习生或与研究没有直接关系的其他医生，他们不能准确回答受试者的提问，造成受试者对临床研究的了解不全面，使其产生误解，使受试者的权益受到严重损害，为日后医疗纠纷的发生埋下祸根。

二、对策

合理的超说明书用药是为了满足临床实践的需求，在一定监管下实施的超说明书用药，无论是对于临床研究还是药企都具有积极的意义。如何让超说明书用药既能保障受试者用药安全，又能合理规避医疗卫生机构和研究者的执业风险是广大医务工作者面临的挑战。

1. 加强监管，确保临床研究科学性

对于超说明书用药临床研究，研究者首先要关注超说明书用药的循证依据的可靠性，包括药物的有效性、安全性依据，以及该药物的作用机制、动物实验或人体试验的相关应用结果等，从而对药物的靶点、剂量、给药途径等进行科学设计，以降低临床研究风险。为保证受试者安全，伦理审查时研究者需提交国内外相关文献资料、循证医学研究结果、安全性资料、动物实验结果和超说明书用药后可能出现的风险及应急预案，确保受试者用药安全。对于风险大的临床研究还必须限制受试者人数，并要求进行预试验。涉及超说明书用药的研究者发起的临床研究属于试验性研究，应由医疗或科研管理部门进行立项审批，并获得医院药事管理委员会和伦理委员会的批准，由管理部门担负监管职能。针对此类临床研究，伦理委员会应高度重视，对临床研究的科学性、伦理性进行严格把控，做到既鼓励开展研究者发起的临床研究，又能最大限度地保障受试者权益。

2. 落实知情同意，保护受试者权益

保护受试者权益最主要的两个措施，一个是伦理委员会，另一个是知情同意及客观真实的知情同意过程，这也是临床研究伦理审查的重点内容之一。超说明书用药不是常规治疗，是研究性用药，须经医院药事管理委员会和伦理委员会批准后实施。研究者应尊重受试者的知情同意权，详细告知受试者及其监护人用药原因、利弊、治疗方案、预期效果及可能存在的风险和处置措施。了解受试者的风险承受能力，并取得受试者及其监护人的同意，签署知情同意书后，才能在临床研究中使用超说明书药品，这对于规避临床研究风险、减少医疗纠纷具有十分重要的作用。临床研究期间，研究者应按照伦理委员会要求递交跟踪审查资料，一旦发生严重不良事件，研究者应及时停药并采取相应治疗措施，并将相关情况上报伦理委员会。

3. 鼓励药企和医疗卫生机构开展药品上市后研究

为了更加全面地收集上市药物在其他适应证中的安全性和有效性信息，国家药品监管部门越来越鼓励药企开展超说明书用药临床研究。各医疗卫生机构应在超说明书用药临床研究中采取有效措施，药事管理委员会和伦理委员会严格把关，有效引导研究者对超说明书药相关临床资料进行搜集、分析，积极开展科学可行的临床研究加以验证。为减少临

床超说明书用药,国家药品监管部门可借鉴国外的方法和经验,在引导药企及时更新药品说明书方面推行一系列服务措施,如美国食品药品监督管理局设立专门部门帮助企业熟悉药品注册流程;日本厚生劳动省规定:对于在海外已被证实的超说明书处方,若能提交学术论文等资料,可全部或部分免除修改说明书所需进行的临床试验。我国政府主管部门应尽快出台相关激励措施,鼓励药企开展上市药物的后续研究,并简化这类临床试验的申报程序,提高审核效率;同时,积极引导医疗卫生机构在遵循医学伦理原则的前提下自主开展超说明书用药临床研究,通过研究掌握更多药物安全性和有效性信息,为说明书修订提供依据和参考,使药品说明书更好地服务于患者和医生。

4. 合理分化风险

在研究者发起的临床研究中,如果受到与研究相关的伤害,受试者应得到及时合理的医疗救治和必要的经济补偿,且责任由研究者和其所在医疗卫生机构承担。按照以往惯例,在试验性治疗或者研究者发起的临床研究中,因超说明书用药导致患者出现严重不良反应,药品生产企业不会对此承担任何责任。除非药品生产企业与研究者事先签订了某种契约,承诺分担临床研究风险。目前,国内外有关超说明书用药的临床研究大多是在医疗卫生机构内部由研究者发起的,但凡发生与临床研究有关的不良反应时,研究者及其所属的医疗卫生机构负主要责任,这对于研究者来说很不利。如果在临床诊疗实践中有充分的依据,研究者有必要与药企进行商讨,将超说明书用药临床研究作为由药企发起的药物临床试验,让药企分担部分临床研究风险。国家可通过立法和司法手段明确药企与医疗卫生机构各方对药品说明书负有的法律责任,进一步规范药品说明书的修订和完善。

三、总结

目前,在我国医患关系日益紧张的环境下,超说明书用药正处于两难的困境,医生超说明书用药面临着一系列安全隐患和执业风险。加快药品说明书更新,很大程度上既可满足临床治疗需求,又可提高患者用药安全性、降低医务人员执业风险。同时,加强对超说明书用药临床研究的监督管理,不仅能更好地保护受试者的权益,减少医疗纠纷的发生,还能促进临床研究持续健康发展。为保障受试者利益最大化,同时规避医疗卫生机构和医务人员的执业风险,政府主管部门对规范超说明书用药行为责无旁贷,期待未来有更加有力的举措出台,使超说明书用药真正造福于患者。

第六节　样本量的要求

样本量估算是指为满足统计的准确性和可靠性(I 类错误的控制和检验效能的保证)而计算出所需的样本量。研究者在设计临床研究时,最关注也最难解决的问题之一就是样本量的估算。样本量估算是临床研究设计中一个极为重要的环节,直接关系到研究结论的可靠性、可重复性及研究效率的高低,对于整个临床研究的科学性、伦理性和研究投入都有重大影响。

ICH-E9（1998）指出，临床研究的样本量必须足够大，以可靠地回答临床研究假设所提出的相关问题，同时又不应该太大而造成浪费。理论上讲，样本量越小，所需经费越少，实际操作也越简单，但样本量太小，研究结果的可重复性和代表性较差，检验效能低下，导致不能发现原本存在的真实差异，容易得出假阴性或假阳性的结论。样本量越大，则所需经费和资源越多，受试者入组时间越长，研究实施的难度就越大。虽说样本量过大可压缩可信区间，但不利于研究的质量控制。因此，样本量的大小和临床研究成本之间存在不可调和的矛盾。样本量大小的确定至关重要，合适的样本量既可保证有足够的研究样本验证研究目的，也可避免使过多的受试者在非必要的情况下暴露于研究风险，从而使研究设计更符合科学性和伦理学原则。现代循证医学和临床研究基于有代表性的病例抽样和合适的样本量才能得以有效实施，由样本信息推断总体特征。所以，合理正确地估算样本量，既可减少人力、物力、财力和时间的浪费，也可减少对受试者造成的潜在伤害，确保研究结果的真实可靠性。但无论通过哪种方法估算样本量，所得到的结果只是一个近似值。

规范临床研究方案中样本量估算依据可使研究设计更科学合理，从而提高研究者发起的临床研究的质量。本部分结合伦理审查实践中所面临的样本量估算阐述不明、缺乏估算依据等问题，提出研究者发起的临床研究样本量估算的具体要求和解决样本量不合理的对策：规范研究者发起的临床研究方案中样本量设计、加强教育培训并增强研究者意识；医学伦理委员会办公室工作人员可提醒研究者样本量估算存在的问题，伦理委员会应纳入统计学专家作为委员或独立顾问，有助于更好地审查研究者发起的临床研究涉及的样本量问题，保障临床研究的科学性和伦理性。

一、样本量的估算

1. 使用正确的估算方法

在临床研究中，样本量的估算要根据研究目的、设计方法、假设检验类型、主要评价指标等，选择合理的统计学公式进行计算。除此之外，还应考虑结局指标属于计量指标还是计数指标，因为这也会影响样本量的估算。统计方法的适用条件能否满足，很多情况下和样本量大小相关。小样本时，需要仔细考虑数据的分布；大样本时，通常可以采用正态近似的方法。

统计学的样本量估算是基于针对相关变量的前期信息计算完成的，不是凭空产生的，而是以针对分析变量的信息积累为基础完成的。研究者往往可通过预试验研究、文献回顾并结合专业知识对分析变量做出判断和预设。对于确证性研究，由于已具备了充分的临床基础，需要基于前期研究结果完成严谨的样本量估算。对于预试验研究和探索性研究，因缺少临床信息，研究者对分析变量的特征知之不多，则无法通过统计学方法确定样本量，这种情况可以不做样本量估计，但需要说明理由。此类临床研究通常以小规模研究开始临床效能探索，以避免将受试者过度暴露于研究风险之中，也为更大规模的临床研究提供科学依据。

2. 详细阐述估算依据

在临床研究方案中,需要对样本量估算进行清晰和完整的阐述,应至少包含以下内容:研究假设,对照类型,比较类型,设计模型,主要指标,统计分析方法,参数来源及依据,样本量估计方法及其出处,所用软件及其版本,样本量调整及其依据,各组及各中心的样本量分配,若竞争入组需特别说明。需要注意的是,并非每一项对照研究都要对所有拟纳入的受试者进行干预,只要两种方法对主要结局指标造成的差异达到了预先确定的检验水准(通常 $P<0.05$),就可提前结束研究,从而避免浪费。

3. 应考虑脱落率

根据统计学方法估算出的样本量是在给定条件下满足临床研究所需的最小样本量。实际研究过程中,由于受试者依从性差、失访等原因导致病例的脱落和剔除,会使可评价例数减少。因此,需要在样本量估算基础上适度扩大样本量,以保证最终的有效样本量可以满足最小样本量的要求。从分析角度而言,需保证最终的可评价样本量大于经样本量估算方法求得的样本量。样本量调整通常会考虑不大于20%的脱落率,具体的脱落率如何确定,将根据不同临床研究而定,确定的依据主要来自专业方面的判断,或着重参考以往研究数据的 Meta 分析结果。

二、样本量估算存在的问题

1. 缺乏估算依据

一方面,临床研究中采用的设计方案种类较多,而每一种方案中样本量估算几乎都有各自的计算方法。同时,样本量估算均要依据一定的计算公式及满足公式的一定条件,计算起来较为复杂。对于大部分研究者而言,样本量估算是一个难题。另一方面,由于每项临床研究的经费来源不同,在样本量估算方面的投入也不一样。一般国家级、省部级和市级的临床研究会邀请专业的统计学专家参与设计,和研究者一起对样本量进行准确合理的估算。由研究者发起的大多数自选临床研究,由于没有足够的人力、物力和财力支持,研究者仅凭个人经验和主观感受估算样本量,甚至直接使用参考文献的公式和数据,并非根据公式估算样本量,必将严重影响研究结果的真实可靠性,违背了临床研究的科学性和伦理性。一项调查结果显示,目前我国临床研究论文的方法部分存在问题最多的就是样本量估算的随意性。绝大部分论文直接陈述观察组和对照组的病例数,病例确定过程、样本量估算依据普遍缺失,也缺乏文献支撑和预试验探索。《柳叶刀》《美国医学会杂志》《新英格兰医学杂志》等国际顶级医学期刊,除了个别病例报道未对样本量估算进行描述,其他无论是前瞻性还是回顾性临床研究论文,均有对样本量估算过程的描述。

2. 样本量估算阐述不明

样本量估算应该在临床研究设计时或预试验结束时就已经完成，并作为研究方案不可或缺的一部分。一些初次接触临床研究的研究者统计学基础较差，缺乏统计学相关的背景知识，对样本量估算的实际意义了解不深入，也没有意识到样本量估算的重要性，不理解为什么要进行样本量的估算、依据哪些条件进行样本量的估算、估算时有哪些注意事项、如何选择相应的统计公式及如何进行较为复杂的计算。在临床研究目的明确之后也未邀请统计学专家参与临床研究的设计，因此，在其递交给伦理委员会的临床研究方案设计中常存在样本量来源不明确，内容阐述简单粗糙，没有详细的样本量估算过程，参考其他文献直接给出一个样本量的具体数值，甚至不考虑研究目的随意确定样本量的情况。不少研究者对样本量估算的认识存在一个误区，认为可直接套用公式计算，但样本量的估算需要有统计学和临床流行病学的基础知识作为前期铺垫，同时还要考虑诸多实际因素的影响，即可先得出一个理论值，再根据实际情况确定最终纳入临床研究的样本量。

三、解决样本量不合理的对策

为提高研究者发起的临床研究的伦理审查质量，可从以下几方面解决样本量不合理的难题。①医学院校、临床研究机构等应加强对研究者临床研究能力的培养，定期开展临床研究方案设计的相关培训，包括样本量估算培训，着重介绍流行病学研究的样本量估算、统计学计算公式、应用软件、线上计算工具等，以便研究者培训后使用。②研究者应不断学习、积累和掌握相关统计学知识，增强对样本量估算重要性的认识，也应该养成自主学习的习惯，提高独立开展临床研究的能力，将统计学知识融入临床研究，从而提高临床研究方案设计和临床研究质量。③医学伦理委员会办公室人员在审查伦理资料形式时，应提醒研究者样本量估算常存在的问题，对于无样本量估算公式而直接给出样本量的，建议研究者向统计学专家咨询，并采用正确公式计算样本量。同时，应将样本量估算作为主审委员工作表的一个审查要素。④在培训医学伦理委员会委员审查研究者发起的临床研究时，也要审查研究方案中的样本量估算及知情同意书应涉及的样本量告知内容。⑤建议医学伦理委员会纳入统计学专家为委员或独立顾问，切实审查研究者发起的临床研究的样本量估算问题。循证医学的快速发展证明了以科学、严谨、规范的科研设计为基础并正确运用统计学知识才是高质量论文产出的有效保证。

四、总结

研究者发起的临床研究的样本量估算至关重要，但没有固定正确的答案和方法，最关键的不在于如何计算，而是要确定采用哪一种公式来计算，这需要研究者、统计学专家通过判断实际情况，结合研究目的、研究类型、假设检验等综合考虑。选择适合研究的样本量估算方法，能保证足够的检验效能，减少受试者暴露的潜在风险并尽可能减少资源浪费。

第七节　受试者隐私保护的伦理审查

随着生物医学研究与信息技术的飞速发展，互联网和大数据技术的广泛应用，隐私涵盖的内容与形式不断更新，在很大程度上改变了过去的研究模式，电子传输和数字储存潜藏着巨大的隐私泄露风险。在临床研究过程中，从受试者招募到最后结果发布，都会涉及大量受试者个人信息，主要包括受试者的身份信息和健康信息。对受试者的个人信息进行规范使用和必要保护是临床研究各方应当遵守的基本准则，也是公众愿意参与临床研究的前提保证。《赫尔辛基宣言》指出：必须采取各种预防措施保护研究受试者的隐私，必须对他们的个人信息给予保密，以及必须将研究对他们身体、精神和社会完整性的影响最小化。隐私保护是受试者参加临床研究的基本伦理要求。以注册上市为目的的药物和医疗器械临床试验已出台各自的质量管理办法，隐私保护的规范性得到了很好的保障。

受试者隐私保护贯穿临床研究的全过程，研究者发起的临床研究在规范性、严谨性方面远不及以注册上市为目的的药物和医疗器械临床试验，受试者隐私保护面临更为复杂的挑战。研究者发起的临床研究受试者隐私保护存在以下难点：缺乏受试者隐私保护法规、伦理审查和监督不足、数据管理权限松散、保密技术有局限、风险受益难评估、生物样本研究有其特殊性、保密能力有限等。为更好地保护受试者隐私，应完善受试者隐私保护相关法律法规，加强伦理委员会审查和监管，严格落实知情同意，平衡隐私保护和数据共享，规范隐私保护的主要措施和加强受试者隐私保护培训等，以确保受试者的安全和权益。

一、受试者隐私保护的现状

受试者健康信息是有关人体生理和心理的特殊数据，包含范围广，如果将储存和收集的信息披露给第三方，有可能会给受试者带来伤害、污名化或痛苦。在医学与信息技术飞速发展的当下，这一资源的学术价值、社会价值和商业价值日益凸显，成为伦理学者、受试者、研究者、医疗卫生机构、高校、科研院所、企业及政府等各方关注的焦点。2016年11月，国际医学科学组织理事会发布了《涉及人的健康相关研究国际伦理准则》。本次修订为适应生物医学研究的新变化，在健康相关研究中的数据收集、储存和使用方面，提出了"伦理治理"概念，并对获取数据用于研究而存在的隐私风险，以及如何进行保护做出更适宜的指导。2020年10月1日实施的《信息安全技术个人信息安全规范》及2020年发布的《中华人民共和国民法典》等法律法规，都将保护公众隐私权和个人信息提到了前所未有的高度，以应对网络时代和电子化数据时代的到来，对公众隐私保护带来的新的挑战。

二、受试者隐私保护的难点

随着大数据技术和人工智能的开发与应用，医疗领域的数据呈爆炸式增长，个人健康信息传播迅速，隐私泄露范围不可预测且难以控制。例如，2017 年 5 月，英国国家医疗服务体系信托基金运营的 3 家医院与谷歌旗下的 DeepMind 合作，在没有告知患者医疗记录数据使用方式的情况下向 DeepMind 提供约 160 万患者的详细资料，包括艾滋病病毒感染状况、过量吸毒和堕胎信息等私密数据，用于开发和完善检测诊断系统的临床研究。大数据带来便利的同时，也给临床研究的实施与监管带来巨大压力。受试者隐私保护难度加大，责任更为艰巨。研究者发起的临床研究存在以下受试者隐私保护难点。

1. 缺乏受试者隐私保护法规

目前，我国有关隐私的立法还处于初级阶段，没有专门针对临床研究中个人健康信息保护的法律。对于个人信息中的隐私范围尚无统一的界定标准，隐私保护相关技术及其有效性也无可靠的评估标准。2020 年 10 月 1 日开始实施的《信息安全技术个人信息安全规范》对个人信息的收集、存储、应用、传输等各环节做出了明确详细的规定，但没有医疗卫生行业的具体条款。个人健康信息隐私保护相关的制度法规较为零散，仅笼统提出公众的个人隐私受法律保护，没有统一标准和详细指导意见。对研究者不得泄露受试者隐私的相关要求大都是原则性规定，临床研究过程中受试者数据的收集、存储、使用与管理等均缺乏法律约束，更缺乏监管。单纯通过技术手段很难限制研究者对受试者信息的使用，主要依靠研究者自律。

2. 伦理审查和监督不足

伦理审查是保护受试者权益的第一道防线。随着生物医学的发展，项目涉及的专业面及未知领域越加广泛，受试者权益也越加受到挑战。目前，各单位伦理委员会能力参差不齐，委员组成中一般不包含信息保密方面的专业人员，且各医疗卫生机构对受试者信息的使用普遍缺乏完善的数据安全与监督机制。针对隐私保护的伦理审查重点仅局限在初始审查阶段，研究开展过程中，从受试者招募、筛选、入组到后阶段数据处理、使用和存储，伦理委员会的监督并未落到实处。这也源于由研究者发起的临床研究跟踪审查普遍不足，是未来急需加强审查的要点。伦理委员会难以对受试者的医疗数据管理实现有效干预，其基于项目风险审查受试者隐私保护并保证数据保密性的能力更是有限。

3. 数据管理权限松散

随着电子化病历及临床研究资料电子化的广泛应用，医疗卫生机构及研究者对受试者隐私的保护越来越受到挑战。医务人员及其他非研究授权人员可通过医院信息终端轻易调出并查阅受试者的病历信息，其中就包含受试者姓名、地址、家庭成员、传染病携带情况等信息。受试者信息存储于云端，在上传、下载过程中也存在巨大风险。如何对电子化病历存储、调用及查阅的权限进行更为精细的限制，在临床工作的便利性与患者隐私保护之间取得平衡，是数字时代受试者隐私保护面临的严峻问题。该问题的解决并非一蹴而就，需要医院行政管理部门、信息管理部门及临床研究管理机构、伦理委员会等多方商讨努力，并不断在"松"与"紧"之间做好平衡，改进及革新电子病历管理路径，以寻求最佳处理方案。

4. 保密技术的局限性

隐私的范围随着科技进步、社会生活环境的不断改变而发生动态演化。隐私与技术之间相互制衡，却又融合统一。大数据时代之前，受试者的隐私保护可能仅局限于个体，数据的类型、收集、使用和管理等都是确定的，基本可以通过技术手段处理来达到保护受试者隐私安全的目的。而在大数据时代，信息的全面收集和交叉匹配技术的应用，使得大数据可以轻而易举地通过攻破技术设置防线而追溯到个人，因此无法通过技术方法彻底确保受试者隐私安全。虽然保密技术能够在一定程度上防止受试者隐私泄露，但数据的准确性会受到影响。数据匿名化后，限制了受试者控制其数据的能力，削弱了其自治价值，不利于受试者对自身信息的控制和健康管理，在诊疗过程中影响对受试者的救治。数据的真正匿名化越难，让受试者保留从数据库中删除个人数据的能力就越重要。随着大数据交叉匹配技术的进步，匿名化对数据的保护效力将会越来越弱。众多隐私保护技术研究中应用的都是通用模型，鲜有专门针对临床研究隐私保护技术的研究，未来研究应在技术层面上有所突破。

5. 风险受益难评估

风险受益评估是涉及人的健康相关研究伦理审查的重要内容，是伦理委员会做出是否允许临床研究开展决议的重要依据。对于所有涉及人的健康相关研究，受试者的风险与其自身或社会的预期受益相比应是合理的，潜在的风险与受益应得到合理平衡，并且最小化风险。在评估风险水平时，应考虑任何可能违反保密规定的后续影响，这种影响可能很难定义，其不仅依赖于数据本身，更依赖于数据产生后的上下游，以及使用数据和数据与特定数据环境交互所产生的数据情况，因为相同的数据在不同的情况下会有不同的风险。风险评估应适当，对于去标识数据的公益性研究，应避免风险评估过度或假借风险而限制健康信息的共享应用。我们应该遵从国际共识和相关指南，在隐私泄露或重新识别个人风险很小的前提下，通过风险受益评估，充分发挥现有健康信息的科学研究价值，促进健康信息的合理利用。

6. 生物样本研究的特殊性

有关生物样本研究的数据收集既包含生物组织，又包含生物信息。近年来，基因测序技术发展迅速，相关临床研究不断增多，产生大量的个人基因数据，成为当前大健康产业中重要的医疗研究资源。基因作为一种重要的生物资源，所含信息量巨大，若处理不当会有潜在的高度危害。当生物样本研究涉及基因数据背景，相关身份识别变量的删除或聚合数据发布的传统模式对隐私保护的有效性还有待考究。非洲族裔基因的多样性引发了各国科研机构对非洲群体基因数据的研究兴趣，其 DNA 数据在国际研究机构间的转移已经突破了传统知情同意的边界，出现了基因样本的商业化和利益共享等问题，对数据隐私保护的传统方式提出挑战。南非《个人信息保护法》对无法重新识别的去标识数据尚未进行规定，但去标识数据被重复识别的可能却存在，这种情况下法律如何规范？生物样本未来研究的不可预知性决定了任何一种形式的知情同意可能都是不充分的。参与生物样本研究的受试者并不是唯一的参与主体，由于 DNA 关联，其家庭成员成了潜在的受试者。受试者在同意公布基因组数据的同时，也将其亲属一同暴露于隐私泄露的风险之中。但目前的知情同意框架并未将受试者亲属纳入，那么他们的权益如何保障？此类研究的隐私风险评估不能仅孤立地局限于数据披露层面，应将整体数据环境纳入考虑，以降低间接识别受试者身份的风险。另外，在生物样本库的长期研究项目中，受试者对生物样本或信息收集的控制，虽然可以通过提供或最终撤回知情同意的方式来维持，但是知情同意提供的信息控制力是相当有限的。

7. 保密能力有限

由于临床研究涉及法律或其他原因，研究者保守研究机密的能力是有限的。保密局限性基于 3 个原因：①即使有良好的管理体系，也会存在数据泄露或被盗而被未经授权的第三方获得的风险。②由于技术的进步，不同来源的数据，如医疗记录、就业记录等可能被联系在一起，因此即使受试者身份信息被匿名化或编码处理，也增加了研究者或其他人识别受试者身份的机会。当研究是在较狭小的场所进行，或研究的是非常具体的罕见病时，会增加识别的可能；另外，通过综合技术获得的遗传信息，如全基因组测序，也增加了识别个人身份信息的可能。③释放保密信息可能是法律要求。例如，研究者有责任按照规定向有关机构报告特定传染病；卫生主管部门和伦理委员会认证的机构有权查看临床研究记录；申办者派出的临床监查员、稽查员也可能要求获得保密数据的访问权限。对于此类保密方面的局限性，必须做出预期并告知潜在的受试者。

三、加强受试者隐私保护的建议

1. 完善受试者隐私保护相关法律法规

隐私保护的关键是建立健全相关法律法规，通过法律手段防止隐私泄露，做到有章可循，有法可依。诸多发达国家如美国、英国、澳大利亚、日本等均从法律层面进行了长期探索与研究，已有较成熟的医疗数据保护立法，在医疗信息隐私保护领域建立了成熟完备的法律体系，对隐私保护起到极大的规范作用。我国目前在这一领域的立法起步较晚，还处于初级阶段，相关行业间的利益驱使导致个人隐私权容易被侵犯。技术手段和规章制度必须紧密结合才能有效解决受试者隐私泄露的问题。在临床研究过程中加强对受试者数据的利用管控和保护其隐私的法律已迫在眉睫。应加快对受试者隐私保护的立法，关注立法的细节设计，增强立法的可行性及执行性，为保障临床研究隐私提供充分的法律依据。我国文化背景与西方社会不同，在制定和实施隐私保护相关法律法规时，要考虑我国的文化背景和基本国情，使隐私保护与社会利益之间的矛盾保持合理平衡，赋予公众更多的自主权利，努力构建协调完整的立法体系。

2. 加强伦理委员会审查和监管

完善的立法体系是保证个人隐私权的强大后盾，受试者隐私保护的伦理原则是开展研究者发起的临床研究的前提条件。伦理审查是临床研究独有的重要管理要求，伦理委员会的设立是解决临床研究隐私泄露问题的关键步骤之一。在临床研究开展前，伦理委员会需要对研究方案、知情同意书及研究开展条件等进行严格审查，做出是否同意研究开展的决定，并对整个临床研究过程进行监督，严格规范研究者行为，一旦发现受试者隐私存在泄漏风险，应立即责成相关方予以纠正、排除风险。对侵犯受试者隐私或个人信息的，应当要求责任方给予赔偿或依法承担相应法律责任。有条件的伦理委员会应该增加数据审核和信息安全专业相关的委员，并定期组织实地访查，审查整个研究过程的规范性，严防信息泄露，妥善保管受试者信息。伦理监管不仅需要在伦理原则下拟定内部管理体系，更重要的是切实、规范地履行管理职责，监督、预防违反伦理原则和规定的行为，保证权利实现和责任履行。

3. 严格落实知情同意

个人享有对自身信息的支配权，应尊重受试者意见，最大限度地保证受试者隐私不受侵害。受试者参加临床研究必须遵循自主性原则，为研究目的而采集样本、收集和储存数据时，无论是用于特定目的的研究项目，还是用于无特定目的的未来研究，均须获得受试者具体或广泛的知情同意。在欧美发达国家，广泛知情同意已在法律层面得到认可，而我国这方面还处于探索阶段。我国患者对知情同意的维权意识较强，但大都缺乏对隐私保护的认知与重视。在不影响社会公共利益的情况下，受试者有权决定是否隐藏或公开个人健康信息。一旦受试者对个人健康信息做出决定，研究者、医疗卫生机构、申办者都不能越权进行采集。临床研究应在初始的知情同意时考虑到未来的研究计划，并获得受试者同意。进行已知临床或预后价值的遗传学研究，必须获得受试者或其监护人的知情同意。研究者应告知受试者，其身份可通过匿名化技术、限制访问数据库等方式得到保护。在未取得受试者同意的情况下，研究者不得将任何研究结果公开给第三人，包括受试者的亲属。除非该研究符合有关免除知情同意的规则，并有保密的安全措施，伦理委员会可以同意免除知情同意的申请。针对此类研究，伦理委员会的审查重点不是获取知情同意的难度及可行性，而是关注研究是否符合个人利益和社会公共利益，以及如何促进公众参与性与研究透明度。

4. 平衡隐私保护和数据共享

个人健康信息在促进医学研究和发现新知识方面具有重要的社会价值，越来越多的研究者利用患者的电子病历数据开展临床研究。医学数据共享和合理利用更应重视受试者的隐私安全。一方面，应对公众保护个人隐私享有的各项权利及价值愿望予以尊重；另一方面，应该鼓励广泛的、大规模的数据收集和共享，通过资源的高效利用获取其他正当权益，从而促进社会价值提升。两者之间需要达到平衡，不仅要考虑到隐私泄露的风险，也要考量潜在的受益。隐私保护并非信息孤岛，而是数据共享的适当条件，应搭建数据共享保障体系，以创建健康、开放的数据共享文化。在加强受试者隐私保护的同时，鼓励健康数据的合理开放和有效利用，将部分脱敏数据用于医学研究，让更多的受试者加入数据共享，促进资源的更好利用。在适宜的监管和治理下，为了个人和社会利益，受试者有义务分享其健康信息。

5. 规范隐私保护主要措施

临床研究过程中，研究者应严格遵守隐私保护程序和伦理标准，防止受试者信息泄露或被盗。知情同意时，应在相对私密的空间进行，并将隐私保护写入知情同意书，对受试者进行充分告知，保证受试者的顾虑和疑问得到解决；营造隐私保护的随访环境，随访诊疗应在私密性较好的诊室或专用房间进行，尽量避免集体谈话；研究的各种查体表格记录中有关受试者的个人信息用统一代码进行区分；在网络环境下，使用数字化工具收集信息时，须明确保护隐私的措施，以防止直接暴露个人信息，或防止当数据出版、共享、整合或链接时，受试者个人信息被推测出来；严格控制查阅权限，避免信息被非法或未授权查阅、修改、公开、散播、损毁、丢失；临床研究中采集标本的管理、检测、储存和运输应当保证保密性；有关受试者的任何资料须及时整理归档，存放在资料室，专人专锁管理，并备有借阅登记簿；发表研究结果时，有关受试者的个人信息应用代码替代等。

6. 加强受试者隐私保护培训

除受试者自身缺乏隐私保护意识外，部分研究者漠视受试者隐私权，这主要体现在研究者在言谈中无意识地泄露隐私，以及研究者知情告知范围不全面。隐私保护培训一方面可提高管理人员的管理水平和效率，另一方面有助于提高临床研究相关人员的隐私保护意识，促进他们在临床研究中主动遵从隐私保护规定和切实履行知情同意。建议宣传与普及隐私泄露所造成的危害，将受试者隐私保护理念贯彻在临床研究全过程中。研究者、临床研究协调员等参研人员需接受保密教育，参加保密培训，签署保密协议，尊重受试者隐私，从而增强各参研人员的隐私保护意识。

四、总结

受试者隐私保护有助于增进研究者与受试者之间的信任，维护受试者尊严，为研究者发起的临床研究的开展营造健康的氛围。仅依靠法律的强制手段和技术手段无法彻底解决隐私保护难题，我们更应重视隐私保护伦理层面的要求，严格遵守伦理基本原则，合理平衡多方利益，尊重受试者的价值愿望，以制定有效的隐私保护机制为基础，最大限度地保护受试者隐私安全。

第八节　人类遗传资源研究的挑战

随着临床研究的伦理审查标准不断国际化，涉及人类遗传资源的临床研究已进入伦理委员会的审查范畴。相对于创新药物、医疗器械临床试验等常规干预性研究来说，大部分涉及受试者人类遗传资源研究的伦理审查仍处于起步阶段，相关法律法规不成熟。对此类临床研究开展合适的伦理审查与管理，既能合理地保护受试者权益，又不给研究者和伦理委员会增加不必要的负担。生命科学研究对人类遗传资源有特别强的资源依赖性，人类遗传资源成为当前生命科学领域创新性研究的资源基础。在大科学、大数据、大工程的研究模式下，为促进具备战略性的人类遗传资源的流动和配置及其可能的创新能量释放、满足研究需求、抢占未来生物医药产业的战略制高点等优势，各国日益重视人类遗传资源的战略地位，并加速建立生物银行以收集和储存人类遗传资源材料和信息。

人类遗传资源有别于传统资源，在研发中其使用价值是被一次性转移。伦理委员会应参考国际相关做法，结合我国法律法规，在涉及人类遗传资源临床研究的伦理审查中，应关注人类遗传资源自身特性和审查注意事项。首先，应遵循知情同意原则，获取受试者的知情同意，其中涉及个人同意、家庭同意与群体同意、概括知情同意与具体知情同意、本人同意与代理同意等现实难题；其次，应遵循无伤害原则，不能对受试者身体和隐私造成伤害；再次，应遵循公平原则，研究者与受试者利益共享；最后，应遵循正当原则，使用合法手段获取研发的人类遗传资源。

一、人类遗传资源研发中的不合理现象

根据我国《人类遗传资源管理条例》，人类遗传资源材料是指含有人体基因组、基因等遗传物质的器官、组织、细胞等遗传材料。通过分子生物学技术，遗传资源研究者可获取一定的基因及其表达的信息，针对此信息可研发出有益人类的某些产品，如用于遗传病治疗和预防的药品。如此，某些具有特定遗传信息人群的遗传材料（如某种遗传病患者的血液、毛发、组织等）和相关家系资料就成为研究者获取的一种特殊资源。对利润的过度追求导致在人类遗传资源的研发和使用过程中产生了一些不合理现象。第一，通过较隐秘途径轻松窃取人类遗传资源的现象经常发生。第二，通过不公平手段获取人类遗传资源。人类遗传资源主要集中地区（发展中国家的落后地区）的人们对遗传资源的重要性认识不足且法律意识普遍不强。第三，不公平地使用人类遗传资源。第四，在人类遗传资源的研究和使用过程中，经常伤害遗传资源提供者的身体健康或者隐私权。

二、人类遗传资源的伦理特性

1. 兼具属物性和属人性

首先，人类遗传资源是一种物，有属物性，其还以一些变化的形式出现。其次，人类遗传资源不同于一般的物，它还具有属人性。遗传材料中包含多方面信息，几乎反映了生命体的全部秘密。可见，对人类遗传资源的研发和使用涉及的伦理问题包括遗传资源受试者的人身权和隐私权等方面。

2. 研发中一次性转移使用价值

首先，人类遗传资源因蕴涵着特异的遗传信息而成为一种资源，仅有一定的研究价值，但无直接实用价值。其次，针对一个特定研究目的而言，人类遗传资源只能使用一次。最后，对人类遗传资源的研究不仅使其自身丧失资源地位，而且其所有者也可能成为研究成果的应用对象。从伦理角度来看，遗传材料提供者应有优先使用该项成果的权利，且可考

虑让其免费使用或仅支付成本费。资源研发组织如能获利，还应提供一定补偿金以回报遗传材料的提供者。

3. 具备多重权属

人类遗传资源是人身体的组成部分之一，个人对其具有所有权。第一，当事人对自己身体所属部分具有控制权，有权根据自己的意愿对自身的遗传材料进行控制和支配。第二，当事人对自己身体所属部分具有利用权，有权根据个人意愿使用存在于自身的遗传材料。第三，当事人对自身身体所属部分具有有限制的处分权。存在于个人身体的遗传材料又不完全属于个人，也与遗传相关人（具有血缘关系的亲属或同一土著地区具有相同遗传表型且有利害关系的人）有关。可见，遗传材料并不为个人独有，而为个人与遗传相关人共同拥有，遗传相关人也应拥有一定的知情权和获利权。此外，国家对人类遗传资源拥有主权。

三、人类遗传资源获取与使用的伦理原则

1. 事先知情同意

对他国遗传资源的任何获取和利用行为应事先征得该国有关主管当局的同意，否则就是对他国权利的侵犯。

2. 无伤

人类遗传资源具有属人性，对遗传材料的获取、开发和利用过程涉及受试者的生命健康和隐私问题，有可能对其造成一定的伤害，应当尽量避免伤害事件的发生。在此过程中既不能损害人类遗传资源提供者的生命健康，也不能泄露人类遗传资源提供者的隐私。

3. 公平

人类遗传资源是一种具有特定价值的资源，其开发和利用应做到公平合理，要让"资源的提供者分享一定的由此而产生的利益"。2002 年国际人类基因组组织伦理委员会发布的《关于利益分享的声明》，要求应将遗传材料提供者可分享的利益与专利的实际经济价值联系起来，并"通过一定的实施机制，使提供者能获得一个合理的份额"。《关于获取遗传资源并公正和公平分享通过其利用所产生的惠益的波恩准则》（简称《波恩准则》）提供具体的利益分享方式，规定遗传材料提供者可分享金钱利益和非金钱利益，即人类遗传资源提供者也应分享利益和享有专利权。因此，要尽快探讨人类遗传资源提供者分享利益和享有专利权的具体形式。

4. 正当

鉴于人类遗传资源分布的情况、获取和使用中的混乱状况，应强调人类遗传资源获取和使用中的正当原则。发达国家窃取和掠夺发展中国家遗传资源的途径非常多样。目前我国在人类遗传资源保护方面的情况堪忧，几百项国际合作的基因研究正在我国进行，具有

发展前景和潜在经济价值的基因资源正不断流失。

四、知情同意的挑战和对策

1. 个人自主决定权与特殊性的矛盾

以科学研究为目的使用人类遗传资源时，特别是针对特定群体开展基因研究时，人类遗传资源的长效性和遗传性使得某些基因信息在遗传属性上具有非个人专属的特殊性，这还涉及家庭、族群甚至范围更大的群体，可能导致他人或社会对人类遗传资源提供者及其所在群体的偏见或歧视。对某一族群或群体成员的人体组织等遗传材料的研究同样可能妨碍该族群或群体的其他成员。鉴于人类遗传资源的这些特性，尤其是以群体为基础收集人类遗传资源和相关信息并开展研究时，怎样协调个人知情同意与群体知情同意的关系是生命科学研究实践的困惑。当前，世界范围内的大多数国家或地区并没在立法层面做出回应。

2. 概括知情同意与具体知情同意

知情同意要求充分告知受试者研究性质和风险等信息。生物银行在收集人类遗传资源时，涉及大量采集对象，甚至以人群为基础，也可能重复、长期地使用样本，但涉及未来研究项目时常常无法预料。根据同意的事项内容，知情同意主要有具体知情同意和概括知情同意。临床研究中主要寻求获得具体知情同意，但生物银行在收集和保藏人类遗传资源时，很难确切地告知详细研究计划和同意内容，人类遗传资源提供者可能被要求做出概括知情同意，即同意将其遗传材料、相关信息用于现在和未来所有可能开展的与生物银行设立目标相关的研究。因此，是否允许概括知情同意是人类遗传资源收集、保藏和研究开发活动中知情同意的事项效力的争议焦点。

将概括知情同意作为选择性加入的选项并不意味着不尊重自主。对于谨慎的参与者，概括知情同意与具体知情同意差别不大。关于样本在未来研究中的使用，如果满足三方面的条件，即对个人资料进行保密、保证提供者有权撤回同意和新的研究经伦理委员会批准，概括知情同意就可实现对提供者的自主性保护。针对未来的研究做出概括知情同意并不意味着对知情同意的放弃，也不意味着签署的是无保留同意书，在研究项目批准制度和伦理审查机制等的保障下，概括知情同意也是同意的一种形式。反对概括知情同意的学者认为，只有具体知情同意才能真正体现对人类遗传资源提供者的尊重。尽管采取一种宽泛的概括知情同意能节省再同意所需的成本，但遗传材料提供者无法预见未来的研究会给自己带来的风险，这会降低对隐私权保护的预期和信任，从而对其提供遗传资源的意愿产生负面影响。此外，再联系提供者获取具体知情同意在实际操作层面的技术难度并不足以为概括知情同意提供伦理支撑。

英国生物银行、加拿大 CARTaGENE 生物银行和爱沙尼亚生物银行等在人类遗传资源的收集、保藏和研究开发活动中获得提供者的概括知情同意。有学者分析了欧洲基因组学和遗传流行病学网络所开展的队列研究中的 52 个研究项目，发现 52% 的研究项目获得概括知情同意，剩余 48% 的研究获得了具体知情同意。由此可见，是否可以将知情同意从具体知情同意进一步扩展，允许人类遗传资源材料和相关信息在不可预见的未来研究中使用，是知情同意今后面临的现实难题。解决该难题既不可偏离知情同意这一生物医学实践的基本原则及其背后的伦理内涵，也要符合生命科学研究的发展趋势。人类遗传资源提供者在获知概括知情同意性质的前提下，自主决定是否提供遗传材料和相关信息。对于风险，应通过人类遗传资源收集和保藏单位设置管理规范、具体研究计划的审批和伦理审查制度等途径来防范，从而最大限度地保护提供者。

3. 代理同意的适用类型与适用条件

在生物医学研究领域，知情同意最初限定为本人同意。根据《纽伦堡法典》第一项，受试者的自愿同意是绝对必要的。《赫尔辛基宣言》（2013 年）第 28～30 条将知情同意从本人同意扩展至代理同意。在人类遗传资源收集、保藏和研究开发活动中，就代理同意的适用类型而言，宜限定为法定代理同意。代理同意的适用条件：只有在人类遗传资源提供者自身民事行为能力欠缺时才适用代理同意。民事行为能力欠缺的情形包括无民事行为能力或限制民事行为能力。另外，考虑到对民事行为能力欠缺者的保护，应根据生物银行或特定研究计划的类型和性质来确定是否可收集民事行为能力欠缺者的人类遗传资源和相关信息。因此，在伦理审查涉及人类遗传资源收集、保藏和研究开发的活动时，可从人类遗传资源提供者的民事行为能力、真实意愿、生物银行或特定研究计划的类型和性质等方面来讨论代理同意的适用类型和适用条件。

4. 代理同意的时间效力

在人类遗传资源收集、保藏和研究开发活动中，监护人的同意只是对人类遗传资源提供者意志和识别能力欠缺时的一种补正和弥合，并非完全替代。人类遗传资源和相关信息进入生物银行保存时，经常会被编码或去链接处理，意味着将代理同意的时间效力限定为截至提供者本人具备相应的民事行为能力，生物银行必须时刻关注人类遗传资源提供者的民事行为能力，这个要求太过严苛。此时，"选择退出"机制或许可兼顾双方的不同诉求，即通过代理同意收集的人类遗传资源，待人类遗传资源提供者具备相应的民事行为能力后，若提供者本人不愿继续将自己的人类遗传资源和信息用于原代理同意范围的研究，可向生物银行声明退出。

在法律法规层面，人类遗传资源收集、保藏和研究开发活动中知情同意主体、同意能力欠缺时的补正与弥合，以及知情同意的内容事项等方面仍存在诸多伦理困惑，可见要适度地制定知情同意的法规，以协调法律、伦理原则或伦理治理规范。第一，同意主体方面，在立法中规定个人知情同意，对家庭同意或群体同意只可做出原则性规定或暂缓规定。第二，同意的事项效力方面，在立法中不宜明确规定概括知情同意，可在伦理原则或伦理治理规范中体现概括知情同意。第三，代理同意方面，在立法中应明确适用条件和适用类型，加强对以民事行为能力欠缺主体为采集对象的生物银行收集、保藏人类遗传资源的活动或特定研究项目的伦理审查。

五、总结

人类遗传资源同时具有属物性和属人性，因此不同于传统资源，人类遗传资源的使用价值在一次性研发中转移。在伦理审查涉及人类遗传资源的临床研究中，伦理委员会要遵循以下原则：第一，要遵循事先知情同意原则，并征得受试者的知情同意，但存在个人同意、家庭同意与群体同意、概括知情同意与具体知情同意、本人同意与代理同意等困难；第二，要遵循无伤原则，不能伤害受试者身体和隐私；第三，要遵循公平原则，让资源提供者或受试者与研究者共享利益；第四，要遵循正当原则，通过合法途径获取研发材料。

第九节　人类遗传资源研究结果的告知

伦理审查中涉及人类遗传资源研究的项目，是否告知受试者研究结果是当前伦理审查关注的热点之一。人类遗传资源研究中意外检测结果的发生率高但其临床意义不大。对研究结果告知的正反两方面分析论证认为，基于研究者的专业责任、受试者的知情选择权等考虑，研究者默认选择将研究结果告知有完全行为能力的受试者，在研究团队中需要有医学专业人士综合考虑多方面因素，提供咨询服务。

伦理审查中，如果涉及人类遗传资源的检测结果显示受试者携带致病基因或染色体异常，是否将结果告知家庭其他成员往往难以抉择。因为基因本身的特殊性，血缘关系较近的家庭成员有非常高的概率也会携带同样的致病基因或异常染色体，如果不告知他们，可能会耽误疾病的治疗；如果告知他们，则会带来沉重的心理负担，甚至埋怨祖辈携带者，影响家庭关系。是否告知基于人群的遗传学研究结果已经是国际上讨论颇多的话题。美国国家生命伦理学顾问委员会建议在特殊情况下才将研究结果告知受试者，并且仅仅发生于满足以下所有条件时：发现在科学上有效并得到证实，发现对受试者的健康问题有重大的意义，改善或者治疗这些问题的行动干预已经可得。在临床研究伦理审查中，伦理委员会更多地关注受试者的潜在风险与受益，而隐私保护、相关研究结果告知、具体研究内容的知情同意则并非伦理审查的重点，但近年来开始关注是否将涉及人类遗传资源研究的结果告知受试者。

一、人类遗传资源研究结果的含义与特点

人类遗传资源研究中的研究结果是指借助特定技术、仪器或设备，研究者获得的超出研究目标以外的与健康相关的信息、图像或数据。研究结果经常存在于大规模基因测序、生物样本检测、成像技术的研发与应用及新药研制中。例如，遗传筛查中发现子女非亲生，儿科新一代基因组测序的研究结果发现许多外显子与疾病可能有关。

依据医学专业人员预见能力高低，研究结果可分为两种：可预料的和不可预料的。假定研究者正在借助人类遗传资源研究大脑特定部位的认知功能，但却发现受试者的无症状脑梗死、原发性肿瘤，研究者依据临床经验预判这种情况可能会出现，这就是可预料的研

究结果。假定基因检测过程中发现有一些变异但目前无法知晓其与疾病的关系，研究者无法预料到这些遗传变异将来与健康相关，这就是专业人员依据已有知识和能力无法预料的研究结果。随着专业研究团体对不可预料研究结果认识的加深，不可预料的研究结果可以转变为可预料的研究结果。

研究结果的不正当解读和使用会给受试者带来潜在的身心伤害和隐私泄露。关于受试者个人遗传研究结果的告知存在大量的争论，主要观点包括应该提供所有的个人研究结果和一般不应该提供这些结果。

二、反对告知研究结果的理由

伦理原则常常被用来反对提供这些结果。例如，尊重原则通常被用在知情同意的要求中，要求受试者在充分了解信息后自愿地进入研究；有利原则，因为所有研究必须满足有利的要求，而不管是否告知个人的研究结果，有利原则无法为研究者提供受试者的研究结果做出有利辩护；互惠原则，有很多承认受试者对研究的贡献的方式。正如担心报酬对实践形成不恰当的诱导一样，提供遗传信息可能促使人们进入他们本不会参加的研究。此外，那些反对常规提供个人结果的人认为，任何对参与研究者的补偿都应该为所有受试者可得，而且不取决于研究是否成功地解答了研究问题，也不取决于受试者是否对研究发现有贡献（如拥有一个遗传特征或者不拥有），且受益不应该是不确定的科学价值或者个人价值，出于公平，它应该是对所有人已经确立并且相对一致的。

1. 研究结果有效性的不确定

研究的效度指的是研究结果支持预期结论的程度，即研究的真实性和准确性程度。它与研究的目标密切相关，一项研究所得结果必须符合其目标才是有效的，因而效度也就是达到目标的程度。效度是相对的，仅针对特定目标而言，因此只有程度上的差别。例如，当怀疑某个基因型和临床疾病之间的联系时，临床效度开始呈现，当这种联系被一项研究支持，然后被其他很多项研究支持时，它就得到加强。临床效用，即当一项研究结果经过分析有临床价值并且可用于改善受试者的健康时，那么它在临床上就是有用的。临床效用的评估基于三个考虑：结果和临床疾病之间的关系，临床上有效的结果的可能性及该结果对个人的价值。这三个考虑应作为决定评估结果的标准，共同用于临床效用的评估。

就结果本身的性质而言，在一项单一的研究中明确的遗传特征和表现型之间在统计学上的重要关系并不一定蕴含某种因果关系。作为研究者，在不恰当的情况下于个人层面反馈遗传信息将是灾难性的。因此，潜在的由于传达无确实根据且可能导致误导的信息所产生的潜在伤害，可能很容易超过任何受益。

研究结果的有效性难以衡量。首先，当前的人类遗传资源研究具有缺陷，如基因测序技术的准确性有待提高。其次，研究结果存在假阳性和假阴性。假阳性结果一方面会使受试者产生不必要的损失（时间和金钱），也会对其心理、情绪造成影响。假阴性结果会让受试者盲目自信。实际上，临床研究过程中人类遗传资源研究结果的临床意义无法和临床治疗中的人类遗传资源检测结果相比较，研究结果难以准确判断受试者的健康状态。

人类遗传资源研究技术上的局限性可通过其他手段克服，并不应该将其作为反对研究结果告知的理由。研究者既可在研究设计阶段使用相应方式提高受试者的依从性，也可以在数据分析阶段使用相应的分析方式排除依从性差的受试者，且通过当前知识，研究结果能被有效地解释。例如，受试者参加功能磁共振检测大脑记忆的研究，被告知其脑扫描结果中发现了异常，经过更为仔细的磁共振成像检测，其被确诊为脑动静脉畸形，这种情况下，研究者有必要告知研究结果。

假阳性风险大多是由于研究过程中检测技术的诊断水平有限。在告知研究结果后，受试者往往会寻求进一步的临床检测来降低假阳性风险。假阴性风险则可以通过在知情同意过程中准确告知检测技术的诊断水平进行预防。

2. 诱发治疗性误解

根据《贝尔蒙报告》，"临床实践"指仅为了增强各个受试者的"幸福"而进行的干预，但"研究"是为了发展或者促进可普遍化的知识而设计的活动。因此，当治疗医生在法律和道德上有义务按照受试者的最大利益行动时，研究者则有义务开展好的、有潜能使人群受益的科学研究。开展好的科学研究包括保护受试者，这包括清楚地告诉受试者他们正被要求参与研究，并且在大多数情况下，他们不应该期望有个人受益。研究者也应避免混淆或者合并他们与治疗医生的角色。完成这些义务从而使受试者对治疗的误解（错误地把研究当作为了有利于他们而设计的治疗）最小化是有必要的。

在人类遗传资源研究结果的告知中，治疗性误解是指受试者将人类遗传资源研究过程中的研究结果作为临床检测结果，认为研究者有义务对研究结果进行进一步的检测、诊断、治疗。有研究者认为，告知研究结果会使受试者产生治疗性误解，使其错误地理解为临床研究的目的是使受试者受益最大化，期望研究者利用人类遗传资源研究结果提供临床治疗价值，没有理解研究的目的是获得可普遍化的知识与人类的发展。

治疗性误解在人类遗传资源研究开展初期就可以很好地避免。治疗性误解的一个主要来源是知情同意书中的不确定语言。例如，"有研究结果会立即告知"会使受试者理解为研究者努力发现已经存在的异常；"不是对大脑进行全面的临床磁共振成像检测"会使受试者理解为研究者将提供非全面的但仍然针对大脑的磁共振检测结果。研究者在进行知情同意的过程中，应通过书面或者口头表述的方式准确地告知受试者：该研究基于尊重人、受益最大化的原则，将告知产生的研究结果，但不会提供进一步的检测、诊断、治疗，受试者可去医院诊疗，但前提是研究结果的处理有可行、可及的干预方式。对于没有医疗保险的贫困人群，研究者基于社会互助的原则应提供力所能及的援助。

3. 研究资源的合理分配问题

对研究结果进行临床评估会占用临床研究的经费。大部分人类遗传资源研究的团队成员不是专业的临床医生，为了能将研究结果告知受试者，研究团队需要投入资金购置对研究结果进行临床评估所需的设备，并聘请相应的专业人士和管理人员。临床研究的经费是有限的，将有限的研究经费用于研究结果的告知会影响临床研究的顺利进行。

研究结果的告知会产生额外费用，因此在研究经费分配过程中需要考虑到经费分配在一定程度上会影响研究结果的处理。人类遗传资源研究的数据一般不是发现疾病的最佳数据，主动告知并让受试者寻求进一步诊治可降低研究者遭遇医患纠纷的风险。另外，随着基因测序技术的进步，基因测序费用将降低。因此，对研究结果进行临床评估时，有必要动态平衡临床研究中有限的研究经费与告知研究结果以保护受试者之间的关系。

三、支持告知研究结果的理由

人们认为受试者应该有机会决定他们想知道的关于自身的研究信息，而不是让研究者保守研究信息。他们认为尊重受试者就应要求研究者满足常规情况下受试者知晓个人结果，并且应该由研究者为不告知做辩护。告知受试者自身的研究结果有时被看作互惠——对受试者自愿参与研究的感谢。有些研究表明，研究者与受试者之间更紧密的关系催生了更强的互惠要求。因此，不告知研究结果会减少研究者与受试者之间的交流，反过来就削弱了研究者与受试者之间的关系。

批准告知存在很多困难。第一，个人可能仅仅想知道他们源于研究的信息，尤其是当这些信息仅仅阐明他们在未来不确定的时间里可能存在患某种特殊疾病的倾向时。事实上向他们提供这些信息可能被看作侵犯了他们的不知情权。第二，告知这些信息可能在工作和保险方面对受试者产生潜在的不利后果。第三，可能暴露个人家庭的相关信息，反馈信息的最佳程度应既不影响个人，也不影响其他家庭成员。

尽管存在这些困难，一些研究者和医生还是会支持信息的反馈，因为部分信息会反映健康风险。英国生物信息库在其伦理学和管理框架中已经采用了以下方式——原则上在以下三个阶段的任意阶段将向参加者提供一些测量或者观察结果，最初的评估访问（如血压或意外发现），样本被储存前的最初阶段（如白细胞计数），以及最后研究产生的结果（如遗传或生化研究）。

1. 研究者肩负专业责任

有学者认为人类遗传资源研究者有义务告知受试者关于其健康的相关发现，该义务基于以下三个来源：①如果研究者是医生，这个义务来源于医生的专业责任；②来源于普遍受益的原则，独立于任何专业上或其他方面的义务，只是因为研究者作为社会生活中的人员，有义务做出符合道德要求的行为；③来源于临床医生治疗患者的责任或是研究者与受试者之间的临床研究责任。第一种来源适用于医患之间的信托关系，对于其是否可以延伸至临床研究领域有待讨论。第二种来源基于个体美德如行善或做好事，研究者没有必要强制自己履行义务，这并不适用于研究结果的告知问题。第三种来源相比于前两种，更适用于当前人类遗传资源研究的环境。人类遗传资源研究者应该依据专业责任，对研究结果进行临床评估，将结果告知受试者。

支持告知研究结果的观点引用的基本原则通常是有利原则，这个原则认为以道德的方式对待人不仅要尊重他们的决定并保护他们免受伤害，而且要努力确保他们的幸福。支持告知结果的观点认为这样对个人和整个社会有潜在受益。对于受试者，研究结果对他们的医疗、生活质量、生育决定及生活计划都可能有影响。除了任何直接的健康含义，结果可能也有个人意义，如遗传结果可能与家庭世系（如非父子关系）、种族或文化身份（如部落从属关系）及个人身份（如行为特征）有分歧。换言之，研究结果的价值不仅取决于它的临床解释，也取决于受试者赋予它的意义。从社会的角度看，提供研究结果可能确认受试者在研究中是否发挥关键作用，提升研究对理解疾病和治疗的贡献，并改善公众对临床研究的信任和投资。

2. 受试者拥有知情选择权

支持反馈个人结果的研究者最常引用的伦理学基本原则是尊重人，这个原则要求把有行为能力的人当作自主的主体对待，并且考虑他们的观点和选择。尊重人这个原则支持提供个人结果是因为：一些研究表明受试者想接收这些结果；反馈结果是一种认可受试者对研究过程的贡献的方式；研究结果，尤其是遗传结果属于个人的重要信息；当受试者自己决定接收研究结果时，他们的自我决定得到了增强。

受试者对于研究结果有知情权。不可预料的研究结果需要考虑到个体生物学、社会经济条件差异，否则风险受益比难以评估；不同研究方案设计者和基因测序技术使用者无法一致地预估研究结果。即便如此，有研究表明无论是在临床情境下还是在非临床情境下，接近 90%的受试者希望获得研究结果。97%的受试者称应该被告知有意义的不正常发现。对于研究中发现的样本捐献者健康相关信息的告知方面，49.37%的医务人员认为应当告知样本捐献者或其家属，31.90%认为应告知样本捐献者的医生，5.06%认为应告知样本捐献者的工作单位，剩余 13.67%则认为可以不告知任何人。《赫尔辛基宣言》规定，对于涉及具备知情同意能力受试者的医学研究，每位潜在受试者必须被充分告知研究目的、方法、资金来源、任何可能的利益冲突、预期的受益和风险、可能造成的不适、临床研究后的安排等。

人类遗传资源研究开始前，受试者明确拒绝获知研究结果的，研究者经过其临床判断和伦理委员会的建议，认为受试者决定符合其最大受益后，可以不告知研究结果。例如，一位接受多轮放疗的 90 岁老人，与其医生讨论后，告知医生无论有无任何意外发现的肿物、癌细胞，都不希望获得研究结果。医生考虑到其身体情况，充分尊重了他的意见。依据受试者的个体健康和个体价值进行判断是下一步研究的重点。

可见，应在仔细权衡受试者接收相关信息的潜在利益和可能的不利之后，再决定告知或不告知研究结果，并考虑贯彻这种决定的可行性。如果信息关系到严重的健康问题或个人健康可能从中受益，应将信息反馈给个人，但应有在特殊情况下（可能有一种严重的疾病，并且干预是可能的）提供信息的策略，因此有效地运行生物信息库，制定关于反馈范围的指南是必要的。

四、告知的策略

在人类遗传资源研究前，可用"选择退出"（opt-out）的方式，默认研究结果出现时告知受试者，但应该事先采取方案，从而能尊重那些选择不获得研究结果的受试者的意愿。

研究者可以选择排除那些拒绝获得临床上有意义的、操作性强、可挽救生命的研究结果的受试者。如果接受了这些受试者，万一发现与受试者健康相关的研究结果，但受试者预先又不希望获得任何研究结果，进行研究结果临床评估的专业人士应该基于专业判断结合伦理委员会的建议，决定是否将研究结果告知受试者，这时不宜采用"选择退出"的方式。研究者有责任本着求真精神，追求合理期望的研究结果，也有责任告知并解释研究结果的内容，并给予相应的建议和措施。研究者需要负责任地权衡，从而达到受试者个体利益与社会利益的共赢。涉及人类遗传资源的研究中，与受试者健康相关的研究结果出现率很高，这种风险和受益需要权衡的情况时常出现。我们应依据研究结果分析的有效性、有效干预可及性、对健康的意义、个体价值，制定相应的伦理规范。

如果人类遗传资源研究是在医疗卫生机构进行的，研究者需要对研究结果进行评估。如果研究在特定的独立研究机构进行，研究者需要聘请专业医生对研究结果进行临床评估。人类遗传资源研究结果的临床评估必须由相应的专业人士做出，但研究结果的告知义务应该由研究者履行，这是基于其对受试者的专业责任，也是基于互惠原则（reciprocity）。由于研究者可能并非专业人士，为了能够更好地使受试者受益，建议由医学专业人士提供咨询服务。如果受试者有完全行为能力，研究者需要将研究结果告知受试者本人；对于无行为能力者，如儿童、认知障碍受试者，应将研究结果告知其监护人。研究者在告知过程中要注意对受试者研究结果的保密，不可将研究结果告知无关人士。

目前大部分人类遗传资源研究的结果都是不可预料的，使不可预料的研究结果转变为可预料的研究结果需要更多的实证研究，并且对于研究结果的临床意义、有效干预可及性、治疗费用等方面的评估也需要实证研究的数据支持。研究者可收集资料，建立数据库，监测信息，逐渐掌握研究结果的规律性，并制定相应的伦理规范，为受试者提供良好的告知服务。综上所述，指导告知和不告知决定的基本因素取决于健康风险的性质和大小、研究的效度、受试者的临床效用、反馈的可行性和研究者的诚信。

五、讨论

招募时，作为知情同意过程的一部分，研究者应该在生物信息库的反馈政策框架之内询问受试者对研究结果反馈的个人偏好，即尊重受试者在法规框架内的决定权。任何政策都应该允许受试者表达并尊重他们不愿知道任何结果的权利。

应仔细权衡受试者接收相关信息的潜在受益和可能的不利，再决定告知或不告知受试者研究结果，并考虑贯彻这种决定的可行性。如果信息关系到严重的健康问题或受试者健康可能从中受益，应将信息反馈给受试者。如果发现告知的潜在受益有限或不确定时，应该仅仅通知受试者有关信息的可得性；在其他情况下，不应该有个人反馈。

在遗传病方面，当确认了受试者近亲可以从研究结果中受益时，如果有必要，联系他们就是受试者的责任。生物信息库的责任限于通知受试者严重的家族风险；如果在受试者死后发现了一些对于受试者亲人来说具有高度临床意义的结果，那么应该做出合理的努力去联系并通知他们。研究结果应该以研究者指定的方式和人员来告知；当有必要时，应该为研究结果的告知提供恰当的增补性信息和咨询；应该预料到生物信息库未来由于技术发展可能产生的告知问题，特别是受试者的知情同意书中未包括这些新信息时；万一不确定，建议告知或不告知研究结果由伦理委员会审查决定。

第十节　伦理倾销对我国的危害及其对策

伦理倾销（ethics dumping）是指在伦理治理较宽松的中低收入国家开展不符合国际伦理准则而无法在研究者所在的高收入国家开展的研究。伦理倾销主要在以下两种情况下发生：①被高收入国家禁止的研究在中低收入国家开展，导致受试者被有意剥削。②研究者的伦理意识不足或所在国的伦理治理能力较低，也可能引发伦理倾销。印度宫颈癌筛查、西非埃博拉病毒疫苗、非洲智能手机应用软件等事件属于国际伦理倾销事件，也有俄罗斯遏制伦理倾销的范例。在我国发生的"换头术"、"基因编辑婴儿"和"疟疾抗癌"等伦理倾销事件持续引发国际社会的讨论和争议，暴露了我国体制内监管不完备和缺乏体制外监管的问题。伦理倾销造成了不公正、剥削和影响科研廉正等危害，为此欧盟制订了反伦理倾销准则。我国需遵从国际反伦理倾销准则，更要加快我国伦理治理能力建设，防范伦理倾销，具体措施包括提升伦理规章的法律地位，完善伦理审查组织和架构，各部门联动和国家及省市分层监管，增强伦理委员会委员辨识力以从源头遏制伦理倾销，提高研究者伦理意识，向公众科普伦理知识。伦理治理能力建设应能跟上我国科技发展的步伐，切实保护我国临床研究受试者的权益。

欧盟委员会于 2013 年创造了具有争议的"ethics dumping"一词："由于研究活动的逐步全球化，欧洲组织在欧洲以外地区开展具有高风险和敏感伦理问题的研究，这些研究从伦理的角度在欧洲是不被接受的，这些不合规研究的出口被称为伦理倾销"。几乎没有研究者承认这种做法，伦理倾销虽不像 20 世纪欧洲纳粹人体实验或美国塔斯基吉梅毒实验那样侵犯人权，但在当前生物医学研究的全球化发展背景下，对伦理倾销的相关研究发现，高收入国家的研究者进入法律框架和伦理合规机制薄弱的国家开展不符合伦理的研究的现象仍相当普遍，且有增加趋势，包括对中低收入国家受试者的剥削和双重标准问题，如印度的宫颈癌临床研究和我国的"黄金大米"事件等。

2018 年 6 月 29 日欧盟官方宣布，伦理倾销将在欧盟资助的研究中被根除。欧盟"地平线 2020"研究基金申请将面临全新的审查，以确保在欧洲被认为不符合伦理的研究不会出口到其他国家。这意味着研究者在提交研究方案时，伦理委员会将参照反伦理倾销准则审查项目，同时在考虑拨款申请时使用该准则。2017 年 12 月出版的书籍 *Ethics Dumping*: *Case Studies from North-South Research Collaborations* 提供了十几个国际性伦理倾销的详细案例，包括捕获非洲野外猴子进行研究和印度的宫颈癌临床研究。但欧盟"地平线 2020"资助的 TRUST 项目的首席研究员说，欧盟从未资助过这些项目，不过见过很多违背反伦理倾销准则的申请项目，这些项目在得到基金批准前基本不违背伦理倾销准则。但如果没有明确的反伦理倾销准则，其他伦理委员会可能会批准这些违背伦理倾销准则的申请。

2019 年 3 月 5 日，国务院政府工作报告提出，要加强科研伦理和学风建设。科学技术是把"双刃剑"，而科研伦理则被认为是制约这把"双刃剑"的最佳武器。与当前科学技术迅猛发展相比，伦理研究已相对滞后，这已引起各国政府、科学家、伦理学家、法学家等的重视。科研伦理既有通用准则，也受到文化传统等方面的影响。加强对科学技术的伦理治理与监管已成为国际社会应对可能风险的重要举措。

临床研究分为两大类，一类是企业发起的以药品或医疗器械注册为目的的临床试验，由国家药品监督管理局统一监管，临床试验需符合 GCP 或《医疗器械临床试验质量管理规范》，要求只有国家药品监督管理局批准的有药物临床试验资格的医疗卫生机构才能开展。另一类是由研究者发起的临床研究，主要为企业申报的研究未涉及的领域，包括药物、医疗器械、诊断试剂盒、新技术应用等探索性研究。任何医疗卫生机构均可开展研究者发起的临床研究，对其监管也较宽松，仅需通过医疗卫生机构伦理委员会审查批准，并在上级主管部门备案。随着科研创新驱动和药物研发的快速增长，我国研究者发起的临床研究数量已远超企业发起的研究数量，正处于快速发展阶段，但目前的相关法规仅有原国家卫生和计划生育委员会及国家食品药品监督管理总局联合颁布的《医疗卫生机构开展临床研究项目管理办法》和 2016 年颁布的《涉及人的生物医学研究伦理审查办法》。2018 年 7 月有调查分析发现，我国仅有 88.8% 的研究者发起的临床研究项目要求必须通过伦理审查，其中仅有 48.6% 的伦理审查标准与药物临床试验项目相同，而 43.6% 的伦理审查较为宽松、易通过。

在欧美国家，临床研究开展时间比较早，各项政策法规体系比较成熟，对研究者发起的临床研究项目的实施进行管理已成为较多医学院校或医疗卫生机构的基本工作之一。目前美国对于研究者发起的临床研究的监管按注册类和非注册类进行不同的审查管理，其中注册类的临床研究与企业发起的临床研究类似，需经美国食品药品监督管理局许可才能进行；但对于非注册类的临床研究，如果涉及新适应证申请，也需通过美国食品药品监督管理局批准，剩余部分的非注册类的临床研究虽由研究者所在医疗卫生机构或大学学术机构自行管理，但也需符合联邦法规相关条款。欧盟国家则更加趋于严格和保守。

一、国际伦理倾销

负责任地开展研究和创新层面的国际合作需要各国之间，以及研究和创新伙伴之间公平和相互尊重的关系。确保公平和相互尊重的伙伴关系及避免对中低收入国家的剥削需要各国之间、各方之间的相互理解。负责任的研究和创新的最基本要素是随时随地都遵守高伦理标准。有的研究明显存在双重标准和剥削中低收入国家受试者的情况。有时高收入国家的研究者公然表现出不尊重中低收入国家的受试者。例如，只有在研究完成后，研究者意识到他们的研究结果在没有伦理批准的情况下无法发表时，才会寻求研究者所在国的伦理批准。因此，研究和创新合作伙伴应避免利用中低收入国家的管理体系漏洞和弱点开展伦理倾销。在根本没有医疗保健的环境中，高收入国家赞助的研究可能是患者获得治疗的唯一途径。因此，在没有干预的对照组研究中，有一半受试者可能仍有所受益。但这种方法显然依赖于研究中的双重标准，这种情况不该发生在 21 世纪。伦理和法律标准的不平衡导致中低收入国家的受试者被剥削。

21 世纪，伦理倾销事件涉及的问题更加复杂且往往没有直截了当的答案。例如，研究者在非洲社区发现非法切割女性生殖器官的行为，但其必须在向执法人员报告弱势社区或遵守知情同意之间做出决定，这可能会使当事人感到耻辱和引起刑事诉讼。

1. 印度宫颈癌筛查事件

当研究方案中的有效治疗方法可用却没有为全部受试者提供干预，意味着一半的受试者接受了可能有效的干预，而另一半（对照组）则没有，这是严重的伦理倾销。例如，1998～2015 年在印度开展的 3 项国际资助的临床研究，其目的是确定初级卫生保健工作者是否可以使用廉价的目视检查进行宫颈癌筛查。这些非药物研究未获得监管许可，且已有的筛查标准未被使用。例如，子宫颈刮片检查是已知和有效的宫颈癌筛查方法，自 20 世纪 70 年代以来已是印度的筛查标准，但此方法未被用于筛查 3 项研究中纳入安慰剂组的 14.1 万名妇女，导致其中 254 名妇女死于宫颈癌。

2. 西非埃博拉病毒疫苗事件

2015 年，候选埃博拉病毒疫苗的Ⅰ、Ⅱ期临床试验（安全性和免疫原性检测）在撒哈拉以南的国家开展，该研究由北半球最大的跨国制药公司资助，并得到了当地政府的支持，但该研究却未登记任何埃博拉病例信息，这完全不同于已登记病例的加拿大 2014 年Ⅰ期埃博拉病毒疫苗试验。由于公众对公共卫生灾害风险的担忧，该研究被暂停了，这显示了公众信任研究的重要性。

3. 智能手机应用软件

借助于智能手机或其他远程监控设备（如 mHealth）的健康相关应用软件被越来越多地用于改善诊断、个性化护理及增加访问信息和服务，但应用软件也会收集用户的各种个人信息。研究者和临床医生应试图在新的大数据领域尽量减少受试者的意外伤害，重点关注潜在的伦理问题，包括受试者隐私保护、最小化第三方使用数据、知情同意、在最小化潜在向第三方泄露信息风险的情况下最大化受益等。

二、我国伦理倾销现状

数十年来，伦理委员会一直致力于保护世界各地的弱势群体和受试者，但伦理委员会的成功取决于三个条件。第一，伦理委员会必须具备伦理审查的能力、资源和独立性。第二，伦理委员会必须能够在复杂的环境中识别出文化敏感的伦理问题。第三，必须建立合规机制。中低收入国家往往无法保证这些条件，因此受试者始终存在风险。不可否认，我国不少伦理委员会也不完全具备上述条件，并因此引发相关伦理倾销事件。

1. "换头术"、"基因编辑婴儿"等事件

意大利神经学家塞尔焦·卡纳韦罗于 2017 年 11 月宣布世界第一例人类头颅移植手术已在我国东北某医科大学的一具遗体上成功实施，瞬间引爆伦理热议。

2018 年 11 月我国发生"基因编辑婴儿"事件，之后贺建奎的博士生导师、美国莱斯大学教授迈克尔·蒂姆（Michael Deem），因涉嫌参与甚至设计了这项研究，被校方调查；贺建奎的博士后导师，美国斯坦福大学教授斯蒂芬·奎克（Stephen Quake）和其他两位斯坦福大学的工作人员也被校方调查。"基因编辑婴儿"事件被 2019 年 1 月底的英国《经济学人》杂志评论文章列举为伦理倾销事件。

1993 年美国疾病控制与预防中心已发布官方声明，认定疟疾抗癌不会使患者有任何受益，反而增加了患者患病甚至死亡的风险，因此推行这一疗法是不符合伦理规范的。20 世纪 90 年代初，有一些美国研究者采取迂回策略，在墨西哥开办了疟疾疗法的诊所，让感兴趣的美国患者到墨西哥接受治疗，以此规避美国的监管。

上述这些伦理倾销事件的伦理合规性被视作最大的问题，有些研究在全球范围内未被批准或被明文禁止，但在我国却能"顺利"启动和高调宣传，这反映了我国涉及人的生物医学研究伦理审查与监督执行不到位，相关情况已引起我国国家级和省部级相关管理部门的高度重视。

2. "黄金大米"事件

2012 年 8 月《美国临床营养杂志》发表了一篇题为《"黄金大米"中的 β-胡萝卜素与油胶囊中的 β-胡萝卜素对儿童补充维生素 A 同样有效》的文章，该文章的主要作者为美国塔夫茨大学汤光文、湖南省疾病预防控制中心胡余明等。国际环保组织"绿色和平"随即谴责研究者使用转基因大米在中国 6～8 岁儿童中进行人体试验，严重违反了国际伦理准则。

3. 北京新药严重不良反应赔偿事件

2006 年，北京一名 78 岁女性参加了一家大型国际制药公司赞助的药物临床试验，由于发生了与研究相关的严重不良事件，该公司支付了因严重不良事件引起的医疗费用。该公司为该临床试验的全球受试者购买了保险，但拒绝了受试者家庭的赔偿请求，该家庭起诉该公司和医院的诉讼持续了 9 年，最终获得 5 万欧元的赔偿。这表明，申办者处理中低收入国家严重不良事件时应用了双重标准。

4. 安徽遗传资源事件

1995 年，美国哈佛大学研究者与我国安徽相关研究机构和政府合作，从村民那里采集血液样本。该研究团队后来被指责违反了研究伦理原则，没有充分告知受试者研究内容，也没有公平分享研究成果和利益。美国及我国媒体和政府随后进行的调查显示，美国研究机构、研究者和制药公司在该项目中获利巨大，而我国受试者和政府则没有受益。

三、伦理倾销的危害

随着越来越多的科学研究在全球范围内开展，高收入国家的研究者在中低收入国家开展医学、自然科学、社会科学和人文学科的研究时，发生伦理倾销的风险尤其高。2019年1月底，《经济学人》杂志的一篇评论文章警告说，将不符合伦理的研究出口到法规或合规机制不太严格的环境中造成的伦理倾销已成为相当普遍的现象。伦理倾销会带来诸多危害，主要包括以下几方面。

1. 缺乏公正性

当前缺少国际、国家和地区各层次量身定制的伦理和法律框架。研究者所在国制定的法规不能取代现有的国际伦理准则，如《赫尔辛基宣言》，但这些法规可以帮助确保研究者与当地受试者之间更公平的关系。忽视受试者隐私、出口未获得受试者所在国批准的血液或DNA等研究样本，这些问题危害了全球科研的公正性。

2. 对受试者的剥削

伦理倾销明显存在对受试者的剥削，包括剥削弱势群体或提供不充分的临床研究治疗方案；商品化样品，却不分享所得利益；对研究期间受试者受到的伤害未给予赔偿。

3. 缺乏科研诚信

伦理倾销是科学研究质量的真正威胁，其危害不亚于学术不端。研究者忽略或绕过研究所在国的伦理审查体系，在没有伦理审批的情况下进行研究，并试图获得已完成研究的伦理批件，或实施高风险低受益甚至无受益的研究，也未采纳动物福利标准。

四、我国遏制伦理倾销的对策

为遏制伦理倾销事件，我国需从国际和国内层面加以防范。各国应遵守国际伦理准则，高收入国家和中低收入国家共同参与，以遏制伦理倾销。近年我国发生的多起伦理倾销事件表明体制内监管的不完备和体制外监管的缺乏，这促成了国家对伦理的治理。为此有必要从两方面重构我国科技伦理监管体系：一是构建体系严整的监管制度，通过新的制度安排强化监管机构的横向联系；二是完善监管程序及伦理规制，通过公开透明的规章、政策、标准和法律的制定，以及审查与批准、监测和信息报告等程序使监管过程有理有据。

1. 遵从国际伦理准则

欧盟"地平线2020"资助的TRUST项目是欧洲、非洲和亚洲组织之间具有里程碑意义的合作项目，直接强调了反伦理倾销存在的挑战。其中遏制伦理倾销的新行为准则（"资源匮乏环境研究全球行为准则"，也称"反伦理倾销准则"）已于2018年5月份发布。该准则会应用到由"地平线2020"资助的所有研究及未来欧盟资助的所有项目中。从2013年开始，欧盟已在"地平线2020"项目拨款中禁止伦理倾销，但当时没有明确的准则帮助伦理委员会委员和研究者鉴定申请项目中的伦理倾销问题。

TRUST项目的反伦理倾销准则旨在确保社区、受试者等得到公平、尊重、关怀和诚实的对待，同时通过反对研究中的双重标准来解决伦理倾销问题。其短期目标是避免欧盟资助的在欧盟国家以外地区进行的研究采用双重标准。该准则将会对如何设计和审核欧盟的资助流程产生深远的影响。如今伦理委员会应对所有高收入国家在中低收入国家进行研究且未提及该准则的基金申请持怀疑态度。从长远来看，各国应提高其研究者遵守伦理准则的自觉性，营造全球研究诚信文化，以支持具有挑战性的研究和创新。

反伦理倾销准则为在资源匮乏环境中开展的研究提供了明确的指导。例如，如果研究者所在国不允许进行动物研究，则其不得在欧盟以外的国家进行动物研究。另一项条款规定，受试者中的"较低的教育标准，文盲或语言障碍"永远都不能成为研究者隐瞒信息或者提供不完整信息的借口。准则也解决了不是以欧洲为主的研究中可能会出现的情况，包括研究者必须用自身优势鼓励社区成员积极参与到研究中，例如，社区成员可以被聘任为研究助理或帮助翻译和解释受试者的知情同意书，也包括研究者应支持加强中低收入国家政策法规的依从性建设。

来自全球 13 个机构的 TRUST 联盟成员于 2018 年 9 月开发了公平研究合同工具包，以帮助遏制伦理倾销，支持在研究中实施反伦理倾销准则。借助该工具包：①资助者可以获得中低收入国家合作研究的全球行为准则。各国资助部门不应该资助不符合反伦理倾销准则的研究。②将为无法获得法律建议的弱势群体提供公平研究合同的在线工具，这将有助于社区和团体为研究中的自身保护制定合同。③将提供后续工具，以确保在研究期间保持伦理标准，这将有助于确保研究合作协议和伦理审查批件得到尊重。联盟成员在向相关各方广泛咨询建议后，开发了这些工具。TRUST 将为改善全球研究遵守伦理标准的情况开辟新的领域，并将有助于提高合作研究的伦理标准。但研究者仍需接受有关研究所在地需求和价值观的教育，如非洲狩猎人部落闪米特人（Semites）制定的伦理准则[②]可帮助实现这一目标。

2. 加快我国伦理建设

我们要扎实推进我国科技伦理监管的体系化建设，积极参与科技伦理问题讨论和国际伦理规则的制定，以彰显大国的责任担当。世界科技强国不仅要站在科学技术的制高点，而且要立于伦理道德的制高点；不仅需激励创新，也需给予必要的约束或管控，在激励和约束间保持必要的张力。随着我国科技创新的常态化，伦理在科技事务中扮演着越来越重要的角色。完善的伦理监管体系有助于促进科技的健康发展，以管治不轨行为并使风险控制在社会可接受的范围内。

不同于我国基于先行原则的监管模式（即传统的"做了再说"的治理方式），基于防范原则的监管模式（适应性治理）使得欧美在应对科学技术的伦理问题和风险监管方面处于主动地位。基于新的治理理念及原则，实现监管模式及其方式的成功转型已成为当前我国科技伦理监管体系建设的当务之急。与之密切相关的是我国的科技伦理监管制度，进一步

---

②非洲狩猎人部落的闪米特人拥有地球上所有人类中最古老的 DNA，是世界上最常被研究的民族之一，但过去很长一段时间里发生的许多事情让闪米特人感到自己被研究者不公平对待，包括缺乏对当地传统和文化的尊重、缺乏对当地需求的关心和研究对闪米特人本身没有任何受益。2017年3月2日，闪米特人发布了自己的行为准则，现在对于希望研究闪米特人的研究者来说，必须同时遵守闪米特人发布的行为准则。

完善和强化我国涉及人的生物医学研究伦理审查与监督迫在眉睫。

（1）提升伦理规章的法律地位：目前我国涉及人的生物医学研究伦理审查相关规则条例主要依据原国家卫生和计划生育委员会颁布的《涉及人的生物医学研究伦理审查办法》及国家食品药品监督管理局的《药物临床试验伦理审查工作指导原则》、GCP、《国际多中心药物临床试验指南》等，这些办法、指导原则、规范和指南均为部门和行业规章，而非法律条文，法律位阶低。各级伦理委员会大多是自设、自管，内部闭环运行；伦理审查缺乏专门的监管主体，一些机构伦理委员会监管较松，伦理审查工作无评价与考核。因此，建议在法律层面制定一部完备的、有强制力的指导性法规，对涉及人的生物医学研究伦理审查的基本守则予以明确，使之上升为法律，保障伦理审查与监管有法可依。

（2）完善伦理审查组织和架构：伦理委员会是目前我国涉及人的生物医学研究伦理审查的主体，但在伦理委员会设置方面未全覆盖；在伦理委员会建设方面，目前医疗卫生机构设有伦理委员会或伦理审查组织的有 87.5%，绝大多数高校、科研院所、企业等从事涉及人的生物医学研究的前端组织没有设置伦理委员会（设置伦理委员会的高校、科研院所、企业分别仅占 17.6%、5.4% 和 1.0%）。建议凡从事涉及人的生物医学研究的单位（包括从事前期研究的高校、科研院所及企业），以及后期直接开展临床试验的医疗卫生机构均应强制性建立伦理委员会。

伦理审查应该前置，国家自然科学基金，科学技术部、教育部等相关部委，省级科研项目中凡涉及人的生物医学研究，都应在立项时进行伦理审查，而不是在立项后开展临床研究前才进行伦理审查；涉及多中心的临床研究应确保各中心伦理审查的一致性；涉及重大生命伦理道德和研究伦理的，要建立流畅的上报备案备查制度；涉及重大不确定性或国际上过往已有定论但当下需重启或展开的研究，应报国家伦理委员会审批。

（3）各部门联动，国家省级分层监管：高收入国家在完善生物医学伦理审查制度的同时，都设有完善的伦理委员会的监督管理制度。目前我国尚无真正意义上的伦理委员会的监督管理机构。2015 年，国家卫生和计划生育委员会成立的医学伦理专家委员会也只承担伦理培训、咨询、指导等工作，缺乏监督管理的职责。医疗卫生机构开展的临床研究既属于国家卫生健康委员会的主管范围，同时又是科研项目，涉及科学技术部和教育部。目前我国伦理委员会归国家卫生健康委员会管理，但不归教育部和科学技术部管理，只有多部门联合起来，才能解决目前管理上的漏洞。因此，建议将伦理委员会上升到国家层面去管理，并颁布系统的规章制度。2019 年 1 月 22 日，科学技术部和财政部联合发布了《关于进一步优化国家重点研发计划项目和资金管理的通知》，提及要加强科学伦理审查和监管。

国家卫生健康委员会负责全国涉及人的生命科学和医学研究伦理审查监督工作，国家中医药管理局负责全国中医药研究机构开展的中医药研究伦理审查监督管理工作。教育部、科学技术部及国务院其他有关部门在各自职责范围内负责涉及人的生命科学和医学研究伦理审查监督管理工作，审核申报单位是否按规定开展伦理审查。加大对违规行为的查处和惩治力度，对严重违背科研诚信和科研伦理要求的行为零容忍，实行终身追责、联合惩戒，涉嫌违法犯罪的及时移送司法机关依法处理。也可参考 TRUST 的在线工具，建立符合我国国情的伦理监管在线工具，借助"互联网+"的优势弥补伦理监管的短板。

国家生命科学和医学研究伦理委员会负责制定、修订涉及人的高风险技术研究伦理指导原则、审查指南；对重大伦理问题进行研究并提供政策咨询；对全国范围内有争议的研究项目独立开展调查并提出处理意见；制定省级生命科学和医学研究伦理委员会复核项目清单，并及时修订；指导、检查和评估省级生命科学和医学研究伦理委员会的工作；促进生命科学和医学研究伦理教育培训及国际交流。省级生命科学和医学研究伦理委员会协助推动本行政区域涉及人的生命科学和医学研究伦理审查工作的制度化、规范化，指导、检查、评估本行政区域涉及人的生命科学和医学研究伦理委员会的工作；对省级卫生健康行政部门规定的研究项目进行复核并跟踪检查，并对发现的问题提出整改要求；对本行政区内有争议的研究项目开展独立调查并提出处理意见；开展相关培训、咨询等工作。

（4）增强伦理委员会审查辨识力，从源头遏制伦理倾销：对来自境外的伦理倾销必须严厉谴责，我国有些伦理委员会甚至无标准化伦理审查操作规程，审查能力参差不齐。因此，建议制定统一的标准化伦理审查操作规程，提高伦理委员会委员的审查能力和专业水平，并培训和加强伦理办公室工作人员的能力，特别是在生物新技术或与国外研究者合作开展的临床研究项目方面。

（5）培训研究者伦理意识：迄今，我国伦理教育和培训依然缺失，大学普遍未系统性开设伦理教育相关课程。因此，应加强伦理相关学科建设，通过在大学强化基础伦理教育，提高伦理意识。伦理倾销与研究者伦理意识不强有关，当前我国针对研究者的伦理培训较为缺乏且效果不好。研究者应具有不允许伦理倾销发生的常识和认知，甚至有时需要依靠研究者自身的诚信感；研究者必须自觉把伦理意识贯穿于整个临床研究，必须控制风险受益比。此外，应加强研究者准入机制，要求研究者不仅要获得近3年或5年的GCP培训证书，也要接受临床研究相关的伦理培训。

（6）向公众科普伦理知识：媒体工作者和科普工作者应通过各类媒体、宣讲培训、论坛等多种形式，向公众普及伦理知识和责任意识。社会公众的舆论力量非常强大，应引起足够重视，其能补充政府部门的监督职能，弥补法律空白。

五、总结

当伦理成为国际科技竞争的重要方面，如何在国际伦理规制框架下探讨和提出基于我国本土文化和社会情境的伦理规则，并使其得到国际社会的认同，将是我国实现世界科技强国目标必须认真面对的重要问题。我们需要在传统文化所蕴含的伦理思想中探寻适应科学研究及技术应用的指导原则，一方面在全球坐标下拓展学术新领域、回答中国问题，另一方面在国际伦理规则制定方面贡献中国思想和智慧。为此，应当把加强科技伦理研究、提高伦理研究能力、参与国际伦理议题讨论和国际伦理规则制定纳入建设世界科技强国的内容，并及早在战略层面上加以布局，以改变长期以来伦理研究严重滞后于科技发展的局面。

反伦理倾销准则的工具包可帮助中低收入国家的管理人员、研究者和法律顾问，以及高收入国家的研究团队合作，实现公平的研究合同。可自由访问的在线工具可提供最新信息、链接和参考，以帮助使用者了解支持公平和透明的研究伙伴关系的因素。在遵守国际伦理准则的前提下，可借助 TRUST 工具遏制国外伦理倾销。更要促进我国伦理委员的全面建设，确保提升伦理委员会的审查能力，从源头遏制伦理倾销；提升伦理相关法律的法律位阶，保障伦理审查与监管有法可依；建立伦理监管机制并逐步落实，真正保护临床研究受试者的权益。

第五章 分级管理以规避人类健康相关研究的高新技术风险

第一节 免疫细胞治疗

本节通过探讨嵌合抗原受体 T 细胞免疫疗法（chimeric antigen receptor T-cell immunotherapy，CAR-T 细胞免疫疗法）在临床研究中引发的伦理问题，以期为临床研究中涉及该技术的伦理审查要求提供参考。我们应始终坚持"尊重、公正、不伤害"的伦理原则，严格遵循知情同意原则，强化跟踪审查，切实保障受试者权益，推动我国 CAR-T 细胞免疫疗法临床应用的快速发展，从而惠及更多的癌症患者。因此，伦理委员会要履行其审查和监管临床研究的职责，委员和办公室工作人员要加强学习相关知识，严格依据政策法规受理和审查 CAR-T 细胞免疫疗法临床研究，使受试者风险最小化和受益最大化。

CAR-T 细胞免疫疗法是一种通过 T 细胞基因改造实现肿瘤靶向杀伤的免疫治疗技术。它通过基因转导技术把识别肿瘤相关抗原的单链抗体和 T 细胞活化序列的融合蛋白表达到 T 细胞表面，经过纯化、体外扩增和活化，输注回患者体内，通过释放穿孔素、颗粒酶 B 等直接杀伤肿瘤细胞，同时还通过释放细胞因子募集人体内源性免疫细胞杀伤肿瘤细胞，从而达到治疗肿瘤的目的，而且还可形成记忆性 T 细胞，从而获得特异性的抗肿瘤长效机制。

2013 年，CAR-T 细胞免疫疗法被《科学》（Science）杂志评为肿瘤免疫治疗的重大科学突破，自此受到了学术机构、制药公司的广泛关注。CAR-T 细胞免疫疗法对多种血液肿瘤显示了非常好的临床效果，在实体瘤治疗方面虽然有些障碍，但也表现出了非常大的潜力。2017 年 8 月，诺华公司 CAR-T 细胞免疫疗法（CTL019，商品名：Kymriah）获美国食品药品监督管理局批准上市，用于治疗 25 岁以下急性淋巴细胞白血病的复发或难治性患者，标志着 CAR-T 细胞免疫疗法的疗效、安全性和生产流程都获得了美国食品药品监督管理局的正式认可，并成为全球首个上市的自体细胞 CAR-T 细胞免疫疗法。此后不久，Kite Pharma（现已被吉利德科学公司收购）的 CAR-T 细胞免疫疗法（Yescarta）也于 2017 年 10 月上市，其是首个针对特定类型非霍奇金淋巴瘤的基因疗法。CAR-T 细胞免疫疗法无疑已成为肿瘤免疫治疗领域中新的国际研究热点。我国 CAR-T 细胞免疫疗法的临床研究也呈现蓬勃发展的态势，已有多款 CAR-T 细胞免疫疗法获批进入临床试验。在国际临床试验注册网站（www.clinicaltrials.gov）上检索到，截至 2020 年 9 月，我国登记开展 CAR-T 细胞免疫疗法的临床研究项目有 310 余项，已远超美国。CAR-T 细胞免疫疗法属于一个新兴领域，相关临床研究费用相对较低，且进入门槛低，而该领域有许多需要解决的问题，同时又有许多新的技术不断涌入，但尚未有足够的数据去评估其潜在风险，在临床研究中存在诸多的伦理审查挑战。

一、CAR-T 细胞免疫疗法存在的伦理问题

1. 监管不明确

一边是对新药物和新疗法充满期待的癌症患者，一边是高速发展的细胞免疫疗法，处在两者之间的，是负责监管和审查新药物及新疗法的政府监管部门。任何国家的监管都会面临这样的困境：监管过严，不利于科学的进步发展；监管过松，又可能使新技术的应用陷入失控的局面。我国临床研究相关法规常无法满足高风险技术的需求，临床研究监管也常不到位，有部分临床研究机构以医疗新技术的方式开展临床细胞免疫治疗，或在临床研究伦理审查通过的情况下，开展小范围临床研究。相对于药物临床试验，我国对此类新技术的监管显得宽松。

由于不同国家和地区的监管体系不同，监管理念和方式的差异进一步加大了主要医疗市场如我国和美国之间的差异。目前美国对细胞免疫治疗的规定已较明细，我国还需制定和落实细胞免疫治疗监管的操作细节。我国将医疗技术分为药物、医疗器械和医疗技术三大类进行管理。前两类归国家药品监督管理局管理，后一类归国家卫生健康委员会管理。以前细胞治疗归属于第三类医疗技术，2015 年国务院推行简政放权，国家卫生和计划生育委员会发布了《关于取消第三类医疗技术临床应用准入审批有关工作的通知》，这极大地推动了以 CAR-T 细胞免疫疗法为代表的生物创新技术的发展。在监管缺位的情况下，我国一些小型生物科技公司和医院进行收费合作，将 CAR-T 细胞免疫疗法应用于临床，通过医院内部审批、签订免责协议等方式应用于癌症晚期患者。这样的"灰色地带"使得公司和医院获得了收益，客观上也一定程度地造福了部分患者，但其中存在巨大的医疗和道德风险。2016 年"魏则西事件"发生后，国家卫生和计划生育委员会叫停了细胞免疫疗法的临床应用，细胞免疫治疗被限定为只能用于开展临床研究。直到 2017 年 12 月，国家食品药品监督管理总局发布了《细胞治疗产品研究与评价技术指导原则（试行）》，指出细胞制品将按药品评审原则进行管理，基本结束了其由"第三类医疗技术"向"药品"监管的过渡期，为其未来发展铺平了道路。2021 年 2 月，国家药品监督管理局发布《免疫细胞治疗产品临床试验技术指导原则（试行）》，提供了更具针对性的建议和指南。

2. 安全性问题

CAR-T 细胞免疫疗法在治疗癌症方面取得了令人瞩目的疗效，具有传统疗法所不具备的优势，但依然面临着挑战。CAR-T 细胞免疫疗法和其他新技术应用研究一样，存在极大风险和不确定性。作为一种全新的活细胞治疗药物，细胞因子风暴和脱靶效应是 CAR-T 细胞免疫疗法的主要安全问题，其次是神经毒性和肿瘤溶解综合征。细胞因子风暴是免疫细胞在 CAR-T 细胞免疫疗法过程中暴发性地分泌大量的细胞促炎因子而造成的非特异性的

炎症反应。CAR-T 细胞免疫疗法诱发细胞因子风暴是不可避免的，临床上需要密切观察，及时应对，降低对患者的安全威胁。除了细胞因子风暴，脱靶效应也是 CAR-T 细胞免疫疗法中致命的副作用。由于 CAR-T 细胞免疫疗法抗原的靶向性非常强，对表达相应抗原的肿瘤细胞和正常细胞都具有攻击性，从而可能造成器官衰竭等严重后果。CAR-T 细胞免疫疗法是基因治疗和细胞治疗相结合的技术，具有可能因存在基因整合或细胞复制而带来二次肿瘤的风险。另外，由于受试者个体差异，我国尚无统一、标准的细胞治疗方法，即使采用已经过充分验证的制备工艺，但仍难以保证所制备目的细胞的质量，疗效也会存在差异。

3. 知情同意

CAR-T 细胞免疫疗法作为一种新的细胞免疫治疗技术，其治疗方案的拟定也必须根据受试者的肿瘤类别及所处分期、所接受过的治疗、采集样本时的身体状况或与上一次治疗的间隔时间，以及每个受试者 T 细胞亚群的比例等做适当调整。许多 CAR-T 细胞免疫疗法仍属于临床研究范畴，并非成熟的治疗方案。不少研究者在实践中用"临床治疗"的说法代替"临床研究"，使受试者在知情同意过程中存在"治疗性误解"的情况。有的研究者渴望避免标准治疗带来的不幸后果，可能会高估这类新技术的潜在好处而低估其风险。也有研究者为了研究成果，向患者隐瞒病情，误导甚至强迫患者参加临床研究。这不仅严重违反了伦理自愿原则，还会降低受试者的依从性，延误病情，损害受试者利益。

4. 基因信息保密

CAR-T 细胞免疫疗法涉及基因信息，受试者对其基因信息有保密、维护、支配等相关权利。有的研究者为了利益，有意将受试者的基因信息泄露给不法组织，也有的研究者在临床研究中由于疏忽造成受试者基因信息泄露，这都将对受试者的隐私造成极大损害。因此，研究者必须采取安全措施，保护受试者研究数据的机密性。研究者不得私自向学校、收容所、保险公司、公安、司法部门、社会组织等机构提供受试者基因信息，以免损害受试者权益。

二、CAR-T 细胞免疫疗法临床研究的伦理审查要求

伦理审查制度在我国的发展仅有 30 多年，考虑到国情和文化的差异，我国有关生物医学研究的伦理审查制度仍处于建设中。虽然《细胞治疗产品研究与评价技术指导原则（试行）》已于 2017 年 12 月实施，并进一步细化了细胞治疗产品的开发和研究要求，但在这方面我国同欧美国家相比仍有较大差距。在欧美国家，细胞免疫疗法临床研究的申请、执行、应用等环节的伦理审查均较为严格。美国食品药品监督管理局下属的生物制品评估和研究中心负责评估基因治疗、细胞治疗的安全性和有效性。生物制品评估和研究中心负责对 CAR-T 细胞免疫疗法的安全、生产和控制数据进行评估，从而确保其是否可以进行临床应用。根据欧洲药品管理局的资料，CAR-T 细胞免疫疗法须先后经专利药品委员会、高级治疗委员会和欧盟委员会批准后方可在临床应用。针对我国细胞治疗的现状，相关政策法规也在逐步规范中。CAR-T 细胞免疫疗法的临床研究总体尚不令人满意，关键技术有

待攻克，严格的监管和伦理审查是必要的。因此，为了规范我国细胞免疫疗法，使相关临床研究严格遵从伦理原则，对我国 CAR-T 细胞免疫疗法临床研究的伦理审查要求提出以下建议。

1. 安全第一

在任何情况下，科学的利益、未来患者的利益、重大的社会利益等都不能凌驾于当前受试者的安全和权益之上。例如，美国食品药品监督管理局对诺华制药有限公司的 CTL019 正式进行专家组投票之前，曾公开表示，有效性并不是首要关注点，安全性才是重点。因此，伦理审查时必须重点关注其安全性。由于 CAR-T 细胞免疫疗法的特殊性、疗效的不确定性、研究成果的巨大商业潜力等问题，伦理委员会应区别于一般研究者发起的临床研究，对其进行科学规范的伦理审查；指定 1～2 名专业相关的委员作为主审委员，必要时聘请独立顾问，以增强伦理审查的可靠性和权威性。同时，伦理委员会须对研究者资质和实验室条件等进行综合评估。一个质量可控的临床研究必须建立在一个良好的质量保证体系基础上。这对保证受试者安全、保障其权益更具有现实意义。CAR-T 细胞免疫疗法临床研究需要实验室团队与临床团队紧密配合，始终把受试者的安全和权益放在优先地位。现阶段 CAR-T 细胞免疫疗法的作用机制尚不完全清晰，因此其安全性监测应贯穿于整个研究过程，并制定应急处理事件的标准操作规程。

2. 更科学地判定风险受益比

目前，伦理委员会判定一项研究的风险主要是凭委员的直觉，而直觉通常有偏倚。因此，为了使伦理委员会委员对研究的风险受益比有更好的判定，应使用规范的研究风险系统评估，这比直觉更准确可信。受试者获得的治疗受益和人类所获得的科学知识应大于受试者面临的风险，且风险最小化。在带来预期受益的同时，受试者承担的风险应是合理的，风险受益比是可接受的。伦理委员会既要慎重对待各种潜在的风险，但又不可因噎废食，要在"不伤害"和"有利"之间找到平衡点。在伦理审查中，微观层面要做风险受益评估，以保障受试者的权益；宏观层面要认真平衡科学性和伦理性，既保证受试者的安全权益，又保障研究结果的可靠性，实现双赢。

3. 公平和尊重

招募受试者要贯彻"公正平等"原则，以尊重受试者隐私和自主权的方式选择适合的、自愿的、知情的受试者，认真评价受试者的负担、预期风险与受益比，切实保护其安全和权益。CAR-T 细胞免疫疗法进入临床研究的时间较短，对其长期治疗效果尚无全面评价，研究者既不能把晚期癌症患者视为必然的"小白鼠"，也不能把他们排除在细胞治疗的大门之外。因此，客观公正地招募受试者尤为重要。

4. 严格知情同意

知情同意是伦理审查的重点之一。临床研究前，受试者有权利知情，研究者有义务告知，研究背景、研究过程、相关注意事项，以及可能给受试者带来的风险和受益等应在知情同意书中给予充分表述。研究者应尊重和保障受试者对是否参加研究的自主决定权，尽可能以受试者可接受的方式告知各种潜在的风险和受益。对于具有某些宗教信仰的受试者，研究者应告知其 CAR-T 细胞免疫疗法属于血液制品，尊重并理解受试者的宗教信仰，防止使用欺骗、利诱、胁迫等手段使受试者同意参加研究，并允许受试者在任何阶段无条件退出研究，始终将受试者权益放在第一位。

5. 免费、补偿和赔偿

目前，我国以免费、自愿的方式针对 CAR-T 细胞免疫疗法进行深入临床研究和探索。对于参加研究的受试者，不得收取任何研究相关费用，并应给予餐补、交通补贴等相应补偿。如果因为 CAR-T 细胞免疫疗法本身或细胞回输后临床处理不及时等造成严重不良事件，使受试者受到伤害甚至死亡，应及时对受试者进行免费治疗，并根据我国相关法律法规得到相应的赔偿。伦理委员会审查知情同意书时应重点关注此内容，切实维护受试者安全和权益。

6. 强化跟踪审查

为了扬其利而抑其害，必须对临床研究加以规范和约束。伦理委员会有责任和义务开展 CAR-T 细胞免疫疗法临床研究的过程监管，并根据风险确定合理的跟踪审查频率。CAR-T 细胞免疫疗法临床研究都必须严格按照临床研究的伦理审查要求进行会议审查，确保其科学性和伦理性；且项目获批后严格执行跟踪审查，并定期对实验室、病房等进行实地访查，以确保受试者的权益不受损害。相关医疗卫生机构和伦理委员会必须对整个研究过程进行及时有效的监管，并保存所有相关文档。

三、总结

我国 CAR-T 细胞免疫疗法临床研究虽然较国外整体起步较晚，但后期发展突飞猛进。随着技术准入门槛及行业管理规范的提升，我国细胞治疗产业快速发展。国家卫生行政部门应针对我国国情，尽快健全法律法规、制定技术标准，形成细胞免疫疗法伦理规范并在国家层面对细胞免疫疗法临床研究领域进行重点支持，推动我国 CAR-T 细胞免疫疗法临床研究的快速发展，惠及更多癌症患者。伦理委员会委员和伦理办公室工作人员应加强 CAR-T 细胞免疫疗法新知识学习，严格依据政策法规受理和审查 CAR-T 细胞免疫疗法临床研究，高质量审查其科学性和伦理性，确保 CAR-T 细胞免疫疗法临床研究符合伦理准则，使受试者风险最小化和受益最大化。

第二节　基因编辑技术

当前，各国政府大都允许将基因编辑技术应用于体细胞基因治疗，但禁止用于生殖系基因治疗且暂不考虑用于人类增强。CRISPR/Cas9 基因编辑技术缺乏明确的责任伦理主体，容易引发安全性、权利冲突和社会公平问题。鉴于 CRISPR/Cas9 基因编辑技术潜在的临床应用价值，伦理委员会应负责相关临床研究的伦理审查和监管。伦理委员会委员和伦理办公室工作人员应主动学习基因编辑技术知识，依据政策法规、伦理准则受理和审查 CRISPR/Cas9 基因编辑技术的临床研究，确保高质量审查其科学性和伦理性。

2015 年 4 月，中山大学黄军就团队在《蛋白质与细胞》杂志上发表了用 CRISPR 技术突破性地编辑人类胚胎基因的研究。此前国际上尚无任何公开发表用 CRISPR 编辑人类胚胎基因的报道，因此该文引发了全球性的激烈伦理争辩。一些西方国家的科学家认为编辑人类胚胎基因的研究及其临床应用有巨大伦理争议，但我国也有一些科学家和伦理学家却认为该研究不存在严重的伦理问题，如邱仁宗教授就曾为此辩护。

2016 年 4 月，广州医科大学的范勇等在《辅助生殖与遗传学》（*Journal of Assisted Reproduction and Genetics*）发表文章称，该团队在研究获得伦理审批后，在无法正常发育的人类早期胚胎中利用 CRISPR/Cas9 技术植入以 *CCR5* 基因为靶点的突变体，探讨采用相关技术阻断艾滋病病毒侵染人类免疫 T 细胞的问题。2016 年 11 月，四川大学华西医学中心研究者首次将 CRISPR 用于患者的治疗，且该研究已在 2016 年 7 月获得医学伦理委员会的批准。就编辑人类胚胎基因的科学家及其所在机构伦理委员会、刊发论文的期刊而言，这些研究虽有一些伦理争议，但不该就此阻止人类基因编辑技术的发展，如试管婴儿和克隆技术均曾带来严重的伦理冲突和对新技术的恐慌，经一定时间才被理解和接纳。这启迪科学家应以崇高的责任感与良知思索怎样恰当地应用基因编辑技术。鉴于此，本节通过探讨 CRISPR/Cas9 基因编辑技术在临床研究中引发的伦理审查问题，以期为临床研究中涉及该技术的伦理审查提供参考。

一、CRISPR/Cas9 基因编辑技术

与锌指核酸酶（zinc finger nuclease，ZFN）技术和转录激活因子样效应物核酸酶（transcription activator-like effectors nuclease，TALEN）技术相比，2013 年诞生的 CRISPR/Cas9 基因编辑技术具有准确率高、脱靶率低、技术要求简单、易操作和价格低廉的优点。理论上每个基因均可由 CRISPR/Cas9 编辑，如用 CRISPR/Cas9 技术编辑生殖细胞的致病单基因，可彻底解决某些家族遗传病，但 CRISPR/Cas9 基因编辑技术仍存在 Cas9 蛋白不能对任意序列进行切割和导致切割其他非特异位点即脱靶效应的缺点。即使 *Science* 杂志 2015 年底曾报道了美国麻省理工学院张锋教授团队创建的 3 个新版本的 Cas9 酶具有更低的 CRISPR 脱靶效应，但这仍不能作为其安全性和研究合法化的充足理由。

迄今尚无基因编辑技术的准确率达到 100%，而编辑人类生殖细胞必须达到 100% 的准确率。即使有 100% 的准确率，也不能随意编辑人类生殖细胞，主要原因为被改造基因带来的深远影响无法预测，不可逆改造的生殖遗传无法纠错，改变人类基因多样性可能会影响人类进化。生物物种的完整性不同于生物个体基因的完整性，它是同一物种中的成员所共有的基因组的完整性，代表物种的本质。人类有责任维护物种的完整性，以保持物种的特

异性。异源转基因技术违背了生物物种的完整性，伦理上应拒斥；而同源转基因技术一般没有损害生物物种的完整性，伦理上可接受；基因内修饰技术（尤其是基因编辑技术）有可能损害生物物种的完整性，需具体分析。生物个体或物种的基因或基因组都是可以改变的，但生物个体基因型的完整性及物种成员共有的 DNA 结构的完整性不能被改变。否则，不仅会损害生物个体，而且会损害生物物种的组成、多样性及功能，这是伦理保护的要点。

二、基因编辑技术的应用

2017 年，《自然》（Nature）杂志发表综述文章，该文章基于 CRISPR 基因编辑技术及其各种应用，介绍了在 DNA 特异性、产物选择性等方面对 CRISPR 的新认识，最后突出强调了 CRISPR 基因编辑技术在基础研究、生物技术和治疗研究方面取得的一些进展亮点。

1. 基因编辑技术可用于体细胞基因治疗

曾有将基因编辑技术应用于体细胞的成功例子，如利用基因编辑技术解除了一位 1 岁英国女孩莱拉（Layla）的病痛，通过修饰供体的免疫细胞，接种数月后女孩的病情得到明显缓解。体细胞基因治疗是一种较成熟的治疗方法，基因修饰后的供体体细胞只影响受体本人，不会遗传给后代。随着基因编辑技术的快速发展，将其用于体细胞基因治疗的风险受益比在伦理上是可以接受的，因此基因编辑技术可用于体细胞基因治疗。

2. 禁止将基因编辑技术用于生殖系基因治疗

如果仅仅是为免除子孙后代的遗传病，基因编辑技术用于生殖系基因治疗在伦理上是可行的。然而，迄今为止基因编辑技术仍存在靶向效率低、脱靶突变率高的致命缺点，伦理上难以估计的高风险不允许将其用于生殖系基因治疗，否则会给受试者本人及其后代带来严重不可逆的医源性疾病。美国基因治疗先驱安德森（Anderson）和弗里德曼（Friedman）明确人类生殖系基因治疗必须满足三个条件：①体细胞基因治疗的安全有效性得到了临床的验证；②建立了安全可靠的动物模型；③获得了公众的广泛认可。欣克斯顿小组也声明："我们并不认为此刻已具备足够的知识来考虑将基因组编辑技术应用于临床生殖目的。然而，我们承认，当所有的安全性、有效性和治疗的要求均得到满足时，将这种技术用于人类生殖也许在道德上是可接受的，虽然还要求做进一步实质性的讨论和辩论。"

由于 CRISPR/Cas9 基因编辑技术自身存在的缺点，且其在修饰人类胚胎基因方面还不成熟，存在很大的技术风险，其风险受益比在伦理上无法被接受，因此，国际上一致认为利用 CRISPR/Cas9 基因编辑技术对人类胚胎基因进行修饰，并在临床上使用是"不负责任"（irresponsible）的举动。

3. 不考虑将基因编辑技术用于人类增强

人类增强是指基于现代科学技术而有目的地增强人类本身具备的原有能力的干预。对于基因增强，不管是出于医学目的还是非医学目的，现在都不应该考虑。医学目的的基因增强包括增强人类预防艾滋病、禽流感、埃博拉病毒病等的能力。基因增强不同于基因修饰，会引发额外风险，额外添加基因可能会导致其他基因的异常表达，进而带来生理功能的改变甚至疾病。非医学目的的基因增强包括改变人类的头发、皮肤、瞳孔颜色，延长寿命，提高奔跑速度等。非医学目的的基因增强将面临远超受益的风险，因此被绝大部分人反对，这种为了完美性状的追求将得不到伦理学的辩护。

三、基因编辑技术引发的伦理问题

根据世界医学会《赫尔辛基宣言》（2013 年）、国际医学科学组织理事会与世界卫生组织的《涉及人的健康相关研究国际伦理准则》（2016 年），以及美国的《贝尔蒙报告》（1978 年）等国际伦理准则，可采用知情同意、可接受的风险受益比和公正分配等措施保障受试者的权益。可见，在审查研究者发起涉及 CRISPR/Cas9 基因编辑技术的临床研究时，必须重点审查风险受益比、安全性和有效性，以及如何实施知情同意。目前该领域仍存在以下伦理问题。

1. 尚无明确的责任伦理主体

其实质争议包括当代人与未来人类之间的利益关系问题，人类的部分利益与整体利益的关系问题。德国技术伦理学家汉斯·尤纳斯提出责任伦理思想，其关注的伦理关系包括人类可持续性与未来，技术责任伦理观是尊重和保护未来人类的尊严和权利。目前尚无 CRISPR/Cas9 基因编辑技术的明确责任伦理主体，对基因编辑技术应用的责任伦理缺乏有效监管，也缺乏有效的监督机制。

2. 安全性问题

CRISPR/Cas9 和其他新技术应用研究一样，极有可能被滥用，继而导致巨大风险和不确定性。因此，伦理上必须重点关注其安全性，特别是将基因编辑技术应用于临床研究的审查时。编辑生殖细胞的安全性尚无法评估，已达成的共识强调"目前为止还不具备进行任何生殖细胞临床应用的条件"，应暂时禁止用于人类生殖的相关细胞系的基因修饰和编辑。2015 年 12 月在美国华盛顿举行的首届人类基因编辑国际峰会和 2018 年 11 月在中国香港举行的第二届人类基因编辑国际峰会均郑重声明"进行生殖系细胞基因编辑的任何临床应用都是不负责任的"。甚至许多当前被认为可引发某种疾病的基因，未来可能被发现是预防另一种疾病的基因。

3. 权利冲突问题

生命伦理学的自主性原则强调，在涉及他人利益的行动或决策中，行动者需得到他人许可才能干涉他人利益。2016 年 2 月，*Nature* 发表的一篇题为"你应当编辑你孩子的基因吗？"的文章，就相关问题做了探讨。这篇报道引起人们的深入思考：人类胚胎基因编辑可治疗某些严重的（致命性）遗传病患者，也可能使后代免于病痛，却无法确保他们健康和幸福。科学家、医生、父母或社会都无权决定对未来人类的基因组做某种改变或编辑，否则会影响他们未来的生命状态。

4. 社会公平问题

和其他生物医学领域的新兴技术一样，人类胚胎基因编辑技术的应用研究也带来平等和公平的伦理争辩，其中谁可获得基因编辑治疗和基因编辑治疗研究为谁而做是最突出的问题。首先，基因编辑技术应用研究的前提预设可能导致严重的社会冲突，极有可能因为基因编辑技术在人类胚胎基因改良方面的应用研究而引发激烈的社会抗议和严重的冲突。其次，人类胚胎基因编辑技术可能被用作人类增强的工具，这最终将加剧社会的两极分化，影响社会公平。基因歧视将成为沉重话题，基因决定论成为基因增强社会的主流意识形态，而大大低估环境和后天教育的重要性。最后，基因编辑技术用于人类胚胎改良或增强，还可能引发技术或少数人对社会公众或整个人类的控制问题，带来更深远的公平问题。

因此，前沿科学家、伦理委员会、学术期刊、公众媒体、政策制定者和管理者要对任何新兴技术保持谨慎乐观的态度。CRISPR/Cas9 基因编辑技术从实验阶段进入临床应用需要谨慎的、长期的、多学科的研究和充足的证据，应先通过动物实验测试生殖细胞基因编辑的安全有效性。CRISPR/Cas9 基因编辑技术即使具备了编辑人类胚胎基因临床研究的条件，也应被严格禁止。在临床研究的优先考虑方面，在 CRISPR/Cas9 基因编辑技术安全有效的前提下，应优先考虑选择囊肿性纤维化、镰刀型贫血症等很严重但又无治愈方法的疾病。

四、基因编辑技术引发伦理问题的对策

人类拥有共同的未来，对人类未来的守护是人类共同的职责。人类胚胎基因编辑技术有着巨大商业利益，众多研究者和企业必将投入其中，面对这种巨大的利益诱惑，研究者能否坚守科学道德底线而开展负责任的研究和创新是一个重大问题。虽然科学家和社会公众都关注 CRISPR/Cas9 基因编辑技术蕴含的风险，但他们对风险的感知内容和程度存在差异。伦理委员会和科学家主要关注 CRISPR/Cas9 基因编辑技术的风险类型及其影响因素、可接受的最低风险及降低风险的策略。

CRISPR/Cas9 基因编辑技术相关临床研究必须严格按照临床研究的伦理审查要求开展会议审查，确保其科学性和伦理性；项目获批后应严格执行跟踪审查以确保受试者的权益，相关医疗卫生机构和伦理委员会必须及时有效地监管整个过程，并翔实地保存全部文档。

1. 加强文化沟通

尽快形成受广泛认可的 CRISPR/Cas9 基因编辑技术伦理规范。为规避人类胚胎基因编辑技术带来的不利结果和负责任地开展研究，科学家、决策者、政府部门、伦理学家和社会公众应群策群力、辩论和协商，制定符合科学和伦理原则的规则，由此形成的相关基因编辑伦理规范才具有可行性，争取在不妨碍 CRISPR/Cas9 基因编辑技术研究发展的同时，避免伤害后代人的利益。

2. 设立独立的伦理审查机构

科学界的一致意见是，让 CRISPR/Cas9 基因编辑技术修饰人类生殖系基因的基础研究

在统一的规范指导下健康发展，其中尤为关键的是在国家层面上设立基因编辑技术的独立伦理审查机构。例如，在英国，开展基因编辑技术的临床研究必须先通过独立权威机构的伦理审查。我国可借鉴此设立独立的基因编辑技术伦理审查机构，审查基因编辑技术修饰人类生殖系基因研究的伦理问题，并进行伦理批准后的跟踪审查以监督其研究是否符合伦理要求，预防发生违背伦理规范的技术行为。

3. 制定国家层面的法律规范

对于利用基因编辑技术修改人类胚胎基因，各国政府持不同态度。加拿大法律严禁此类研究，美国则禁止联邦经费资助此类研究。我国应在国家层面上开展对基因编辑技术的法律规范建设，确保健康有序地开展基因编辑技术的研究和应用。鉴于滥用基因编辑技术可能引发剧烈的伦理争议，不仅损害国家形象，也会影响社会稳定和行业发展，因此必须制定相应法律、条例或伦理指导原则，明确我国基因编辑技术的禁止和适用对象及范围。其中，对于无伦理争议又具有重大医学应用价值的体细胞和成体干细胞基因编辑等研究，可大力支持其临床前和临床研究；但是对于有潜在重大伦理、社会问题的人类胚胎和生殖细胞基因编辑等研究，务必严格设定研究对象和范围，禁止其临床前和临床研究。

4. 制定技术标准和伦理准则

CRISPR/Cas9 基因编辑技术具有受益不确定性和潜在高风险的双重特点，不能放松其技术监管，靠国际性禁令也无法完全禁止全球范围内的研究。因此，制定人类胚胎基因编辑临床前及临床研究的技术标准和伦理准则已迫在眉睫，这是各国政府、国际组织和学术界正面临的一个重要问题。

5. 国家层面应对基因编辑研究领域进行重点支持

虽然我国在基因编辑研究领域已获得诸多成果，但远不如美国和欧洲的发达国家，特别是核心技术专利方面，可能限制我国未来基因编辑研究成果的转化应用。为充分发挥基因编辑研究在国家安全、人口健康和生物产业升级中的应用，我国应从政策引导和科技布局方面大力支持基因编辑研究，特别是原始创新和系统优化，这有助于建立一大批拥有自主知识产权的基因编辑技术体系，最终促进基因编辑的下游应用。同时，国家应支持基因编辑技术在重大遗传性疾病（如珠蛋白生成障碍性贫血、镰刀型细胞贫血症等）、重大感染性疾病（如艾滋病、乙型肝炎等）中的研究和应用，助推我国健康和生物等产业的发展。

五、"基因编辑婴儿"事件的伦理问题

据媒体报道，2018 年 11 月 26 日，我国南方科技大学的贺建奎在第二届国际人类基因组编辑峰会召开前一天向外界公布，一对名为露露和娜娜的 CRISPR/Cas9 基因编辑双胞胎婴儿于 11 月在我国"健康诞生"，这是世界首例免疫艾滋病的基因编辑婴儿。这一事件快速引发我国甚至全球学术界、媒体和公众对该项研究的安全性和伦理性的广泛热议。值得注意的是，此研究结果是贺建奎本人向外界透露的，事先没有通过同行评议发表论文，详

细研究结果在第二届国际人类基因组编辑峰会上进行首次报告。报告称，婴儿的基因已经过人为修饰，能够天然抵抗艾滋病毒；这项临床研究已通过深圳和美妇儿科医院的伦理委员会审批，并在中国临床试验注册中心完成注册登记。但是，这次基因编辑目的不是治疗重大遗传疾病，而是获得对艾滋病毒的抗性。经国家卫生健康委员会调查核实，该研究的伦理批件系伪造，且已被中国临床试验注册中心撤销其注册登记。下面通过分析"基因编辑婴儿"事件涉及的研究合规性、伦理委员会审查合法性、研究科学性、基因编辑技术缺点及可能带来的影响，对该事件进行伦理方面的剖析。

1. 研究的合规性

该研究是违法违规的，无论是我国还是国外的政策法规，都只允许从事研究性的人类胚胎克隆。我国科学技术部和卫生部于 2003 年联合下发的《人胚胎干细胞研究伦理指导原则》中明确规定："不得将前款中获得的已用于研究的人囊胚植入人或任何其它动物的生殖系统"。2017 年科学技术部下发的《生物技术研究开发安全管理办法》中也明确将"涉及存在重大风险的人类基因编辑等基因工程的研究开发活动"列为高风险等级，要求各科研机构严格管理。2015 年，第一届国际人类基因组编辑峰会的国际共识明确规定 CRISPR/Cas9 基因编辑技术只能用于基础学术研究，禁止一切以生殖为目的的临床研究和应用。

2. 审查的合法性

医学伦理审查有严格的流程，最终提供的伦理批件必须有伦理委员会盖章和主任委员签字，并附参会委员的签到表。但深圳和美妇儿科医院伦理委员会前成员接受采访时表示，"基因编辑婴儿"审查申请书签名或是伪造的，且签名委员并非生殖、艾滋病病毒（HIV）或基因编辑领域的专家，无外单位人员，也未显示投票统计结果。如果该审查申请书就是伦理审查批件，则不符合《涉及人的生物医学研究伦理审查办法》规定的伦理审查决定要求。按照其提供的项目伦理审查申请书上的日期来看，在伦理申请批准前研究就已开展，这严重违背了必须获得伦理审查批件方可开展研究的基本原则。该伦理申请书阐述研究前期在猕猴等动物上进行了相关实验，但仅描述过程却无任何详细结果及后续的观察结果。经国家卫生健康委员会调查核实，该伦理批件为伪造。此外，该研究在中国临床试验注册中心的注册登记是在研究开展很久之后的补注册，按照相关规定，必须注册登记后才能开展临床研究。事件发生后，中国临床试验注册中心已撤销该研究的注册登记。

基因编辑技术始终不是唯一去除基因突变遗传疾病的方式。敲除 *CCR5* 基因并不能给原本可能健康的婴儿带来明显的受益，但婴儿却要承担未知的不可控风险。编辑基因的婴儿同样具有人权，对于婴儿因基因编辑而出现的问题没有其他人能负责，甚至包括婴儿的父母。据悉，婴儿父母签署的知情同意书内容是关于"艾滋病疫苗"的试验，而非基因编辑胚胎研究。研究者在第二届国际人类基因组编辑峰会上公布研究结果前，无任何相关管理部门知晓婴儿出生的医院等信息，整个伦理跟踪审查过程缺乏应有的监管和透明度。

3. 研究的科学性

据报道，基因编辑婴儿的母亲不是艾滋病患者，其父亲虽是 HIV 携带者，但长期治疗后病情得到了很好的控制。理论上，父母都是艾滋病患者也可能生出健康婴儿，其中最简单的方法是双方都进行成功的抗病毒治疗以抑制病毒。现有的母婴阻断技术有效率高达98%以上，可阻止新生儿不被 HIV 感染；HIV 感染的父亲和健康的母亲可生育健康孩子，根本无须编辑 CCR5 基因。CCR5 对人体免疫细胞的功能起重要作用，一旦敲除，可能对机体产生难以预见的潜在威胁。由于 HIV 的高变异性，除 CCR5 基因外还有其他受体基因可使用，因此敲除 CCR5 基因也无法完全阻断 HIV 感染。CCR5 基因的敲除是否能确保孩子的健康极不明确，CCR5 的已知功能和其他未知功能会一并缺失，敲除 CCR5 基因可能会使人类更易遭受西尼罗病毒等的侵袭，甚至诱发神经系统疾病和肿瘤，且我国人群并无天然CCR5 基因缺失，此次基因编辑双胞胎婴儿后续将面临的各种风险根本无法想象。

4. 基因编辑技术本身的风险

CRISPR/Cas9 作为新兴的基因编辑技术，大多数研究都是在动物身上进行的，目前仅限定在人类血液、肝脏、眼睛、肌肉等少量组织器官中进行基因编辑，但也是慎之又慎。基因编辑胚胎不是新鲜事，目前有待突破的不是编辑本身而是如何避免脱靶，即使目前最新版本的 CRISPR/Cas9 基因编辑技术也达不到 100%的准确性。CRISPR/Cas9 基因编辑技术一旦运用不慎，会产生脱靶效应，从而会在基因组中引入不可预估的突变。2018 年，曾有多篇论文指出 CRISPR/Cas9 基因编辑技术可能会使细胞缺失抑癌基因 p53，增加细胞癌变的可能性。研究者仅能在胚胎早期通过测序筛查以预防脱靶，但目前检测脱靶的技术水平是有限的。根据报道和贺建奎在峰会上展示的结果，双胞胎婴儿中至少有一个脱靶却并未被准确检测出，即这个婴儿没有完全编辑成功，没有获得所谓的"艾滋病抗性"。

5. 可能带来的后果

脱靶带来的错误编辑会遗传给后代，尚无证据表明可通过现有的医学技术水平预测基因编辑带来的后果。伦理审查既要保护受试者的知情权，也要保护受试者的隐私权，受试者不应成为研究者获取名利的工具。对此次事件的大规模报道将影响受试者及其家庭的隐私，该研究引发的后果可预见地会使基因编辑领域的研究受到影响，也会使我国的科研发展受到质疑，甚至给我国科学家带来不良声誉。该事件也可能延缓 CRISPR/Cas9 基因编辑技术的发展和临床应用。例如，1999 年美国曾发生基因治疗导致受试者死亡事件，由于脱靶效应引发了白血病等副作用，迫使基因治疗相关临床研究因无法申请到经费而被暂停，整整延误了基因治疗十几年的发展。因此，应先严谨规范基因编辑技术，再开展临床研究，冒进做法可能扼杀基因编辑技术的持续发展。

六、"基因编辑婴儿"事件可能导致我国多个层面的伦理重塑

"基因编辑婴儿"事件引发全球热议，不仅给受试者带来未知风险，也已影响基因编辑行业的发展，给我国科学界带来负面影响。第二届国际人类基因组编辑峰会组委会声明指出：临床实践的科学理解和技术要求仍然很不确定，且风险太大，目前不允许进行生殖细胞编辑的临床研究，对生殖细胞的编辑在临床上的任何应用仍然是不负责任的。如果生殖

细胞基因组编辑的风险得到解决，并且符合严格的独立监督、迫切的医疗需求、缺乏合理的替代治疗方案、制定长期随访计划、关注对社会的影响等标准，在未来可能会被接受。即便如此，公众的接受程度仍可能因司法管辖区而异，导致不同的政策反应。"基因编辑婴儿"事件表明我国伦理相关法规及其监管需进一步完善，高校伦理委员会建设和行业自律亟待加强，该事件的发生可能导致我国多个层面的伦理重塑。

1. 加快我国关于医学伦理的立法

目前，法国的《生命伦理法》、比利时的《人类研究法》和《美国联邦法规汇编》第21篇第56部（21 CFR Part 56）已有针对医学伦理委员会的立法，而我国仍无伦理相关的立法。我国医学伦理委员会常设于医疗卫生机构，由医疗卫生机构自行发起、组建和任命委员，多数委员来自医疗卫生机构，难以保证组织框架和利益冲突管理的独立性。因此，需要对医疗卫生机构医学伦理委员会进行监管。《涉及人的生物医学研究伦理审查办法》第十四条规定"医疗卫生机构应当在伦理委员会设立之日起 3 个月内向本机构的执业登记机关备案，并在医学研究登记备案信息系统登记"。我国可借鉴欧美国家的做法，建立行之有效的涉及伦理的相关法律，这不仅可加强对伦理委员会的管理力度，也可为惩治违规研究者提供法律保障。伦理立法能有效管理、引导生命科学、临床研究，为我国受试者保驾护航。

2. 切实加强医学伦理委员会建设

"基因编辑婴儿"事件在某种程度上促进了我国医学伦理委员会的监管和审查能力建设，未来在医学伦理立法保障下，更能确保医学伦理委员会的独立性、公正性和透明性。相关部门应切实加强对伦理委员会的指导和监管，建立健全伦理委员会的考核评估机制，主动参与伦理认证，以评促建。医学伦理委员会独立性和受重视程度的提升，不仅可保障伦理秘书及其他工作人员的数量和专业性，也可促使伦理委员会纳入专业性更强的委员，更严格更频繁地培训委员的伦理审查能力。严格的科学性和伦理性审查能提高受试者风险受益比评估的严谨性，提升伦理审查质量以保护受试者权益。

3. 制定医学伦理的专家共识

我国学术界的各专业协会、团体应在定期召开的学术会议中设置伦理专题，及时更新伦理相关专家共识，防止类似"基因编辑婴儿"事件发生，避免不可预见的负面影响；提升学术界整体伦理认知，制定监管标准，加强临床研究的监管，借助新媒体和交流平台，确保医学新技术临床研究的公开性和透明性。

4. 增强医学行业自律

负责任的医学科学研究、技术应用机构、企业应制定行业自律倡议书；医学行业研究者必须在合法合规的伦理原则下开展临床研究，确保其研究和应用真正造福人类，促进社会发展，使受试者受益；有必要加强医学人文社科知识的教育，研究者除需提供 GCP 培训证书外，还应逐步按要求提供临床研究的伦理培训证书，以提高其伦理意识。伦理立法也有助于促使研究者自律地按照政策法规开展临床研究。

5. 科普及公众的医学伦理知识

基因编辑婴儿可能会污染人类基因池，研究者应尊重公众知情权，恪守信息公开的原则。公众是医学新技术潜在的临床研究受试者和应用者，公众对医学新技术认知越充分，越能支持这些新技术的探索和应用。要警惕类似"基因编辑婴儿"事件背后的商业炒作，避免可能造成的公众对医学新技术的恐惧和抵制。因此，国际国内医学新技术论坛、峰会后，应将行业共识和决策者的决定告知公众。

七、总结

即使 CRISPR/Cas9 基因编辑技术有潜在的临床应用价值，国家也应禁止开展人类胚胎基因编辑技术的临床研究。脱靶效应和潜在的镶嵌现象是 CRISPR/Cas9 基因编辑技术存在的高风险。也仅当临床前研究取得实质性突破时，CRISPR/Cas9 基因编辑技术才可能被允许开展临床研究。医学科研机构和伦理委员会有责任和义务开展 CRISPR/Cas9 基因编辑技术相关临床研究的立项审查、登记备案及过程监管。伦理委员会委员和伦理办公室工作人员应加强学习，严格依据政策法规和伦理准则受理及审查 CRISPR/Cas9 基因编辑技术的临床研究，确保高质量审查其科学性和伦理性。医学研究机构要加强科研人员的伦理培训，提升其伦理意识，确保基因编辑相关临床研究符合伦理规范。

第三节　基因信息检测技术

基因信息检测可能引发个体、家庭和社会层面的隐私问题，基因信息检测的不知情权已得到广泛认可。知情同意采用告知后同意，不仅体现了对个人人格尊严和自主权的尊重，也有利于基因资源的有效利用；应在法律上构建合理的程序性制度，保障知情同意的自愿性和真实性，并落实于具体操作上。在我国法律确立不知情权的基础上，应禁止用人单位和保险公司要求劳动者和被保险人实施基因检测或提供基因信息，也要禁止检测婴幼儿不可治愈疾病的基因。可见，在临床研究伦理审查中，当产生冲突时，需要前瞻性设计知情同意以解决个人不知情权与自身健康利益的冲突问题，并应在立法上构建合理程序以保障告知后同意的落实。

《世界人类基因组与人权宣言》（联合国大会 1998 年 12 月 9 日第 53/152 号决议通过）提出的人类遗传信息研究和利用原则为，无论怎样的遗传特征，任何人的权利和尊严都应得到尊重，务必采取恰当措施保密遗传数据。从传统隐私保密观点而言，应保护个人 DNA 遗传信息，未获得本人同意，他人不可使用遗传信息而获利，也不能将遗传信息提供给第三方，以避免可能造成的不利。但任何人的基因信息检测结果都或多或少与其他人有关联，在基因检测用途和影响方面，基因信息检测结果涉及个人，同时可能涉及其后代、家人及社会其他部门，在某些情况下甚至会直接损害第三方利益。

随着基因信息检测技术的飞速发展和广泛应用，遗传信息不断被解读，一些隐私的遗传信息被暴露。第一代传统测序只是针对性地检测特定片段，仅揭示与目标疾病相关的遗传信息，不会检出意外结果。第二代测序技术则针对全基因组测序，不仅限于测定特定目标疾病序列，还可获得意外的检测结果。一部分人极力提倡基因检测以促进健康福祉，另一部分人却认为有权对自身遗传信息保持选择性的无知，近年来，后一种主张获得更多关注。不知悉自身特殊遗传信息的权利属于个人隐私的一部分；获悉自身遗传信息可能在一定程度上影响未来生活，甚至使生活变得更糟。对于如亨廷顿病等迄今仍无有效治愈方法的疾病，阳性检查结果反而会增加患者的心理负担，却无法改善健康。因此，下文梳理了国内外临床研究中涉及基因信息检测的知情同意中的问题和注意事项，并分析其原因，以期为我国当前临床研究中知情同意的伦理审查提供借鉴。

一、基因不知情权

基因不知情权的定义是作为基因提供者（基因隐私权人）有权利选择不知晓自身基因信息。《世界人类基因组与人权宣言》第五条明确规定："每个人决定是否愿意被告知基因检测结果及检测结果的意义的权利应当得到尊重"，因为"向一个没有明确表示知悉意愿的人揭示其基因信息，侵犯了个人隐私（私领域或自我领域）"。特别强调基因不知情权是出于基因信息的"高度预言性"，个人的健康和生活等信息能被基因信息预测。在现如今的检测手段下，由于人们掌握的基因科普知识不足，也无能力应对此类高度预言性信息，虽得知基因信息可产生一定益处，但其也可能引发诸多负面效应。基因检测结果只表明个人带有某种缺陷的基因或不良基因，提示将来可能患病但并非必然患病，现实中只有很低概率的人群最后患病。但对于剩下的大部分人，获悉自身带有某种缺陷或不良的基因，也无法保证其未来的健康状况，只会增加其心理负担。可见，基因不知情权是保证基因隐私权人拥有不知悉自身基因信息的选择权，如此可保护自身生活领域（如就业、保险、医疗、教育等领域）的自主权。

有权知道的主张在一定程度上有其合理性。有权选择性地知道或有权不知道自身遗传信息，这在本质上表示个人对信息获取程度的预设：如果完全不明白疾病的风险、疾病的基础知识和遗传背景，根本不能权衡知道或不知道遗传信息的利弊，更无法判断检测的意愿性，这种情况下，实际上不存在不知情权利。主张有权不知道基因隐私可分为三个阶段落实：①普及疾病和基因检测的知识；②认识遗传疾病；③在理解前两阶段信息后，选择不愿再深入了解更详尽信息（如突变情况）的办法，达成保留个人的不知情权。

在临床研究的结果告知环节，不知情权可能受到挑战。例如，检测受试者样本时，研究者可能不经意间获得具有重大临床价值的个人信息，此信息也许并非研究的最初目的。研究者为保护受试者健康，可能告知受试者此信息。在生物样本利用和知情同意的前瞻性设计中，需要权衡并弱化这两者之间的冲突。

二、基因检测引发的隐私问题

就目前基因检测的应用而言，通过临床检测途径获得的遗传信息至少可能在以下 3 个层面引发隐私问题。

1. 个体层面

持基因不知情权观点的人认为，特殊环境中的个人或他人的检测结果可能负面且不可逆地影响个人原有生活方式，自主性安排的生活会受干扰，隐私会受到侵犯。基因不知情权具有潜在挑战性：①常规临床检测发现了额外的遗传信息，如意外数据出现于全外显子和全基因组测序；②检测家族遗传信息对未检测者具有重要价值，特别是能用于研究的临床检测数据和样本等遗传信息，其后续研究的重大发现可能有益于未检测者健康。

2. 家庭层面

正常情况下，利益冲突不存在于基因检测结果的隐私保护与家庭成员之间，但不能忽视个人隐私与家庭成员健康利益间的矛盾。个人检测结果可能关系到家庭成员的利益，如果以隐私为借口对家庭成员隐瞒个人检测结果，个人隐私保护与家庭成员利益间的矛盾就产生了。存在严重疾病风险并可能采取干预措施时，医生有自由裁量权决定是否向受试者家属揭露其检测结果，但就裁量权并无具体指南指导医生怎样开展，仅能按照利益最大化和伤害最小化的原则简单处理。美国人类遗传学协会在 1998 年发布声明，说明了医生在家属与患者之间遗传信息告知与保密的自由裁量：医生有义务将家族遗传病的定义告诉患者，至少要告知患者基因检测结果可能给个人和家庭成员带来的风险。医生有义务遵守保密原则，当满足下列条件时除外：规劝患者告知其亲人检测结果不成功时，将极可能带来严重、迫切和可预见的伤害，明知某位亲属有可避免、可治疗或早检查能降低遗传风险的疾病；医生保守隐私所造成的伤害应大于打破保密义务来解释遗传信息带来的伤害。

3. 社会层面

在可能与遗传信息有关的、涉及社会公共或私人机构的社会职能、利益的求职、入学、健康保险等领域，机构可能要求个人出具医学或健康检测结果，而出具检测结果可能带来基因歧视，被侵犯的个人隐私可能导致机构的不公正对待。

三、临床研究的知情同意注意事项

国际人类基因组组织（HUGO）伦理委员会《关于药物基因组学的声明：团结、公平和治理》[*Statement on Pharmacogenomics (PGx): Solidarity, Equity, and Governance*]（2007年）中指出，基因组学应用的最重要伦理考量是拯救生命、减少痛苦，在兼顾传统伦理原则的基础上，强烈呼吁人们关注共济与公平原则。共济原则是指遗传疾病是人类社会所共同面对的缺陷，人类有共同利益且对他人负有道德义务，通过分享信息参与到研究之中是值得称赞的对社会的贡献。

1. 前瞻性设计解决知情同意的问题

当个人不知情权与健康利益之间产生矛盾时，研究者需考虑检测结果的预后意义，权衡检测结果对受试者身心健康的负面影响，可依据具体情况权衡利弊以开放性解决此两难问题。在知情同意过程中可事前采取恰当措施减少此两难问题的出现。

鉴于不知情权和人类遗传资源研究可能导致的特殊问题，提醒研究者在关注基因检测的知情同意时，先满足知情同意的基本要求，尽可能地采取防范措施防止该类问题。研究者应充分告知受试者有关疾病的科普知识、检测目的及可能给个人带来的风险、受益，同时阐明涉及人类遗传资源的临床研究对样本、病历和检测结果的使用范围，保护受试者隐私。鉴于共济原则，研究者应鼓励受试者提供样本参与临床研究，但不得以明示或暗示的方式胁迫受试者参加临床研究，要尊重受试者的自主性；应向受试者承诺不会因为不参加样本后续的临床研究而对他们目前的临床诊疗有任何不正当影响，也应向受试者说明后续临床研究的目的和受试者的合理权利。

2. 隐私与结果的告知

对于涉及人类遗传资源研究的基因检测，研究者获取的患者疾病、健康信息可能关联后续诊疗，甚至影响个体的家庭关系、生育计划和社会适应性。受试者样本、病历、检测结果等被记录在案的信息若被泄露，可能在一定程度上影响甚至伤害受试者的正常生活。研究者有义务对受试者的信息保密，在知情同意书中要写明研究者和受试者各自的隐私保护责任与义务。

3. 告知后同意的操作程序

告知后同意是指具有正常理解力和决断力的个人，在接受并充分理解告知信息和特定建议后，自由和自主地决定接受该建议，同意授予他人依照该建议对自己开展干预的权利。告知后同意原则具有基因的人格权属性，是尊重人的人格尊严和自主权的表现形式。告知后同意是有内在理念的隐私权，也就是说个人自主决定自身信息的权利是隐私权的核心，权利人有权决定个人信息控制权的变动。因此，在法律上具备自主地决定个人基因信息被收集、流通、利用的权利，能大体保护基因隐私权和人格利益。告知后同意原则可有效利用基因资源和充分发挥基因的经济利益。

告知后同意原则的具体操作制度要求：需经基因权利人或其监护人同意，他人才允许获取并利用基因信息；获得基因权利人或其监护人的同意之前，基因信息收集人须全面履行告知义务。第一，需告知基因信息收集、使用目的，收集基因信息的手段或方法，基因信息分析后得到的常规结果，基因信息分析结果的用途，基因信息所有者的权利和救济措施。第二，构建合理的程序性制度，从法律上确保告知后同意的自愿性和真实性。在保险人与被保险人、公权力与个人、雇佣者与被雇佣者、医生与患者之间，鉴于双方的不对等地位：①同意主体必须是基因信息权利人或其监护人，需同时获得基因信息权利人与其家族成员同意方可采集他们共同的隐私基因信息；②鉴于基因信息属于重要的私人信息，应以要式主义做出告知后同意；③基因信息权利人可在各个环节（基因的收集、利用、流通、储存等）无条件地撤回决定。同理，当事人可随时就授权的内容、期限等权限范围进行补充。

四、总结

研究者在临床研究中通过基因检测可揭示与受试者疾病、健康相关的重要信息。检测决策是基于对受试者的指征、危险因素和风险受益等的综合考量；基因信息检测前，研究者应尽量向受试者解释检测的目的、可能结果及重要信息，研究必须在获取知情同意后再开展。在理想的知情同意中，研究者应明确告知受试者检测结果、遗传信息对其健康和其他利益的影响，受试者借助专业人员的意见来权衡利弊，最终明确参加检测还是退出。比较各国学者的论述和立法经验，基因不知情权已被基因检测者广泛认可，该不知情权经由受检测者本人于检测前的明确表述得以体现，这种受检测者对于不知情的选择以医生的全面咨询告知为前提，也就是知情的不知情权。我国法律也应规定不知情权，禁止用人单位和保险公司要求劳动者和被保险人实施基因检测或提供基因信息，并禁止检测婴幼儿不可治愈疾病的基因。因此，在临床研究伦理审查中，当个人不知情权与自身健康利益产生冲突时，需要前瞻性设计知情同意以解决该两难问题。

第四节　人类辅助生殖技术

一、人类辅助生殖技术伦理现状

人类辅助生殖技术包括体外受精胚胎移植（*in vitro* fertilization and embryo transfer）及其衍生技术和人工授精（artificial insemination）两大类。前者主要包括体外受精胚胎移植、卵质内单精子显微注射、配子或受精卵输卵管内移植、胚胎冻融、植入前胚胎遗传学诊断等。全球人类辅助生殖技术的应用率、成功率和安全性逐年增加，其中日本的人类辅助生殖技术应用数量每年渐增，且使用患者的年龄日益增加。2015 年日本的数据显示，其单个胚胎移植数量接近移植总数量的 80%，且更多胚胎移植已从新鲜移植变为冷冻移植。近年人类辅助生殖技术发展迅速，但其存在增加出生缺陷的风险（新鲜胚胎和冷冻胚胎的风险均较高）。人类辅助生殖技术给无数不育夫妇带来新希望的同时，也带来卵子、精子、受精卵、胚胎商业化，以及代孕和技术滥用等问题。解决人类辅助生殖技术伦理问题不能仅仅依靠从事人类辅助生殖技术的各类医疗卫生机构和计划生育服务机构（简称生殖机构）的自身监管，其自律性无法确保技术的合法性和合理性。因此，必须借助生殖医学伦理委员会（reproductive medicine ethics committee）对其进行评判。

2001 年卫生部要求开展人类辅助生殖技术的医疗卫生机构设立生殖医学伦理委员会，此举有效推动了我国辅助生殖技术的规范化管理，但相对于已较规范的医院医学伦理委员会，生殖医学伦理委员会仍存在法律法规无法满足现实需求、教育培训不到位、伦理委员会审查能力不足、监督效率低和咨询难以满足需求等问题。我国生殖医学伦理委员会任重道远，需不断借鉴国内外医学伦理委员会的经验，结合自身条件加快建设，为更多的不育夫妇保驾护航。人类辅助生殖技术事关不育夫妇的利益，也涉及其后代、亲属及第三方（捐赠精子、卵子者等）的利益。为安全有效、合法合规地开展人类辅助生殖技术，确保各方权益和维护社会公正，2003 年卫生部颁布的《人类辅助生殖技术和人类精子库伦理原则》明确规定，我国生殖伦理有七大原则：有利于患者、知情同意、保护后代、社会公益、保密、严防商业化和伦理监督。

《人类辅助生殖技术和人类精子库伦理原则》明确规定：实施人类辅助生殖技术的医疗卫生机构应建立生殖医学伦理委员会，并接受其指导与监督，该原则首次以行业法规的形式强制性规范其组织构建和监督职能。目前，我国生殖医学伦理委员会尚处于起步阶段，加上公众对其重要性认识不足，一些配套措施还不完善，导致其无法真正发挥监督、伦理审查和伦理咨询作用。当前我国人类辅助生殖技术正快速发展，具有国家卫生健康委员会准入资格的生殖机构已过百家。人类辅助生殖技术知识普及不足及其前沿性导致患者在选择适宜技术时面临诸多伦理挑战，包括赠卵体外受精、显微镜受精的适用指征、超促排卵的适应证等。

国际妇产科联合会早在 1985 年就成立了生殖伦理委员会，讨论将人类辅助生殖技术伦理问题的结果汇总成建议书，为诸多国家政策法规的制定提供借鉴基础。新西兰最早组建国家层面的人类辅助生殖技术伦理委员会（Ethics Committee on Assisted Reproductive Technology），2006 年发布首个伦理委员会年度报表。澳大利亚国家健康和医学研究委员会（National Health and Medical Research Council）制定了生殖医学伦理指南，并依据临床实践出台和更新了版本。西欧国家和美国尽管没有国家级别的生殖医学伦理委员会，但欧洲人类生殖与胚胎学学会（European Society of Human Reproduction and Embryology）和美国生殖医学会（American Society for Reproductive Medicine）都建立了相应的伦理委员会，讨论人类辅助生殖技术的伦理问题并给出建议。

我国中华医学会生殖医学分会于 2005 年 11 月成立于湖南长沙，现已成立伦理学组，但没有国家级的生殖医学伦理委员会。卫生部已于 2007 年 10 月下放体外受精胚胎移植技术的审批权，除精子库的审批外，各省、自治区、直辖市的卫生健康部门可审批人工授精和体外受精胚胎移植。

二、生殖医学伦理委员会的职责及问题

生殖医学伦理委员会的职责应依据《人类辅助生殖技术和人类精子库伦理原则》和有关通行的国际伦理准则设定，包括监管人类辅助生殖技术全过程，针对生殖医学伦理进行宣传教育，并提供伦理问题相关的审查、咨询、论证和建议。卫生部于 2001 年颁布的《实施人类辅助生殖技术的伦理原则》与 2003 年颁布的《人类辅助生殖技术和人类精子库伦理原则》并无详细指导原则，主要问题包括标题式概述生殖医学伦理委员会的职责，缺乏详细的实施细则，对于具体实施缺乏有效指导。

生殖医学伦理委员会的组成、运作和决策应相对独立。生殖机构的业务范畴和规模决定了生殖医学伦理委员会的规模。开展供精、人工授精和涉及遗传物质检查和捐赠伦理审

查的伦理委员会，由于需要有遗传学家和相关专业人士的参与，委员数量建议可适当多些。为保证生殖医学伦理委员会决策的公正性和合理性，我国生殖机构平均至少需 7 位委员。有些生殖机构主任就是生殖医学伦理委员会的主任委员，人文科学研究人员相对欠缺且未设立专项基金；一些生殖医学伦理委员会没有章程，也没有一套强有力的伦理管理制度，或不按照章程和制度运行；部分项目无报酬，这也影响了伦理委员会委员的工作积极性。目前，要求所有生殖医学伦理委员会有效开展工作并不实际。

目前，生殖医学伦理委员会的工作存在以下缺点：主要用于应付检查，难以实现其指导和监督功能，不能按照伦理委员会的工作章程、制度开展工作，缺乏系统性和规范性，文档记录不详细，不积极解决审查、监督中的问题和建议等。

1. 教育培训

胜任生殖医学伦理委员会的工作，必须要经过一定的培训与教育，我国尚无专门针对生殖医学伦理委员会委员的培训机构，不少从事人类辅助生殖技术的医护人员认为生殖医学伦理委员会的工作是多余的，对患者生育后代没有实质性的帮助。

2. 审查

按照国际惯例，生殖医学伦理委员会应审查涉及人类辅助生殖技术的研究者发起的临床研究和新技术，如胚胎冷冻保存、卵胞质内单精子显微注射术、卵子冷冻、卵母细胞体外成熟技术等。人类辅助生殖技术临床研究需要接受独立、公正和及时的审查，以评估开展新技术的人员和设备等方面的可行性，但目前大部分生殖机构将这类研究者发起的临床研究和新技术纳入医学伦理委员会审查范畴，而不归生殖医学伦理委员会审查。

因此，为更好地保护接受人类辅助生殖技术的患者，应由更专业和组成更合理的生殖医学伦理委员会审查相关临床研究和技术的科学性和伦理性，以真正发挥生殖医学伦理委员会的专业定位职能，这类似国外已出现的干细胞伦理委员会、基因编辑伦理委员会等专业伦理委员会。临床研究分为药物临床试验、医疗器械临床试验和研究者发起的临床研究，后者是为了囊括非药物、非医疗器械临床试验而设定的类别，而并非有固定范围、必须囊括某些类别，是一种较笼统的称呼，因此不能认为涉及人类辅助生殖技术的临床研究和新技术必须由医学伦理委员会审查。例如，有些医院为了更专业地审查药物和医疗器械临床试验，将审查此类临床试验的伦理委员会与审查研究者发起的临床研究的伦理委员会分开运行，比如有的医院甚至有独立的干细胞伦理委员会，专职审查涉及干细胞的临床研究。

生殖医学伦理委员会应审查人体胚胎是否小于 14 天，是否来源于死胎、选择性流产后的胚胎或体外受精后不再需要的剩余胚胎，需经过知情同意方可用于科学研究；应不定期或定期就新技术、新方法应用面临的伦理新挑战进行专题研讨，并将其纳入管理范畴并适时调整以完善。例如，对显微镜受精适用指征、赠卵体外受精、冻胚的处理和研究、人群遗传病史监测、供精人群的遗传病史询问、供精协议书修改、废弃配子和受精卵管理等伦理问题开展审查。在伦理监督原则指导下，主要质控指标不应低于 2003 年 6 月 27 日卫生部颁布的《人类辅助生殖技术规范》、《人类精子库基本标准和技术规范》和《人类辅助生殖技术和人类精子库伦理原则》中的标准。

（1）隐私保护：不育夫妇属于特殊群体，除患有不育症之外，大部分人还有心理问题，因此尤其应重视保护其疾病隐私。生殖机构医护人员对保护患者隐私起关键作用，例如在建立患者档案、采集基本信息时，常遇到部分女患者于初诊时隐瞒宫外孕史、多次人工流产等病史，而这些病史对准确诊治必不可少，因此能否告知其配偶，事关隐私权保护的限度问题。

（2）知情同意：不育患者掌握的辅助生殖技术相关信息量将影响其知情同意的决定。生殖医学伦理委员会委员应制定并不断完善"知情同意书""多胎妊娠减胎术同意书"等。知情同意书内容应涉及适应证、治疗选择权、治疗程序、生殖机构稳定的成功率、潜在的受益、技术可能带来的法律和伦理问题、注意事项、联系方式、每周期的总费用、药物选择、长短期身心风险（多胎、自然流产、异常妊娠等）和为降低这些风险所采取的措施等。患者有权随时提出中止人类辅助生殖技术，但不能影响其后续治疗；患者及其在人类辅助生殖技术下出生的孩子应接受随访和长期评估；在人类辅助生殖技术下出生的孩子与自然受孕分娩的孩子享有同等的法律权利和义务，如受教育权、继承权、赡养父母的义务等；不育患者对人类辅助生殖技术下出生的孩子负有法律和道德上的权利和义务。

（3）跟踪审查：研究者发起的临床研究应开展跟踪审查，包括修正案审查、年度/定期跟踪审查、违背方案审查、严重不良事件审查、暂停/终止审查和结题审查。生殖医学伦理委员会应当督查医护人员是否严格按照预定的治疗方案对患者实施治疗，当需修改治疗方案时，医护人员应及时与患者沟通协商，以"有利于患者"为原则，经患者同意后方可修改治疗方案。还应严格对不育夫妇和已出生的孩子进行随访。

3. 监督

对于生殖医学伦理委员会而言，国家卫生健康委员会的检查是目前我国仅有的考核其工作的方式，检查专家常是临床医生。鉴于人类辅助生殖技术的专业性和相对垄断性，以及商业和经济利益的驱动，易引发失控问题，这涉及权力的制约，因此生殖医学伦理委员会应对人类辅助生殖技术的全过程和有关研究进行监督，并对实施中遇到的伦理问题进行审查、咨询、论证和建议。这些监督主要涉及尊重患者、公正对待患者、遵循知情同意原则、保护患者利益和隐私等。

4. 咨询

伦理咨询属于生殖医学伦理委员会的常规工作，建议是咨询的必要环节。生殖医学伦理委员会应根据其职责要求，向患者、家属及医护人员开展伦理咨询，分析诊疗或研究的伦理状况，向其提供伦理建议，协助妥善处理伦理问题。咨询并非为患者做决策，建议或意见不约束患者，患者有自主决策权。

三、对策

我们应解决人类辅助生殖技术带来的伦理、社会和法律问题，使人类辅助生殖技术规范、健康发展。相关对策包括修订法律法规以保障生殖医学伦理委员会有章可循；对人类辅助生殖技术研究实行严格的审查准入制度和伦理监管等，从伦理查房、病历抽查和患者调查入手强化监督；通过确保初始审查质量、落实随访等跟踪审查、培训委员和增进同行交流等提升审查能力，也从医护人员、患者和公众的多层次教育培训着手，提升其生殖伦理意识，并通过多渠道、新形式提供咨询服务。

1. 修订法律法规以保障执行

随着人类社会的进步和人类辅助生殖技术的发展，中华医学会生殖医学分会伦理学组于 2018 年 10 月已形成了有关冷冻胚胎保存时限的十条共识，但现有政策法规无法满足现实需求。超促排卵技术适应证的界定模糊，无处置异常受精卵的详细规定，缺少技术临床应用路径，这些都给人类辅助生殖技术带来隐患。人类辅助生殖技术所带来的挑战，仅仅依靠强化人类辅助生殖技术从业人员的职业道德和法律意识，加强卫生健康管理部门的监管是不够的，关键需要有健全的法律法规加以规制。法律管制是人类辅助生殖技术管制的最佳模式，代表着未来人类辅助生殖技术管制的发展方向。除《民法典》及其释义相对简要地规定了人类辅助生殖技术部分相关内容外，仅有《人类精子库基本标准和技术规范》《人类辅助生殖技术规范》《人类辅助生殖技术和人类精子库伦理原则》等行政规定，虽明确要管理人类辅助生殖技术实施过程，但并无管理、实施、权利保障等层面的详细法律规定。因此，我们应从法律层面监管医疗行为，明确人类辅助生殖技术相关法律责任。《人类辅助生殖技术和人类精子库伦理原则》有明显滞后性，随着人类辅助生殖技术的快速发展，应联合卫生健康管理部门、行业协会和生殖医学专家，依据国内外趋势和临床实践，制订可操作性强的管理实施细则和伦理审查标准操作规程分别供医护人员和伦理委员会执行。

2. 强化监督

鉴于目前我国并无生殖医学伦理委员会的监督法规，建议尽早出台人类辅助生殖技术校验现场检查标准细则等文件。通常情况下，卫生健康管理部门仅在生殖机构申报人类辅助生殖技术项目时才进行检查，项目批准后对生殖伦理委员会的运作和运作情况常缺乏日常监管。因此，各级卫生健康管理部门要严格落实生殖机构的准入制度，切实担负起责任，加强管理与监督；卫生健康管理部门应通过有奖举报途径，严惩违法行为。人类辅助生殖技术行政审批权已于 2007 年下放到省级卫生行政部门，多次人类辅助生殖技术专项整治行动已带来积极改变。

生殖医学伦理委员会需务实开展伦理审查、监督、宣传教育和咨询，依据一定的伦理原则，对在医疗、临床研究、新技术应用等过程中出现的伦理问题进行论证、指导、建议，确保人类辅助生殖技术遵守伦理原则，避免伦理监督形式化。为更好地执行伦理监督，可采取以下具体措施。

（1）伦理查房：建立伦理查房制度有助于落实监督功能到各具体环节。伦理查房要求填写工作监督记录表，提出伦理整改意见，以发挥其在伦理监督中的关键地位。可每月不定期进行伦理查房 1 次，查房小组可由生殖医学伦理委员会委员和/或聘请专家组成，至少 2 人。伦理查房时应重点监督人类辅助生殖技术各环节的管理，主要包括人类精子库、供精人工授精病例、体外受精病例、适用证掌握、体外受精实验室等；确保规范执行各管理制度，保障就诊环境隐私，健全登记随访，签署知情同意书，登记患者婚姻状况及其证明资料。执业人员需持技术培训证书上岗，并负责病历的登记、撰写、保管、保密，管理供精者资料，培训医护人员的伦理知识，收集新伦理问题等。伦理查房有助于及时发现人类辅助生殖技术各环节的管理纰漏，能以第三方角色评估临床诊治、体外受精操作等环节的执行情况。

为更好地了解医护人员落实伦理原则的程度，可采取病房实地观察、问询不育患者、查看病历和床头登记卡等方式，及时记录查房信息，并保存伦理查房记录。根据查房情况给出伦理评价或适当建议，监督并及时纠正问题。若可立即解决问题，应纠正并记录；若需要生殖医学伦理委员会讨论决定的，应由生殖机构向生殖医学伦理委员会提交审查资料。

（2）抽查病历：生殖医学伦理委员会应注意抽查病历的登记详细程度，了解不育患者的病历书写内容、格式和保管的伦理规范性，必要时督促医护人员落实计划生育法规和伦理原则，以期通过规范临床治疗路径和病历记录的要求，提升人类辅助生殖技术服务水准。

（3）调查患者：生殖医学伦理委员会应加强对不育患者的了解，注意收集患者意见，借此评估生殖机构、医护人员落实伦理原则的程度，以评价其医疗伦理的依从性。从需求出发推行专项或全面的调查，可通过询问不育患者、问卷调查、处理患者抱怨和/或投诉等方式执行。

3. 提升审查能力

人类辅助生殖技术的前沿性和复杂性对生殖医学伦理委员会建设提出了更高的要求，以《人类辅助生殖技术和人类精子库伦理原则》为依据和指导已无法满足其建设需要，应尽早出台生殖医学伦理审查指导原则，用于指导临床实践；应加快生殖伦理的政策法规、监督管理、患者和公众参与度等建设速度；应定期开例会，要求至少 2/3 生殖医学伦理委员会委员参加会议；基于足够的伦理依据，经与会委员讨论尽量达成一致意见，作为审查决议的依据；临床研究的伦理审查等关键事项须获全体委员 2/3 以上一致票数才能生效；常规伦理委员会纸质资料应存放 10 年以上，涉及人的健康相关研究的伦理审查资料要保留 15 年以上，而生殖医学的伦理审查资料应存放 25 年以上。

（1）确保初始审查质量：人类辅助生殖技术应用之前的临床研究要经过生殖医学伦理委员会的审查，应重点审查患者适应证、本生殖机构技术可行性等科学性问题，以及风险受益比等伦理问题，并体现于知情同意书中。在每一步的诊疗流程中，医护人员应与患者详细沟通，不育患者夫妇需同时到现场签署知情同意书。

（2）落实跟踪审查：生殖医学伦理委员会应对已批准项目开展跟踪审查，包括长期随访，确保生殖机构对体外受精胚胎移植出生婴儿的随访率高于 95%。人类辅助生殖技术属于新技术，并不断有其他新技术加入，并不完全成熟，兼具一定的试验属性，包括不能准确评价对子代的中长期影响，因此长期随访非常重要。

（3）委员培训：生殖医学伦理委员会可基于委员履行职责的需要，根据内容和重点分阶段实施伦理培训。按照工作所需，采取现场和/或在线伦理培训、知识讲座、案例分析、咨询、审查、提建议等形式，以提高委员的医学伦理素养。生殖医学伦理委员会办公室可在每次审查会议前培训国内外最新政策法规和生殖相关新生物技术。

（4）探索标准化工作体系：目前，我国开展人类辅助生殖技术的生殖机构已按要求建立了生殖医学伦理委员会，并开展了一些伦理工作，有些工作可能不够规范。探索生殖医学伦理委员会的标准化工作体系，应广泛征集伦理学家、生殖医学专家、管理学专家、法学专家、患者等各方意见，必要时做系统调研，才可能制定出符合一定标准的具有可操作性的工作流程。

生殖医学伦理委员会在工作职能、工作流程、组织架构上，可借鉴我国医院医学伦理委员会的经验教训和研究成果，结合辅助生殖医学的特点，按照《人类辅助生殖技术和人类精子库伦理原则》的具体要求修改完善，以满足人类辅助生殖技术的实际需求。按照各生殖机构建设和运行状况，将构建的标准化程序渗透到生殖医学伦理委员会的体系构建及完善过程中，将是今后生殖医学伦理委员会建设的主要方向。标准操作规程是伦理监督程序的最低要求，临床实践的每个案例都具有独特性，应适当灵活执行标准操作规程。

4. 强化教育培训

教育培训是生殖医学伦理委员会的重要功能，仅靠培训医护人员无法快速推进生殖医学伦理的建设，更要培训患者和公众。

（1）医护人员：由于人类辅助生殖技术行业的特殊性，《人类辅助生殖技术规范》（2003年）规定了人类辅助生殖技术相关医护人员的资质要求，但仅有资质还不够，要持续提升医疗技术水平，解决医学方面的伦理挑战，如研究单胚胎移植有助于减少多胎妊娠，降低减胎风险，提升活产率；根据教育培训计划，定期和不定期培训医护人员，增强其伦理意识，医护人员应严守患者的生育史等秘密，并定期参加考核；病案室专人专管不育患者病历，规范复印、借阅制度，杜绝遗失病历。

（2）患者：利用人类辅助生殖技术信息宣传栏、展厅、视频播放、宣传小手册、安装大型触摸屏等方式，向就诊患者科普宣教人类辅助生殖技术知识；也可提供微信公众号，患者关注后可在智能手机上阅读图文知识和观看视频。了解了人类辅助生殖技术知识后，不育患者候诊时更易保持身心放松，有助于理解医生的介绍和答疑。宣传教育内容包括就诊流程、各检查项时间节点、检查意义和步骤、本生殖机构辅助生殖成功率、费用等，特别要告知各项就诊、检查和知情同意内容。依据诊疗的整体流程，分段式宣传教育。经过多轮宣教，帮助不育患者详细了解治疗过程各步骤的细节，有助于增强患者依从性。

（3）公众：生殖医学伦理委员会应协助开展社区、公众的生殖伦理教育，应协助潜在患者了解人类辅助生殖技术治疗和研究的伦理常识及难题，从而保障不育患者的正当权益。根据患者就诊时遇到的伦理难题，有针对性地对公众进行人类辅助生殖技术相关知识的宣传教育，宣传方式应易于接受且生动有效。宣传途径包括微信、微博、传统报刊、电视、广播等媒体的公益栏目，从而加强公众对生殖知识、人类辅助生殖技术、相关法律法规和伦理的了解，使不育夫妇树立正确的就医观，提供正确的就医途径，严厉打击宣传不实治疗效果、误导患者就诊的不育广告，从社会层面增加认知度，营造人类辅助生殖技术健康正规有序发展的良好社会氛围。

5. 提供咨询

生殖医学伦理委员会为更好地开展伦理咨询活动，可设立咨询委员会，委员轮流提供咨询，或设立伦理咨询小组，或聘请咨询专家；咨询可单独进行，也可结合临床治疗过程，使之成为随访的一部分；可通过生殖机构建立网站、微信公众号、电话、电子邮件、微博等渠道，解答患者的伦理困惑，帮助其获悉真实详细信息以自主选择医疗需求，保障其合法权益。伦理咨询过程常包括接受患者的咨询申请、咨询前的了解和准备、正式咨询。伦理咨询相关的申请表、摘要、建议和会议记录等全部纸质文档应保存备查，对于涉及患者、参与者隐私的文档应额外加密保存。

四、总结

生殖医学伦理委员会应按年度计划对委员、医护人员、患者和公众进行伦理知识的相关教育和培训；坚持伦理审查与人类辅助生殖技术的同步发展，维护不育患者的正当权益；及时发现、研究、讨论、解决日常工作中新的伦理问题，有针对性地完善和规范相关制度及流程，加强不同生殖医学伦理委员会之间的实操经验交流，开展不同医学伦理组织、生殖医学组织之间的交流。结合我国生殖机构的发展现状，不断探索伦理审查、监督和教育培训的体系化建设，借鉴欧美生殖医学伦理委员会及我国医院医学伦理委员会的成功经验，有助于加快我国生殖医学伦理委员会的健康发展。

第五节　新神经技术之脑机接口

新神经技术是指干预大脑本身的经颅脑刺激、深部脑刺激、脑机接口及神经干细胞治疗这四种技术。其中，脑机接口（brain-computer interface）是一种不依赖于外周神经系统和肌肉正常输出通道的通信控制系统。脑机接口技术在医学领域的应用包括治疗疾病（补偿部分功能、重塑大脑、植入人工器官、心理调适）、诊断（检测意识、预测神经功能、调整用药剂量）和功能增强。脑机接口技术的主要伦理问题包括风险、风险受益比、知情同意、隐私保护、自主性及其责任、社会公平和公正。对于这些问题，可尝试采用以下对策加以解决，如加强国家立法和行业自律，研究伦理问题，探索作用机制和提升设备性能以降低风险，贯彻有利和知情同意原则，保护隐私，明确责任，加强公众宣传以增强其伦理意识。脑机接口技术尚处于初步发展阶段，随着脑科学和生物医学工程技术的发展，在伦理准则和管理建议的防控之下，其必将造福更多患者。

近年来，我国"基因编辑婴儿"事件和"疟疾抗癌"事件等一系列临床研究的曝光，引发了人们对于我国临床研究的社会伦理、公共安全等问题的探讨，各界人士呼吁加强临床研究的学术和伦理审查。2019年2月26日，国家卫生健康委员会在官网上正式发布了《生物医学新技术临床应用管理条例（征求意见稿）》，明确生物医学新技术临床研究实行分级管理。中低风险生物医学新技术的临床研究由省级卫生主管部门管理，高风险生物医学新技术的临床研究由国务院卫生主管部门管理，生物医学新技术风险等级目录由国务院卫生主管部门制定；生物医学新技术的转化应用由国务院卫生主管部门管理。

脑机接口技术可采集并分析大脑生物电信号，在计算机等电子设备与大脑之间构建交流与控制的直接路径，通过记录和传递大脑信号，可激活大脑神经细胞可塑性，改善患者恢复运动的速度和能力。有别于使用设备操作，脑机接口技术借助患者自身的器官或组织操作。2014 年 6 月，巴西世界杯足球赛开幕式上，一位瘫痪少年在脑机接口技术（脑控下肢机械外骨骼）帮助下首次独特开球；2016 年美国国防高级研究计划局借助脑机接口技术用神经控制机械臂；2017 年 4 月，硅谷"钢铁侠"马斯克投资美国脑机接口初创公司 Neuralink，此类产品初创公司还有 NeuroSky、BrianCo 等；2020 年 8 月，研究者在猪身上展示了 Neuralink 最新脑机接口技术；2021 年 5 月，斯坦福大学的研究人员将人工智能软件与脑机接口设备结合，成功开发了一套全新的皮质内脑机接口系统，该系统利用大脑运动皮质的神经活动可解码"手写"笔迹，并使用递归神经网络解码方法将笔迹实时翻译成文本，快速将患者对手写的想法转换为电脑屏幕上的文本。不远的将来，科学家或可借助通过测试大脑来预测个体心理健康程度，以及是否有暴力或抑郁倾向。

脑机接口技术的研发和应用易引发安全、知情同意、隐私和社会公正等伦理问题。2009 年，《神经伦理学》（*Neuroethics*）和《神经网络》（*Neural Networks*）杂志发表了两篇关于脑机接口的神经伦理学的开创性文章。2017 年，20 多位医学、脑科学和伦理学等领域的专家联名在 *Nature* 杂志撰文，呼吁加强关注脑科学伦理。同年，*Science* 杂志也发表论文呼吁建立神经伦理研究指南，以确保大脑与机器之间相互作用的安全性，以期使快速发展的脑机接口技术与伦理指南同步。目前尚无政府或条约规范与脑科学有关的任何伦理问题，神经技术引发的威胁已迫在眉睫。美国国立卫生研究院每年提供大量预算用于研究遗传学可能造成的伦理、法律和社会影响，但无任何专门预算用于研究脑科学的伦理问题。

一、脑机接口技术在医学领域的应用

脑机接口技术应用领域广泛，在医学领域尤其引人注目，将脑机接口技术用于诊断脑损伤疾病和患者辅助康复是脑科学领域最重要的研究方向之一。脑机接口技术无法治愈神经障碍或精神障碍，但可改善有身体严重缺陷患者的生活质量和周围环境适应能力，未来也可能用于增强健康者的身体功能。

1. 治疗疾病

（1）脑控设备补偿部分功能：医疗康复是脑机接口技术应用最主要的方面，脑机接口可通过与环境的交互实现重症瘫痪患者多种功能的替代，也可促进大脑重塑以恢复运动功能，减轻残疾程度以改善患者生活质量。例如，重度运动障碍患者在脑机接口技术的帮助下，借助意念控制机械臂操作完成一些复杂运动，如肌萎缩性（脊髓）侧索硬化、脊髓损伤及其他残疾患者，可利用脑机接口机械义肢或脑机接口电动轮椅等以补偿部分功能。

运动功能丧失患者有望借助脑机接口技术，利用自身脑电图操控轮椅或机器人，以辅助一些基本运动功能。

（2）重塑大脑以康复疾病：脑机接口技术能促进活动依赖的大脑可塑性，改善严重神经系统疾病患者的生活质量。研究证实，脑机接口技术对脑卒中所致四肢瘫痪患者，尤其是闭锁综合征患者也有一定的改善效果。脑机接口技术也可刺激暂时性植物人脑部以恢复部分脑功能。

（3）植入人工器官：脑机接口技术包括人工器官植入大脑。迄今全球已有30多万患者植入人工耳蜗，以替代有听觉障碍的耳朵，恢复患者听力。美国食品药品监督管理局2013年批准的Second Sight公司的视网膜植入物能传输数据到视网膜电极，可帮助色素性视网膜炎引发的眼盲患者感知动作和形状。瘫痪患者植入传感器后可控制机械臂，改善自主活动能力。南加利福尼亚大学的研究者在小鼠和非人灵长类动物中初步试验了人工海马，以期帮助大脑海马受损患者恢复记忆。

（4）治疗心理疾病：脑机接口技术可治疗心理疾病，掌握患者心理健康程度，确定患者心理障碍诱因以对症治疗，包括帮助其掌握自我控制行为能力。脑机接口技术也能刺激脑发育不全患者以促进其大脑发育。

2. 疾病诊断

（1）评估意识：脑机接口技术可用于评估意识障碍患者，针对检测到的与"交流"或"命令跟随"关联的脑电信号响应，以此为意识存在的证明，据此诊断患者处于"闭锁"状态或最小意识状态。研究过程中，要求患者想象自身的躯体运动在控制屏幕上目标图标的移动。与行为量表评估相比，脑机接口技术可提高意识障碍患者评估的准确率。

（2）预测神经功能：脑机接口技术除上述个体化的医学应用外，还能帮助个体大脑整合其他信息，分析大数据以个性化地预测神经功能，包括脑部疾病诊断、认知功能障碍分析、智力测验和犯罪倾向预测等。

（3）调整用药剂量：脑机接口技术还能通过检测脑电信息，判断患者是否合理地使用药物剂量，调整剂量有助于减轻药物对患者的脑损伤。

3. 功能增强

不同于传统行为和生理活动行为反馈的训练，脑机接口技术实时监测大脑活动的神经反馈训练，能及时调控训练方案，实时提醒学习者，根据大脑活动状态以自我调节训练。采用人工海马神经芯片能增强正常人记忆力，以及提高正常人的视觉、听觉、嗅觉等能力，这些人体功能的增强有助于提升竞争优势。

二、脑机接口技术的主要伦理问题

与其他新型生物技术应用的伦理问题类似，风险、知情同意、隐私和社会公正也是脑机接口技术的最主要伦理问题。不同于基因的隐私问题，脑机接口技术的隐私特殊性表现为信息传播的快速性、直接性、广泛性等。

1. 风险问题

风险问题是脑机接口技术最重要和最基本的伦理问题。研究和应用脑机接口技术时，应全面综合考虑，权衡各方利弊，以此决定是否将脑机接口技术用于人体试验和未来研究。当脑机接口技术进入临床试验甚至应用阶段时，更要谨慎对待，及时处理预期和非预期不良事件，尽可能降低风险以保护受试者或患者的安全和权益。

（1）作用机制不清导致错误解读风险：作为交叉学科，脑机接口技术涉及计算机工程和大脑，均需耗费大量经费和时间研究其工程技术和科学原理。迄今，人类对自身大脑的运行机制，特别是信息编码规律的理解尚处于初级阶段。大脑的信号庞杂纷扰，仍需发展提取信号和解析信号的技术来解读大脑信号，目前仍无法判断信息的准确性。大脑信号与行为的关联也很复杂，多种大脑信号整合性地决定某一行为，这些信号与行为的对应关系并未被完整、清晰地认识，轻易解读将产生诸多潜在风险。当未来阐明大脑信号与行为的关联和规律后，还需借助生物医学工程技术正确复制、转移和保存复杂的大脑信号，否则也容易带来风险。

大脑受损后面临正性和负性的神经重塑，为恢复大脑功能，要求干预措施是有针对性的正性重塑，且不产生负性重塑带来的负效应。当脑机接口技术通过重复的错误信号刺激产生非正常突触，形成的负性重塑可能使患者有非意向动作，甚至产生幻觉、强迫、感觉失真，误将假体当作自体部分等情况，此类负性神经重塑是严峻的伦理风险问题。

（2）侵入式技术引发的短期和长期风险：侵入式脑机接口技术需通过手术把电极植入大脑皮质，可收集质量更高的大脑信号，定位也更准确，如通过解析皮质脑电 P300 信号响应能更精确有效地实施交流。人工器官也需采用侵入式技术方可实现其功能。侵入式脑机接口技术不仅成本很高，而且会产生如下诸多伤害：①手术的伤害，主要包括手术产生的出血、创伤和感染等短期伤害；植入物的排异反应、影响脑功能、改变情感和个性等长期伤害。②脑芯片植入的伤害，植入物可改变大脑组织，产生迥异情感，长期使用甚至会重塑大脑。③长期隐形伤害，侵入式脑机接口技术的长期隐性伤害尚需研究，可能对身心健康的隐患和危害更大。据统计，植入电极 2~3 个月，最长 2~3 年，因神经胶质细胞的包裹，植入电极不能持续记录神经细胞的放电信号，信号质量逐步下降，电极性能下降至慢慢失效，因此仍需深入研究电极植入后的使用时长、包装、腐蚀、迁移偏离原预定位置等问题。

（3）非侵入式技术引发的风险：在使用脑机接口技术训练神经反馈和控制机械臂时，当前使用最普遍的是非侵入式头戴设备采集脑头皮电信号。非侵入式技术虽安全无创、成本相对较低，但脑电信号质量不高，还可能带来以下伤害：①误读脑电信号的伤害，非侵入式技术收集的脑电信号不稳定且分辨率低，若误读可能给人体带来间接伤害。人的思维复杂，突发情绪也会影响控制系统，这增加了准确识别脑电信号的难度。②电极的伤害，非侵入式电极也存在感染和皮肤过敏的风险，长期佩戴"电极帽"也产生无线电辐射伤害。

2. 风险受益比

脑机接口技术的治疗效果具有不可替代性，可改善严重运动功能障碍者的生活质量和对周围环境的适应能力。常规疗法改善神经功能存在局限性，植入式手术治疗具备较大潜力和优势。虽然该技术疗效显著，但目前还不成熟，侵入式和非侵入式技术都存在损伤风险，甚至因技术不成熟会使患者遭受二次伤害。鉴于目前脑机接口技术仍未成熟，很难准确预测全部风险，还有很多更严重的风险尚未被认知，其风险受益比具有不确定性、复杂性、不可预测性和模糊性，无法有效和精确评估。风险的定性分析有局限性，无法量化技术引发的人的情绪和性格变化、个人隐私和社会公平性等问题；即使进行定性分析，也要考虑定性分析的合理性和权威程度。因此，必须仔细权衡利弊，科学、合理地评价其功效。但以增强性为目的的脑机接口技术风险受益分析很难得到伦理辩护，因为当前其受益可能小于风险，导致侵犯隐私、干扰自主权等问题。

3. 知情同意问题

脑机接口技术知情同意几乎均涉及弱势群体，更应仔细、谨慎评估风险受益比，关注知情同意过程，仍需研究和制定相应保障措施，使知情同意逐步透明化。例如，闭锁综合征患者无法与外界交流，患者能从何种程度上代表自己的意愿，以及医生和/或研究者能从何种程度上正确理解患者的意愿都是挑战。闭锁综合征患者属于无民事行为能力的人，需要其监护人签署知情同意书。患者对脑机接口技术的临床应用和研究结果的期待可能与实际结果不符，但患者的积极参与有助于该技术发展，虽然患者无法在短期内享受该成果，但可造福于未来患者。

4. 隐私保护问题

脑机接口技术采集的神经信号包含丰富的个人信息，有助于更全面、准确和深入地描述个人特性。分析群体大数据能预测某些重要个人特征，如动机、智力、忠诚度、人格、患病率、犯罪企图等；长期收集和解析大脑信号，能实时动态监测大脑状态和"意念"。脑机接口技术能侵犯个人思维信息、健康信息、行为习惯、生活方式和行踪信息。这些数据已涉及个人最核心的隐私（甚至意识层面），而个人隐私被侵犯意味着丧失自主性。大脑数据的隐私和完整性属于最具价值和不可侵犯的人权。个人的脑健康、智力、脑部疾病发病率将决定其购买保险、培训等的价格。公众缺乏隐私保护意识，隐私保护问题可能比安全问题更严峻，若处理不好，可能导致生存透明化，暴露健康、思维和行为信息，使个人隐私随时有被侵犯的风险。

5. 自主性及其责任问题

患者可能会因使用脑机接口技术而失去自我控制，如患者想使自己更完整、能进行有效沟通和运动，若康复治疗短期内效果显著，这虽属理想结果，但也可能因突然改变引发患者身份认同的困惑。这类似于常规残疾治疗、整容等带来的自我概念的变化，但此类变化在脑机接口技术上可能更突出。通常脑机接口技术仅简单传递大脑思维信号，属于大脑思维的延展，大脑能控制脑机接口技术发生错误。但以往刺激研究显示，脑电信号也可逆向传递，外装置能将外部信号传给大脑，很可能影响大脑原先的判断和决定，这将伤害人的自主性，引发诸多法律和责任问题。若脑机接口技术能准确解析大脑的各种意图，人类务必控制该技术以确保安全和自由意志，包括具备对大脑意图的"自动报警""自动纠错"功能。若"自动纠错"安全阈值无法阻断灾难，是否应由脑机接口厂家承担责任？若能阻断灾难，是否威胁了患者的自由意志？

脑机接口技术引发的责任较为复杂。当脑机接口设备控制失灵对患者、他人和社会造成危害时，不易鉴别人为故意、机器故障或操作失误等引发的责任问题。脑机接口技术可能导致个人信息泄露，甚至财产损失、尊严伤害等责任的承担问题。若是患者有意或无意引发的错误，均需由患者承担后果；若是脑机接口技术引发的错误，其中纯粹由操作系统等设备出错带来的损失可明确判定由厂家负责；若脑机接口工作中既需患者大脑传递信号，又需使用设备内置的算法解读脑信号，则难以鉴别是大脑还是设备的错误。脑机接口技术通过解析脑电信号控制义肢活动，厂家有责任优化技术以准确控制义肢活动。另有观点认为，脑机接口技术义肢不同于一般义肢，是由患者大脑电信号传递给义肢，义肢活动源于患者的意图，应由患者承担责任。

6. 社会公平问题

社会公平属于生物医学新技术的核心问题。脑机接口技术的主要功能为代偿脑损伤导致的部分脑功能缺失，应先用于恢复运动功能障碍患者的能力，而非司法鉴定等非医学目的。脑机接口技术的一个非治疗性重要功能是人类增强功能，但其伦理合理性有待探讨。若未来脑机接口技术用于健康人的功能增强，必将增加对其公平问题的关注和担忧，带来类似其他神经增强技术的挑战。脑机接口技术引发不公平问题的主要原因是健康人对脑机接口技术的可及性。并非人人能支付脑机接口技术费用，仅极少数人能支付高昂的增强使用费，因此其可能成为富人专享权益。即便成本降低，也并非人人都可使用，因为很多人坚持"自然"的身心而拒绝增强技术。除非增强技术被所有人接受，否则必将会带来不公平的问题。使用者与不使用者、使用民族与不使用民族、使用国家与不使用国家之间会产生巨大的差距，最终加剧能力和经济的失衡。

三、加强脑机接口伦理治理的对策

针对上述存在的伦理问题，可尝试采取以下策略加以解决。

1. 加强伦理问题研究，助推国家立法

为有效管控脑机接口技术潜在的伦理风险，使之更好地服务于人类健康，全球各国政府、国际和我国行业组织、各类研究基金应重视脑机接口技术的伦理问题，加强支持和资助有关脑机接口技术的伦理研究和研讨活动。脑科学和生物医学工程相应研究机构、学会组织甚至社会公益基金应积极主动参与进来。欧美发达国家有专项基金资助脑机接口技术的伦理研究和活动，自 2005 年起每年召开脑机接口国际会议。我国发布的《新一代人工智

能领域十大最具成长性技术展望（2018—2019 年）》（包含智能脑机交互），以及 2021 年 9 月科学技术部发布的科技创新 2030 "脑科学与类脑研究"重大项目，均无相关伦理问题的研究。我国政府应组织专家研究和制定意见，提前谋划，应从立法、建立行业标准操作规程方面，切实保护患者信息，促进社会公平公正发展，也需要制定相关法律法规或伦理准则来禁止脑机接口技术应用于健康人的功能增强。

2. 探索脑机接口作用机制和提升设备性能，降低技术风险

脑科学领域需进一步探索大脑哪些信号共同决定了行为的产生，以及如何解析这些信号，从而最真实、最准确地控制外设备。若未完全阐明此类作用机制，无论生物工程技术如何发展，也难以避免脑机接口技术的伦理风险。目前，脑机接口技术仍处于初级阶段，面临信号时空分辨率高、信息量大、监测脑功能复杂、复杂任务精确控制难度高、植入物排异，以及外设备体积大、便携性和移动性欠佳等难题。研究中要引入伦理道德的规范和限制，考虑患者风险，使受益最大化，风险最小化。厂家要加强探索脑机接口技术的作用机制和改进技术，提升准确度以降低风险；提升对已知和潜在安全性风险的意识，在规范使用的前提下，使脑机接口技术能更安全、有效地应用于医学领域。未来可采用嵌入式处理器、无线连接方案改善脑控系统的便携性、移动性，通过引入新材料和改进技术降低成本，让脑机接口技术惠及更多患者。

脑机接口设备必须有容错装置，以自我修复或主动防御错误。很多脑机接口设备在使用前必须不断练习如何正确传递脑电信号转换的控制命令，设备通过不停地闪光刺激等方式反馈控制命令的准确性，这将给患者带来不适并可能产生副作用。因此，尽可能避免不适是脑机接口技术大规模临床应用前必须解决的关键问题。脑机接口技术暂时仅能由大脑向周边单向传递信号，若未来能逆向传递信号，需务必确保向大脑输入的信号不能影响大脑原有的正常功能。因此，仍需研究证实思维信号的逆向传递功能，直面逆向传递信号带来的自主性丧失问题，全面深入地探索逆向传递后果，据此尽早制定伦理准则以规范研究者和申办者的行为。

3. 强调知情同意原则

脑机接口技术必须有利于患者，至少风险应小于受益，并可治疗患者疾病以恢复健康。对于无其他有效治疗手段的疾病，应用脑机接口技术应按照临床研究程序执行，确保受试者受益最大化和风险最小化。脑机接口技术效用评估具有一定的复杂性，应尽量提升效用评估的科学性、准确性和可预测性，以便评估风险受益比，做出正确的伦理判断。因此，要向脑机接口技术应用患者完整和详细陈述脑机接口技术特点、应用潜在的受益和风险、收集数据的使用范围、信息保护等问题，以及因技术不成熟带来的不确定性。应尊重患者的自主性，患者及其家属在完全知情和自愿前提下，由患者决定是否采用脑机接口技术及何时结束治疗。若患者无法表达意愿（如深度昏迷）又必须使用脑机接口技术，应经其监护人同意再进行治疗。

4. 保护隐私

患者常将脑机接口设备的治疗效果列为首要因素，而常忽略隐私保护。脑机接口技术侵犯隐私的独特性使其隐私保护困难重重。应用脑机接口技术时应注意保护患者的隐私，不能泄露其信息，收集和读取信息应以治疗为目的。此外，患者也要增强脑机接口技术相关隐私保护和安全意识。我们可学习国外先进隐私保护经验，从技术层面加强隐私的安全性，包括增强设备安全性、采取软硬件保障措施和加密数据传输等，也要防止他人对大脑植入物的恶意操控。

医疗机构可通过制度和技术手段保护患者隐私，包括严格限定仅当事医生等可接触患者信息、对纸质版和电子版患者信息做必要的匿名化处理等。在患者知情同意的情况下，读取、采集、储存、使用和分享其信息，确保隐私的安全。国家应制定专门的法律法规来处罚泄露患者隐私的行为，给予患者赔偿，并且由泄露者承担法律责任。严格限制厂家通过脑机接口技术对患者信息进行读取、收集、储存、使用和分享，严禁买卖患者信息。

5. 明确责任

认定脑机接口技术的责任要重点关注以下 3 方面。①确定行为意图主体：判定患者的行为意图来自患者大脑还是机器程序。目前义肢无自动产生行为意图能力，脑电信号从患者大脑向外传递，患者仍是行为意图的主体。②确保信号准确传递：脑机接口技术信号是否无损、准确地传递，是判断行为意图真实性的关键。鉴于脑科学研究方法的局限性，脑信号不能独特地代表人的全部中枢神经系统反应。脑信号的稳定性、人机适应程度等也可能影响大脑，使意图被错误理解，迄今尚无患者错误意图的发现和修正方案。③厂家预警"社会危害性"的意图：厂家应预先监控"严重危害社会行为意图"，设定风险阈值。可见，医学领域应用脑机接口技术，需借助责任判定标准以明确各自责任。在脑信号能准确传递患者意图、机器尚无法主动产生行为意图、厂家已设定风险阈值的情况下，患者需对其行为负责。

6. 加强公众宣传以增强伦理意识

媒体应积极宣传脑机接口技术知识，向公众进行科学普及，让公众了解脑机接口技术的治疗优势、安全和隐私问题、对社会公平性的影响，以便未来面对脑机接口技术时，能充分认识和评估风险受益比，实现最佳决策。

四、总结

脑机接口技术在医学领域有其独特的治疗优势，但也面临诸多伦理困境，目前其尚处于初步发展阶段，作用机制仍有待深入探索，临床研究和应用有潜在的未知风险。我国医学领域脑机接口技术的研究水平正追赶欧美发达国家，但相关伦理立法和规范尚处于起步阶段。与神经学领域的脑成像技术和神经药物增强技术等相比，脑机接口技术的伦理问题研究起步较晚，研究成果较少。研究脑机接口技术的伦理问题有助于完善神经伦理学的发展、拓宽神经伦理学的研究范畴，更好地保护脑机接口技术相关研究的受试者和患者。随着脑科学和生物医学工程技术的发展，在前置法规和伦理规范防控下，脑机接口技术必将造福更多患者。

第六节　新神经技术之深部脑刺激

新神经技术深部脑刺激（deep brain stimulation）具有靶点定位明确、副作用小和可调控的优点，是无法采用手术和药物治疗的运动和精神障碍性疾病的唯一疗法。鉴于深部脑刺激技术领域存在风险受益比难以考量、自主性受限、分配与回报不公正、作用机制不明、技术研发公司推卸责任、媒体炒作和非医疗应用等问题，可通过慎重评估风险受益比、有效知情同意、降低技术风险、制定伦理规范和强化全面监管等措施加强其伦理审查和监管。鉴于深部脑刺激技术潜在的伦理挑战，伦理委员会要负责临床治疗和研究的伦理审查和监管，严格对接政策法规，确保有效审查深部脑刺激技术项目的科学性和伦理性，切实保护患者和受试者的安全和权益。

深部脑刺激技术采用图像引导立体定向技术，将电极阵列植入大脑皮质下的神经核团，通过手持控制器调整刺激参数，达到控制症状，甚至治疗疾病的目的。1997 年，美国食品药品监督管理局批准深部脑刺激技术治疗特发性震颤，其疗效较为确切，震颤控制率可达 70%～90%；2002 年又批准深部脑刺激技术用于治疗晚期帕金森病；2003 年允许深部脑刺激技术治疗肌张力障碍患者；深部脑刺激技术对口服药物和注射肉毒素疗效不佳的全身性肌张力障碍患者的有效率达 80%。深部脑刺激技术是近年最有前景的功能神经外科治疗手段，已广泛用于药物难治性晚期帕金森病、肌张力障碍、特发性震颤、抽动秽语综合征等运动障碍性疾病的治疗。对于无法采用药物和手术方式治疗的某些难治性精神障碍患者，深部脑刺激技术也成为首选疗法，如慢性顽固性疼痛。对于多种药物、心理和电休克治疗效果均差的慢性抑郁症患者，深部脑刺激技术可使 1/3 的患者症状缓解。应用深部脑刺激技术的肥胖者的减肥成功率也很高。

当疾病或伤害严重影响大脑功能时，我们有充足理由干预大脑，但在没有充分证据显示干预措施的安全性和有效性时，则有理由停止干预。这种可干预与不可干预的张力，以及在能提供治疗与保持谨慎之间需维持平衡，是构建深部脑刺激技术伦理框架的基础。鉴于法律和伦理限制，国外尚未开展深部脑刺激治疗药物成瘾的临床研究。即使深部脑刺激作用机制有待深入阐明，但微损伤、可调节和可恢复等优点使其作为有效、可靠的神经外科手术在很大程度上取代了原先的药物治疗和脑切除手术。

一、优缺点及研发相关问题

1. 优点

与手术和药物治疗比较，深部脑刺激技术可更有效地治疗精神障碍性疾病。深部脑刺激技术的优点主要是副作用小，接受深部脑刺激手术的患者的不良反应主要是手术过程中引起的疼痛或刺激参数改变时引起的红斑、短暂性的焦虑或紧张，这些副作用通常较短暂且可消除。深部脑刺激技术还具有可控性及可逆性的特点，其刺激靶点、电流强度、脉冲幅度及频率可随时调整，从而改善治疗效果，一旦患者在治疗过程中出现不良反应，即可通过降低电流强度或停止刺激进行控制。

深部脑刺激技术能够帮助那些受疾病影响较大的患者提升运动功能，可显著改善多发性抽动症患儿的抽动严重程度。深部脑刺激技术治疗后的帕金森病患者运动功能平均改善率为 45.6%，术后疼痛和失眠等非运动症状有所改善，异动症风险也较低；根据综合抽动严重程度量表的综合评分，抽动秽语综合征患者症状的改善率为 43.2%，强迫症状明显减轻。丘脑腹侧中间核深部脑刺激技术可使 79% 的震颤患者主观上获得 50%～100% 的症状改善，31% 的原发性震颤患者在治疗 1 年后症状得到了有效控制。深部脑刺激技术可改善患者生活质量，底丘脑核深部脑刺激技术可使患者的运动功能提高 52%，活动及日常生活改善者达 50%。一些药物、行为疗法对强迫症患者效果不佳，深部脑刺激技术是目前治疗强迫症的唯一方法。

2. 缺点

深部脑刺激技术很复杂且对医生的操作要求很高，常见并发症和副作用包括与仪器关联的感染、出血，导线破损、转移和脉冲故障。深部脑刺激技术治疗后，也会产生大脑潜在性无意识的生理性与功能性变化，带来认知障碍、行为异常、精神障碍、情绪变化等一系列副作用。深部脑刺激技术的靶点是大脑中一个很小的结构，为达到治疗目的，需要精细的植入技术和经验丰富的神经外科医生，这限制了该技术的推广（如重症帕金森病患者中只有 1.6%～4.5% 应用）；由于不同患者的个体差异，想要确定理想的刺激参数需要经过不断调整和大量回访，这给患者带来一定的经济负担，且随着刺激时间的增加，患者会对刺激表现出一定的适应性，使疗效降低甚至无效，因此需要根据患者实际情况采取合适的刺激方案。深部脑刺激因迄今无法刺激特定神经细胞亚型而带来副作用，由于电极被胶质细胞形成的瘢痕绝缘，其疗效仅能维持几个月到几年。

3. 研发现状

深部脑刺激技术几乎被国外大公司垄断，2010 年美国圣犹达公司的深部脑刺激仪器获得美国食品药品监督管理局批准；临床队列研究验证了 NeuroPace 公司的闭环智能癫痫刺激器的有效性；2013 年牛津大学进一步证实闭环刺激优于传统刺激；2012 年，美敦力公司推出了 Activa®系列深部脑刺激系统，该系统使用感测技术和可调节的刺激算法，在提供脑深部治疗的同时，可测量和记录大脑关键区的电信号。清华大学研发的清华可充电式脑起搏器获国家食品药品监督管理总局批准，2015 年 12 月在其附属北京清华长庚医院使用。2018 年清华大学又研制出第二代可充电式脑起搏器，新型 G102RZ 型脑起搏器具有"0 伏保护"、充控合一、体外产品新增 16 个程序组等新特点，其使用寿命更长。新增的 16 个程序组包括睡觉、吃饭、运动等不同模式，大大方便了患者根据不同情景实时切换。植入式神经调控仪器市场年增长率约 11%，2019 年规模达 94 亿美元。全球已植入超过 12 万个深部脑刺激仪器，美国约 8%的帕金森病患者植入了深部脑刺激仪器，我国仅 0.125%。我国神经调控产业增速最快，年增速达 17%，且有大量需植入深部脑刺激仪器的患者群体。

4. 研发限制因素

经济因素限制深部脑刺激技术的发展。研发过程的复杂性和巨额经费带来的经济风险使研发者望而却步；其发展易跌入"死亡之谷"，将研究转化成产品并商业化的长期过程需大量资金支持；再者深部脑刺激技术的开发或许会产生投资回报，但无法最大程度地满足患者对产品安全性和有效性的需求。可见，强调经费资助启动深部脑刺激技术研发的同时，也要注意其伦理的监管，以研发符合患者需求的安全有效的产品。

5. 研发趋势

深部脑刺激技术是目前植入人脑内部、探测和调控神经核团功能的唯一途径，急需大量机制研究和技术研发推动其发展。2013 年 1 月，欧盟委员会宣布"人脑工程"将从基因活性到细胞相互作用等基础层面对人脑做精细模拟。2013 年 4 月，美国总统奥巴马设立"通过推动创新型神经技术开展大脑研究"项目（BRAIN），该项目极大地拓展了植入式大脑设备的临床试验，但同时也增加了由这些设备所带来的伦理和现实问题的紧迫感。我国也在《国家中长期科学和技术发展规划纲要（2006—2020 年）》中将"脑科学与认知"作为基础研究八大科学前沿问题之一。

我国开展神经伦理学研究并不晚，但每年发表研究论文的数量变化不大。很少有研究者和临床医生参与神经伦理的研讨，与社会科学工作者共同发表的神经伦理相关论文更少。深部脑刺激技术的未来研究方向包括阐明其作用机制、寻找更多的刺激靶点、拓宽适应证、改善刺激参数、改进技术（无线、灵活、耐用）、减少术后并发症和降低成本，使其向微功耗、微型化、长寿命、智能化、信息化、个体化发展，让更多患者受益于深部脑刺激技术。治疗范围由运动障碍性疾病延伸至更多的退行性神经系统疾病、精神疾病及自主神经系统疾病。深部脑刺激还结合影像学以更精确地定位刺激靶点，缩短手术时间，从而减少患者遭受的痛苦。利用影像学技术以实时监测深部脑刺激时脑的结构、功能及代谢的变化，便于调整和改进治疗方案，改善患者的治疗效果。

二、伦理挑战

新神经技术是切入神经伦理学研究的关键点。鉴于深部脑刺激技术极其复杂且难度很高，需要为患者提供个体化刺激方案，有发生感染、出血、电极破损转移和脉冲故障等诸多并发症的风险；术后可能引发大脑潜在性、无意识的生理性与功能性改变，产生认知和精神障碍、情绪变化等一系列副作用，影响患者自主性及其知情同意；并且深部脑刺激技术的风险大小和发生率难以确定，无法准确计算风险受益比；其作用机制尚未完全阐明，也无法有针对性地刺激特定神经细胞亚型，电极易被胶质细胞形成的瘢痕绝缘，无法维持其长期疗效。因此，深部脑刺激技术的研究和应用需要伦理规范以规避不良后果。英国纳菲尔德生命伦理学理事会撰写的《新神经技术：对大脑的干预》提出安全新神经技术应该遵循的基本原则是自主性、隐私保护、公正、可信任。深部脑刺激技术属于大脑的植入性干涉技术，较其他神经生物医学技术带来更多的伦理关注，可能引发以下伦理问题，目前我国对深部脑刺激技术的伦理关注不足。

1. 风险受益比难以考量

鉴于当前对深部脑刺激技术认识的局限性，其风险大小和发生率、风险受益比难以确定，受益大小和适用人群也是估算的。目前，深部脑刺激技术研究以单个患者病例报告或小病例系列报告为主，尚无可统计分析的数据阐述其风险受益比，但相关研发和应用中仍要严格遵从可接受的风险受益比。风险分为科学技术因素诱发的技术风险和非技术因素（如经济压力、心理负担等）诱发的非技术风险。深部脑刺激技术的临床治疗和研究存在的风险包括外科手术过程、硬件材料本身及治疗。受益分为治疗性受益、科学知识增长、生活质量提高和商业利益。操作层面强调权衡风险和受益两者间的可接受比值，不同情境下的深部脑刺激技术的风险受益比的衡量需要有所侧重。

2. 自主性受限

尊重自主性是伦理原则的一个重要方面，即关心患者或受试者的自主权，规避心理和社会伤害，降低不切实际的期望。深部脑刺激技术应用过程中会导致认知上的副作用，造成身份认知的干扰和自主性的复杂改变。难以辨别干预效果源于技术作用还是疾病自然进展，特别是治疗或研究前本身伴有认知功能障碍、患者或受试者属于自主性受限人群时。精神障碍如帕金森病患者常伴有的沮丧情绪会严重影响其自主选择。鉴于影响精神障碍患者的混杂因素众多，与神经疾病患者相比，医生更难判断精神障碍患者自主决策的能力和价值取向。

3. 分配与回报不公正

在宏观资源的分配公正层面上，深部脑刺激技术临床治疗或研究的资源分配可能不公正，因为更多可获得的健康利益可经由以下途径获取，如预防医学、社会改革已验证有效但尚非所有人可获得的治疗。深部脑刺激技术应先用于临床治疗，再考虑其他非医学目的，如神经改良等。在微观的回报公正层面上，深部脑刺激技术临床研究过程要明确受试者的纳入和排除标准，公平承担潜在风险和受益，避免将潜在受益的受试者排除，如规定深部脑刺激技术不能用于治疗儿童和帕金森病伴有痴呆的患者，因为这会损害他们的利益。

4. 作用机制不明

深部脑刺激技术在风险和受益上存在不确定性，源于其新颖性和人们对大脑运行机制缺乏全面理解。大脑的特殊功能提供了在受伤或疾病导致大脑紊乱时进行干预的一个有利理由，但当不确定干预会带来何种结果时，则要保持谨慎。

5. 技术研发公司推卸责任

深部脑刺激技术会给公司带来商业利益，帮助公司扩大经营。据统计，全球大约有 450 万帕金森病患者，而 2013 年的数据显示接受深部脑刺激技术治疗的帕金森病患者全球仅 10 万。随着全球老龄化趋势的蔓延，帕金森病患者的数量将迅猛增加。巨大又迫切的市场需求促使许多医药企业研发深部脑刺激技术，而在我国自主研发出深部脑刺激技术之前，这项技术一直被美国垄断。

深部脑刺激技术治疗抑郁症的几次大型临床试验都失败了。在美国，受试者因为参与某项试验而出现问题时，赞助研究的公司或机构很少会被要求支付一定的医疗费用，受试者很难获得补偿和/或赔偿。如果设备制造商停产，即便赞助商自愿对大脑植入的受试者负责，也很难有所作为。例如，Neuro Control 公司生产的于 1997 年获得美国食品药品监督管理局批准的 Freehand 设备，成功地让有特定类型神经损伤而手部瘫痪的患者再获新生。2013 年为了专注治疗脑卒中患者，该公司放弃了这一技术。后来该公司破产时，约 250 名植入设备的患者无法获得已出现电线磨损的植入设备的替代品。一些公司试图避免这种不幸情况的发生，它们会获得受试者的事先同意，即植入设备在试验结束将被移除，即使受试者看到了设备所带来的好处，也同样要移除，这对受试者很不公平。

6. 媒体炒作

媒体对深部脑刺激技术的报道可能会鼓励投资和促进创新，但高估深部脑刺激技术的疗效会导致患者过于乐观地看待治疗，以致治疗后难以接受理想与现实的差距，影响后期康复。既往曾有美国和英国媒体的报道导致患者误以为深部脑刺激技术可治愈疾病，实际上却只是改善症状。而且，媒体也并未警示技术局限性和风险，这将削弱患者知情和自主选择治疗的能力，甚至导致该技术公信力的丧失。

7. 非医疗应用

除深部脑刺激技术的医学应用外，其在非治疗目的的神经改良、游戏和军事领域等也有很大的潜在市场，也需关注这些领域深部脑刺激技术对伦理和社会的影响。即使深部脑刺激技术并未给神经改良、游戏等领域带来严重风险，但其应用也未带来极大的社会效益。长期、频繁、不必要地干预大脑并非研发深部脑刺激技术的目的。深部脑刺激技术的军事应用会引发特别的伦理挑战。

三、对策

对于只能采取深部脑刺激技术治疗的精神性疾病患者，需采取特殊保护措施；神经外科医生及其团队成员需认识并阐述深部脑刺激技术干预的真正创新性，确保有多学科团队的支持，建立适当的监督机制，建设性地处理决策能力和知情同意等问题。因此，建议从可接受的风险受益比、尊重自主性、隐私保护、公正分配、责任担当等伦理准则出发，对深部脑刺激技术存在的伦理问题，采取以下对策尝试加以解决。

1. 慎重评估风险受益比

深部脑刺激技术治疗运动障碍性疾病的风险受益比已被医学科学共同体认可，但仍需评估每位患者由于个体差异的影响，深部脑刺激技术治疗是否真正改善其生活质量。因此，需要重点关注深部脑刺激技术的安全性，防范可能的风险。治疗前甚至治疗后，如何寻找可接受的风险受益比，仍需神经内外科、医学工程等领域专家及患者家属共同讨论。此讨论仅能为患者有效知情同意提供必要信息，无法替代患者衡量和选择风险受益比。实践经验显示，深部脑刺激技术研究中受试者的纳入标准和排除标准常很复杂。与一些精神药物相比，深部脑刺激技术能可逆地调控患者的精神功能异常，但治疗效果外的受益难以衡量。外来刺激性的深部脑刺激技术对患者的影响有可能超出自我控制和自由意志，因此要特别关注患者的个性和自主行为的改变。深部脑刺激技术治疗无法令很多精神障碍性患者获得满意的生活质量，如不能继续职业活动和实现个体价值目标。根据帕金森病手术治疗核心评估项目，深部脑刺激技术不能用于治疗帕金森病合并痴呆和/或重度抑郁患者，因其不能自我报告并发症和难以判断治疗过程中的风险受益比。在没有足够证据表明帕金森病合并痴呆患者无法受益于深部脑刺激技术前，痴呆不该列入排除标准。为保护属于弱势群体的儿童，也不应将儿童纳入深部脑刺激技术治疗的排除标准，因为有研究已证实早期干预可增强深部脑刺激技术疗效。

2. 有效知情同意

审查深部脑刺激技术临床研究的伦理委员会必须认识到，与一般受试者相比，深部脑刺激技术受试者的知情同意能力更差，需向其提供更多保护。鉴于深部脑刺激技术有效治疗患者不仅体现在某一时段而是在未来更长时间内，因此不能只进行一次知情同意，要根据患者未来状况继续进行知情同意。存在认知功能障碍的患者仍有自主决定能力，深部脑刺激治疗无效的患者，并不意味着该患者未来的决策一定是非理性的或不能充分知情。在使用深部脑刺激技术前，由于自主性已受限的儿童和精神障碍患者不具有完全的自主性，可采用代理同意以维护其利益，甚至可由医学专家与儿童及其监护人共同决定是否接受深部脑刺激技术。患者知情同意前，需充分告知其深部脑刺激技术的受益和潜在风险，甚至在治疗过程中和结束后，继续判断患者知情同意能力，以最大程度地保护患者权益。

3. 降低技术风险

降低技术风险，控制非技术风险，尤其是规避手术过程中的风险是很重要的，可通过提升外科医生技术水平以最小化手术过程中的风险，甚至完全避免。应用于新适应证时，需由多学科的、临床经验丰富的医生等组成的医疗团队开展治疗。

4. 制定伦理规范

目前，深部脑刺激技术治疗精神障碍性疾病取得了突破性进展，但其疗效机制尚不清楚。深部脑刺激技术多集中在临床研究，受样本量较小和技术等方面的限制，其确切机制还有待揭示。虽然动物模型对阐明深部脑刺激的作用机制至关重要，基础研究结果有助于优化现有疗法或者发现新的治疗适应证，但至今动物模型的研究仍远落后于深部脑刺激的临床应用。深部脑刺激技术的发展不太可能遵循简单的线性创新轨迹，需连续反思评价。因此，需要针对深部脑刺激技术的特点制定相应伦理规范，维护患者安全和权益，也将助推该技术健康快速发展。

5. 加强伦理审查

在深部脑刺激技术的临床研究中，伦理审查应关注神经外科手术作为安慰剂对照的问题。即使是预期能受益的受试者也无法规避潜在的严重伤害，这可能导致受试者甚至在研究末期选择退出。因此，开展临床研究前，伦理委员会要严格审查知情同意书，确保知情同意书包含相应信息，并完整地告知受试者，已有研究的结论也要一并告知受试者；也应审查研究团队是否满足治疗和评估的要求；新适应证的临床研究应出具动物实验数据，并提供国内外深部脑刺激技术治疗类似疾病的安全性和有效性信息。

6. 强化全面监管

在伦理框架的基础上，需要创新与疗效不确定性之间形成一种张力，这对有效监管深部脑刺激技术提出了严峻挑战。责任性监管的首要任务是保护受试者的安全和权益。保护受试者的安全是研究、创新和管理医疗技术的监管体制的核心。通过适当的监管可更好地促进以提供安全有效技术为目的的创新；也要防止侵犯隐私，由类似传输深部脑刺激的设备收集的关于大脑功能与神经健康的信息可能会有些敏感，甚至可导致污名化。也应确保未来人们能平等地获取创新产品以彰显公共利益性，并尽量消除社会耻辱感和歧视。因此，要完善相关政策法规，加强对医疗机构、研发企业和媒体的监管，并通过宣教保护和促进公众对深部脑刺激技术的理解和信任。深部脑刺激技术领域的科学家应与哲学家、伦理学家、法学家等交流，在这一技术领域融入更多的交叉学科思想，从而帮助避免将该技术应用于非医学领域带来的伦理问题。

四、总结

鉴于患者数量多、病情复杂、药物治疗无效、手术副作用大等难题，运动障碍性疾病和精神障碍性疾病临床治疗均面临着重大挑战，深部脑刺激技术是许多患者唯一可行的临床治疗手段，而达到"治疗效果更好"和"受益人群更大"是深部脑刺激技术未来发展的两个重要目标。深部脑刺激技术具有靶点定位相对明确、副作用小、可调、可控的优点。但其也存在风险受益比难以考量、自主性受限、分配与回报不公正、作用机制不明、公司推卸责任、媒体炒作、非医疗应用等问题。深部脑刺激技术干预大脑的非预期和长期影响的不确定性、一些神经障碍者并无其他治疗选择等，均给患者和/或其监护人的临床决策或知情同意带来挑战。针对这些伦理挑战，可采取慎重评估风险受益比、有效知情同意、降低技术风险、制定伦理规范、加强伦理审查、强化全面监管等措施尝试加以解决。目前，深部脑刺激技术仅用于药物、手术治疗无效的患者，风险大且价格高。未来安全有效、低价、易用的深部脑刺激技术终将出现，也会被更广泛地推广。

第七节　神经技术之认知增强药物

能够增强认知能力的药物称为认知增强药物或益智药。认知增强药物分为传统、胆碱酯酶抑制剂和新型认知增强药物。

有调查显示，在国外，非医学用途服用认知增强药物的比例高达 20%，其中利他林（盐酸哌甲酯）是最常用的认知增强药物（约占 62%），利他林和安非他明（苯丙胺）等认知增强药物甚至可在网上自由订购。美国生物伦理委员会的一项调查发现，存在大量使用利他林以提升普通儿童注意力及在校表现的情况。认知增强药物可以被合法用于治疗沮丧和注意力障碍，但诊断标准的不明确使此类药物日渐被用于增强正常儿童的认知能力。美国等使用安非他明类药物以提高认知功能的趋势有所增加，我国尚无此类药物使用趋势的官方数据，而安非他明类药物的适应证包括肥胖、多动症和发作性睡病。正常人群已有使用认知增强药物的趋势，目前迫切需要制定对应的医学伦理规范，从不同主体和多角度来规范认知增强药物的非医学用途。

认知增强药物使用产生的伦理问题正引起许多伦理学家和神经生物学家的关注，但不管是允许还是禁止使用此类药物均存在一系列争议，也无相关的法律。赞成使用认知增强药物观点涉及权利与自由、自主性、目的论的主张和消除不平等论，反对观点则担忧不安全、破坏人的自主性、奋斗价值和破坏社会公正的论证。在对认知增强所带来的伦理问题进行正反论证后，结合社会实际需求，目前认为患者使用认知增强药物可以得到伦理辩护。认知增强药物应按照超说明书用药标准管理，先后通过医院药事管理委员会和伦理委员会审查，明确使用者、知情同意、药物管理及跟踪审查等，确保合理合规。

一、认知增强药物

1. 传统认知增强药物

认知增强药物起初被用于治疗认知障碍疾病，其中可卡因是最早使用的提高认知的药物。目前普遍使用的认知增强药物利他林可作用于儿茶酚胺系统，以治疗注意力不集中和多动症等症状，可短期提升记忆力、减轻瞌睡感和疲劳感。右旋安非他明能较强地兴奋中枢神经系统，可提高精神活动以强化情绪。市场对认知增强药物的需求提示了其正面功效，例如为提高记忆力以增强竞争能力，在美国有超过 5%的学生和超过 20%的教授使用利他林等。正常人群的广泛使用和取得的良好效果也使认知增强药物受到军事领域的关注和重视，其中咖啡因、右旋安非他明等已被外国军队用于保持长时程作业时军人的清醒。

2. 胆碱酯酶抑制剂

正常个体可通过使用多奈哌齐和利斯的明等抗痴呆药增强记忆力。多奈哌齐可改善信息处理能力，提高情景、空间和工作的记忆能力，并愉悦心情；利斯的明可通过提升记忆力、注意力和方位感来改善认知功能障碍。

3. 新型认知增强药物

新型认知增强药物有莫达非尼、阿莫达非尼（左旋莫达非尼）、安帕金、磷酸二酯酶抑制剂、蛋白激酶 C 抑制剂和组蛋白去乙酰化酶抑制剂等。莫达非尼能够促进觉醒和记忆，提升注意力和警觉性，降低冲动性。莫达非尼作为典型的认知增强药物，能提升睡眠剥夺者的兴奋性、警觉性及抗疲劳能力，有效增强睡眠剥夺者在压力状态下的信息处理、柔性思维和决策能力等，还具有增强正常状态认知能力的潜能。莫达非尼在外国军队中被广泛使用，成为认知增强药物的代表。

处于临床前研发阶段的新型认知增强药物包括磷酸二酯酶抑制剂、组蛋白去乙酰化酶抑制剂和长时程增强认知能力药物 AMPA 受体正向变构调节剂 CX516 等。西药 CL-275838 也是一种认知增强药物。与记忆法、睡眠等非药物增强方式比较，认知增强药物的功效并不理想，因此仍需重点研发特异性新型认知增强药物。

二、对赞成使用认知增强药物的评析

关于认知增强的伦理问题的研究，有着不同的论证与评价。有研究者从伦理学的角度赞成使用认知增强药物，为其提供相应的伦理辩护；也有研究者从伦理学的角度反对使用认知增强药物，甚至认为应该禁止其发展。

1. 权利与自由、自主性

赞成使用认知增强药物者依据权利与自由、自主性来论证其合理性，但更应看到基于法律框架和特定场景，人的权利并非随心所欲地不受控制。认知增强药物改善个体认知不仅会影响个人，还涉及家庭、社会等层面，广泛使用认知增强药物会增加社会负担。自主、自由的概念在理解上本就存在诸多争议，与个人意图、理解和控制力等有关。

个人有权利借助认知增强药物使自己变聪明，这是基于个人有增强的权利。权利在解决很多生命伦理问题时是有用的，但对于其是否有助于解决认知增强问题，还尚无定论。权利分为：①积极权利（可以去做），即在寻求认知增强的时候，政府和他人无权干预或阻扰；②消极权利（可以不做），个体寻求认知增强，对科学家和医生则可能是一种消极权利，并无责任和义务研发认知增强药物以满足个人愿望和权利。因此，"权利说"尚缺乏说服力，不能成为发展认知增强药物的有力论证。

2. 目的论的主张

目的论的主张认为认知增强药物能给人们提供更好、更幸福的生活。认知增强会给个人和社会带来很大的受益，进而促进个人和社会的发展。认知增强使个人受益，体现在个人在决策和其他认知任务中能更高效地处理信息，也会使个人有更多的机会获得好的教育和工作。

认知增强确实能够给个人和社会带来一定的受益，但并不一定能够给人们带来幸福和促进社会和谐。其原因有二：第一，人的智商提高了，并不一定生活得幸福。幸福的生活和智商的高低之间没有必然的内在逻辑，对于幸福的理解也见仁见智。第二，人的智商提高了，社会也不一定和谐，甚至会带来更多的问题。认知增强药物能提高个体的记忆力，从而使其可高效掌握知识和技能，却也可能增强不幸经历记忆。社会和谐不是靠满足个人愿望就可实现的，更需要依靠完善的政策和制度。我们承认认知增强药物可为个人发展和社会进步做出贡献，但要综合评价和正确认识认知增强药物，使其最大化地为人类服务。认知增强药物的存在与其使用应符合伦理规范的要求并不矛盾，公众无法消除对药物安全性和有效性的担心，研究者也无法阻止公众对药物安全性和有效性的评价。认知增强药物的安全性、有效性属于伦理范畴，充分讨论并理解认知增强药物的风险和受益更属于伦理关怀。

3. 消除不平等论

通过后天使用认知增强药物可改善人先天记忆力欠佳和健忘症等问题，从而改善和提高记忆力，能消除公众先天上的不平等，营造良好的后天平等环境。但是，正常人通过认知增强药物来缩小自身与他人的差距时，他们认为此类差距属于"不平等"，然而对大部分正常人而言，与别人的差距并非先天造成，更多的是自身不够勤奋的结果，若服用认知增强药物提升认知能力，对未使用此类药物者而言则是另一种不平等。

三、对反对使用认知增强药物的评析

反对使用认知增强药物的伦理论证主要包括不安全、破坏人的自主性及奋斗价值、破坏社会公正的论证。

1. 不安全

不能因为安全性不确定就限制或阻止使用认知增强药物。政府应及时评估新技术的社会和经济效益，根据认知增强药物的潜在伤害及新产品的研发及时更新相关规范。实际上，并非人人都能使用认知增强药物（部分源于经济压力），但随着技术普及和药物价格降低，将有更多的人能使用认知增强药物。即使不存在认知增强药物，人类每一个发展阶段也会存在人与人之间认知能力的相对差异。若禁止使用认知增强药物，个人认知能力得不到提高，进而降低了整个社会的平均认知能力，则社会发展的利益诉求会被忽略。

2. 破坏人的自主性、奋斗价值

通过教育、运动、心理治疗、宗教信仰或军事训练提升认知能力，早已不是什么道德问题。显然，通过服用药物增强认知能力并不存在违背自然规律的问题。若认知增强药物得到普遍应用，就会不可避免地导致公众被迫使用以增强自身的认知能力。强迫可能间接来自父母及认知已增强的同事和同学的竞争。对军人（军人以服从命令为天职）和儿童（没有决定能力，一般由父母做主，为弱势群体），这将严重影响他们的自主性。要从根本上解决认知增强药物的强迫问题，需建立合理的竞争体制和营造良好的竞争氛围。

认知增强药物不会使人降低或失去为美好生活而奋斗的价值。认知增强药物可提升个体认知水平从而帮助其更好地理解和运用知识，也可促进其精神层面的增强。认知能力增强有助于个体辨别善恶，加强是非观念，提升个体内在美德而成为对社会更有价值者。

3. 破坏社会公正

认知增强会导致机会的不平等、卫生资源分配不平等和扩大社会阶层的贫富差距等问题。但也有人认为，普遍使用认知增强药物可有效避免不公平问题。例如，考试前为在校生免费提供认知增强药物，如同提供计算器一样。认知增强药物能否造成不公正不仅受是否服用的影响，还受诸多社会因素影响，即使不服用认知增强药物，也会存在不公正问题，但普遍服用认知增强药物可能带来间接强制问题。学生可不服用甚至拒绝服用认知增强药物，但若不服用认知增强药物会使他们在竞争中处于不利的境地，这将迫使他们违背个人意愿而被迫服用认知增强药物。因此，可通过允许认知增强药物的使用政策来确保公平，又要保护个人不受强迫使用，最小化认知增强药物带来的社会不公平。

四、应对原则和措施

虽然认知增强药物带来了一系列的伦理难题，但其作用也显而易见。如果人类想从认知增强药物中受益，须采取有效措施规范其使用，保证使用的有效性和合理性。我们可采取相关伦理原则和措施，防范认知增强药物带来的伦理问题，为使用者提供更好的服务。

1. 立法加强监督

目前尚未就认知增强药物专门立法，政府部门应结合认知增强药物的研发和越来越广泛使用的现状，拟制一系列法律法规以加强监督，通过内部和外部监督协同发挥作用。

内部监督机制是指包括认知增强药物研究机构、使用者等在内的监督主体共同监督认知增强药物的使用过程。内部监督以满足使用者需求和维护使用者基本权益为核心，以方便和尊重使用者为主要目的；也应惩罚违规、欺骗使用者或损害使用者权益的医务人员。建立信息公开制度以保证公开透明，包括认知增强药物用药信息和具体增强流程；也应为使用者提供反馈合理用药需求和改进监督机制建议的渠道。

外部监督机制包括卫生健康管理部门、政府机构等对认知增强药物的监督和管理。①卫生健康管理部门应有关于药物的生产、使用、供应、运输和进出口的法律规定。严格管理和指导医疗卫生机构及医务工作者等。②政府应推出专门权威的认知增强药物法律法规，并切实落实到每一个具体环节，严惩违法违规者，确保权威性和独立性。可见，卫生健康管理部门、政府机构、医疗卫生机构、医务工作者及使用者皆需恪守法律法规，层层严格审查，确保安全健康地使用认知增强药物。

2. 科普公众，发挥社会舆论监督作用

宣传认知增强药物的功效及其副作用很有必要。社会舆论力量非常强大，应引起足够重视，其能为政府机构的监督职能提供补充，提醒相关部门关注，具有补充监督功能。

3. 按照超说明书用药准入医疗卫生机构

为真正达到药物增强认知的目的，要避免药物依赖。使用认知增强药物需获得医院药事管理委员会批准，再通过伦理委员会审查。认知增强药物中莫达非尼的临床疗效显著，副作用小。作为处方药，莫达非尼保持清醒和抗疲劳的功能属于超说明书用药。需严格制定超说明书用药的规范和标准，下文以莫达非尼为例，明确从以下 4 点执行超说明书用药的伦理审查。

（1）明确使用者：医务人员需具备预防、了解和解除风险的能力，确保实现使用者目标，避免副作用甚至伤害。认知增强药物具有风险不确定性，很可能给使用者带来身心伤害和其他并发症，其中长期使用造成的药物依赖（成瘾性）可能严重损害使用者自身利益。除了要考虑到使用者的利益，也要考虑到未使用者的利益，使用者受益时也不可损害其他未使用者的利益。

在使用认知增强药物时，更应该强调分配的平等。在标准增强环境和合理分配条件下，应根据使用者风险受益比的合理性，确保公正公平地使用药物。基于使用者的现实需求，应平衡其利益和风险，保证认知增强药物的社会效益。使用中更应关注社会公共卫生资源的公平分配。例如，使用莫达非尼时应严格区分目标人群及其作业任务，需根据适用任务，严格规范使用莫达非尼，如美国空军明确莫达非尼可用于执行超过 12 小时作业任务的轰炸机飞行员和执行超过 8 小时作业任务的战斗机飞行员。也需关注药物目标人群的健康状况和年龄，专家共识认为年龄不大于 30 岁、体检正常、通过心理测试者才适用莫达非尼。

（2）知情同意：使用莫达非尼需以知情同意为前提，确保服药对象自愿和知情。鉴于服药对象可能缺乏专业知识，应充分告知其莫达非尼的功效、副作用和应用情况。同样须遵守尊重自主原则，充分告知使用者有关认知增强药物的信息、潜在风险及受益等，在确保自主性的前提下，为有需求的使用者提供最佳方案，协助其做出最佳选择。此外，需确定使用者拥有正常的自主能力，使用者需在正常心态下而非盲从时选择认知增强药物，并需经过深思熟虑之后最终确定是否使用认知增强药物。要对使用者的情况进行保密，不得泄露使用者的相关隐私，并做好使用者自主选择的决定和他人利益及社会利益之间的平衡，避免发生冲突。

（3）药物管理：应严格管理莫达非尼的日常使用，应规范监管其分发和配给并登记在案，严禁私自买卖和使用。例如，莫达非尼实际应用时需要医务人员给予支持，特别是用药剂量和时间间隔。其中，莫达非尼单次服用剂量一般不超过 200mg，每天不超过 400mg。

（4）跟踪审查：医务人员应对使用者开展随访，使用者有义务及时向医务人员报告不良事件、违背方案使用等情况，为认知增强药物今后的安全和合理使用积累经验。

五、总结

赞成和反对使用认知增强药物的主张皆有其合理性，也存在论证上的不足。鉴于科技进步带来的现实问题，赞成方和反对方都认为采取有效伦理评价具有重要意义。认知增强药物的使用引发诸多伦理争论源于该类药物是人类最有可能扩大生命意义的工具之一。目前，认知增强药物的使用存在不确定性，如有效性和安全性问题。认知增强药物在造福于人类的同时，也会带来一系列伦理和社会问题，现实中我们既要看到有益的一面，又要认清其带来的风险和危害。必须通过医院药事管理委员会和伦理委员会管理，使认知增强药物社会效益最大化，风险最小化。

第八节　脑死亡标准

传统观念一直以呼吸和心跳停止作为人体死亡的判定标准，现代技术的快速发展使呼吸和循环功能障碍患者可重新获得足够的呼吸和循环支持。脑死亡标准的建立至今已有 30 多年，不同国家制定的脑死亡标准稍有差异，有的已对脑死亡进行立法。我国已制定脑死亡标准，脑死亡法将进入实质性立法阶段。脑死亡判定存在很多干扰因素，执行脑死亡标准有利于科学地判定死亡、合理使用卫生资源、开展器官移植，以及确定道德、法律责任。生命自主、动机纯正、严谨和审慎的原则是确立脑死亡作为死亡标准的伦理原则。但目前我国仍存在缺乏脑死亡相关法律法规、死亡告知与知情同意难度大、患者亲属的选择权等伦理问题。

全脑死亡的概念被许多国家采用，脑干死亡的概念被欧洲部分国家采用。1980 年，我国学者李德祥提出脑死亡应是全脑死亡，此观点已成为我国学者的共识，且世界多数国家推行的脑死亡标准也是在全脑死亡基础上制定的。全脑死亡指包括大脑、小脑和脑干在内整个脑的死亡。全脑死亡时不存在脑神经反射和自主呼吸，但人工机械通气可使心脏跳动。全脑死亡时若血液循环尚可，脑组织以外其他器官功能有可能正常，医疗实践和法律上应准许器官捐献。全脑死亡标准是社会文明化的标志。但目前，深受传统观念影响，以呼吸和心跳停止作为人体死亡的心死亡标准根植于公众心中，广泛推行全脑死亡标准尚需时日。1981 年美国总统委员会起草《统一死亡判定法案》(the Uniform Declaration of Death Act)，明确规定死亡的判定须符合公认的医学标准，包括呼吸和循环功能不可逆性终止，或包括脑干在内的全脑功能不可逆性终止。随后美国医学会（American Medical Association）和美国律师协会（American Bar Association）同时批准《统一死亡判定法案》，至此出现心死亡和全脑死亡的双轨判定。各国全脑死亡判定标准并非统一，"哈佛标准"被多数国家和地区直接或稍微修改后采用。我国自 1986 年开始推广全脑死亡概念，医学、法学、伦理学专家花费大量时间和精力建立并推行全脑死亡判定标准。卫生部于 2009 年发布了《脑死亡判断标准（成人）（修订稿）》和《脑死亡判定技术规范（成人）（修订稿）》。国家卫生健康委员会脑损伤质控评价中心于 2019 年修改完善并推出《中国成人脑死亡判定标准与操作规范（第二版）》。随后参考 2020 年《全球脑死亡建议案-脑死亡/神经病学标准死亡的判定》并结合临床实践，推出了《脑死亡判定标准与操作规范：专家补充意见（2021）》。

我国脑死亡判定标准应采用全脑死亡的判定标准，此概念容易获得我国公众的理解和认同，这一标准充分考虑了各种可能出现的情况，且在世界多个国家推行多年，有着丰富的法律和临床经验，可确保零误差诊断，既尊重生命又具可操作性。目前全脑死亡判定标准也存在很多干扰因素，经过神经学和毒理学辅助检查，消除全部干扰因素以明确无脑电、脑神经反射的脑功能活动后，方可判定全脑死亡。

全脑死亡标准既属于医学问题也属于伦理问题。严重脑外伤或脑病患者陷入深度昏迷，自主呼吸停止，如临床表现和实验室检查结果尚未达到全脑死亡的程度，就应积极抢救。如果患者脑血流已停止，脑功能完全丧失，即被确诊为全脑死亡，则以药物维持呼吸无益于患者生命，还会徒增家庭负担，也损害了患者生命尊严。

一、全脑死亡标准的社会价值

1. 有利于维护患者尊严

具备生命的人兼具生物学和社会学功能，虽全脑死亡时尚存部分生物学功能，但已无社会学功能，此时应尊重逝者，维护逝者应享受的死亡尊严。全脑死亡后功能丧失无法逆转，抢救全脑死亡患者毫无意义。因此，过度抢救全脑死亡患者是对其尊严的漠视。

2. 有利于科学地判定死亡

现代医疗新技术已对传统的心肺功能停止的心死亡标准造成挑战，包括维持技术、复苏技术、低温麻醉术等。从理论上而言，心死亡不再威胁人的整体死亡，甚至心肺移植使心死亡失去作为死亡唯一标准的权威性，但全脑死亡不可逆，也无法移植大脑。有英国学者对 1036 名判定为全脑死亡的患者进行研究，结果显示，虽全力救治这些患者但无一人生还。综上，全脑死亡标准比心死亡标准更科学，既避免了传统心死亡标准的短板，又维护了患者生命的尊严。

3. 有利于卫生资源的合理利用

意识状态是人的基本特征，并与包括脑和脊髓的中枢神经系统紧密关联。若承载人意识的脑已死亡，意识状态立即消失，即失去了人的本质特征，无存在价值。同时，人一旦进入全脑死亡，抢救的花费巨大，迄今国内外尚无抢救成功者。而维持全脑死亡状态患者的呼吸和心跳会在数天里耗费大量的有限卫生资源，这不仅会给医疗供给带来压力，也影响卫生资源的公正分配，还会给患者亲属增添精神压力和经济负担。全脑死亡标准确定并立法后，公众将逐渐明白救治全脑死亡的患者无任何价值，不仅损害社会公共利益，也损害患者亲属的利益且不尊重患者的尊严。可见，全脑死亡立法具备显著的伦理价值。

4. 有利于器官移植的开展

全球器官移植面临的最大难题是器官来源短缺。对于公民逝世后器官捐献来说，摘取具有一定活性的器官才可能保证移植的成功。因此，摘取器官越早，移植效果越好。若根据心死亡标准摘取器官，逝者血液循环停止时间过长将降低被移植器官的成活率，由此会造成每年有大量患者在等待器官移植的过程中死去。我国自 20 世纪 70 年代末开启器官移植以来，移植手术技能和抗排斥反应的疗效已达世界水准，但与世界上其他国家一样，器官来源不足限制了我国器官移植技术的创新、发展和研究。脑组织缺氧敏感性极高，缺氧几分钟就会引发大脑神经细胞死亡，而此时血液循环仍存在，其他器官的活力较好，因此依据全脑死亡标准判定器官移植供者的死亡，可及时为受者提供高成活率、高质量的器官（包括眼角膜等）。

5. 有利于道德和法律责任的确定

全脑死亡标准对执行遗嘱和财产继承非常重要。在法律层面上，死亡的明确时间可能关联到索赔保险、发放抚恤金、履行遗嘱、医疗纠纷和某些刑事诉讼案的公平裁决等。因此，特定情形下需明确界定某些个体的标准死亡时间，这不仅是尊重生命的表现，也是处理相关法律纠纷的证据。生与死的临界点对明确人是否死亡极其关键。怎样依据全脑死亡标准区分生前伤、死后伤和判断损伤时间，将是法医鉴定机械性损伤的新任务。全脑死亡标准对传统心死亡划分的生前伤和死后伤提出挑战，体现为在有心跳时何为生命反应和怎样判断损伤时间等难题。在道德层面上，死亡时间的确定有助于明确医生承担救死扶伤义务的结束点，有助于提升医疗质量，并为责任认定提供根据。

二、确立全脑死亡作为死亡标准的伦理原则

1. 生命自主原则

鉴于上述全脑死亡的伦理意义和争论，既不可等公众理解和接受全脑死亡后再立法，也不可强制实施。因此，在起始阶段实施心死亡和全脑死亡的双标准制，更能体现生命自主原则，既尊重逝者生前意愿或临终遗嘱中选择的死亡标准，也尊重逝者签署的器官捐献的知情同意书中对死亡标准的选择。若无逝者生前意愿或临终遗嘱，也未明确死亡标准和捐赠器官，则尊重逝者监护人、家属的决定。若逝者或其监护人、家属选定心死亡标准，在患者已全脑死亡但仍有心跳时，生命自主原则还应明确此时应怎样救治。可见，生命自

主原则是医生、护士遵守和执行全脑死亡的首要原则。

2. 动机纯正原则

维护生命和逝者尊严是制定和执行全脑死亡标准的动机或目的，以体现医学的人道主义精神。全脑死亡不仅可减轻亲属的经济和心理负担，也可间接节约卫生资源，更有利于器官移植。制定和执行全脑死亡标准的动机或目的绝非全脑死亡间接效果和器官移植。否则，患者及其亲属会担心还未全脑死亡却被判为全脑死亡，被误导放弃救治甚至被误导摘除器官，这会使患者亲属感觉良心受到谴责。

3. 严谨和审慎的原则

生命神圣，判定死亡意义重大。判定全脑死亡必须十分严谨和审慎，准确判定死亡才可能避免耽误抢救时机。可见，执行全脑死亡标准的医院、科室和具备判定全脑死亡资质的医生，以及判定和执行全脑死亡标准的程序等，务必严守国家卫生健康委员会制定的《中国成人脑死亡判定标准与操作规范（第二版）》和《脑死亡判定标准与操作规范：专家补充意见（2021）》等。不执行全脑死亡标准的医院、科室和不具备判定全脑死亡资质的医生不可违规判定全脑死亡。即使是执行全脑死亡标准的医院、科室，也不可放宽甚至更改全脑死亡标准的判定条件和简化其执行程序；具备判定全脑死亡资质的医生要严守制度和操作流程，及时、准确、完整记录执行全脑死亡的过程。此外，在执行全脑死亡过程中，若涉及伦理问题，需提交资料至器官移植伦理委员会，审查通过后，才能判定全脑死亡后摘取器官。

在遵守上述生命自主、动机纯正及严谨和审慎的伦理原则基础上，方可顺利执行全脑死亡标准，这也有助于减少执行全脑死亡引发的医疗纠纷。

三、我国需对全脑死亡立法

更科学和准确地判定死亡是全脑死亡的优点，但其判定必须由专业人员、专用仪器在严格程序下经长时间完成，因此全脑死亡的判定成本比心死亡高。《中国成人脑死亡判断标准与操作规范（第二版）》限制判定全脑死亡的医生必须具备以下条件：均为从事临床工作5年以上的执业医师（仅限神经内科医生、神经外科医生、重症医学科医生、急诊科医生和麻醉科医生），并经过规范化脑死亡判定培训。脑死亡判定时，至少两名临床医生同时在场（其中至少一名为神经科医生），应分别判定，且意见一致。可见公众无判断权，如何规避专业判定医生被器官移植等潜在利益诱导，需要普遍关注判定的公正性和客观性。

即使我国大部分专家支持全脑死亡立法，仅少部分法学专家对此持谨慎态度。因为全脑死亡的实施将极大冲击公众的传统观念，首先是冲击文化认识，冲突包括传统意义、法律层面的脑死亡；其次是冲击社会制度，包括对法律内涵的影响。因此，需慎之又慎地对待全脑死亡立法。若医院用全脑死亡标准判定患者死亡，所在医院的器官移植伦理委员会可批准摘取器官，但器官受者也限定于《人体器官移植条例》第十条规定的活体器官受者范畴。

1. 立法前需谨慎采用全脑死亡标准

在法律条文做出调整之前，建议医院谨慎采用全脑死亡标准。全脑死亡立法基于生命自主权原则，逝者生前自主选定死亡标准；若逝者无自主选择能力，应尊重亲属意愿，因亲属选择可等同逝者生命自主权的自然或法定延伸。全脑死亡作为死亡标准更新了传统死亡判定，完善了死亡判定程序，适应了现代医学发展之需。构建"全脑死亡=死亡"的死亡判定体系，在当下医患互信缺失的大环境下有利于减少不必要的医疗纠纷。将心死亡但全脑未死亡者判为死亡而不再抢救，这是严重医疗事故；对全脑死亡者用呼吸机和药物维持呼吸和循环也属于医疗错误，若亲属同意则应立即停止抢救。医生应警觉的行医准则：全脑死亡临界点之前，不可随意放弃救治；全脑死亡临界点之后，提议适时放弃救治，以将更多时间和精力用于照顾其他急需关注的患者。

2. 我国有必要对全脑死亡立法

我国有必要制定全脑死亡法。全脑死亡标准与心死亡标准并非"水火不容"，许多国家兼用心死亡和全脑死亡标准。2018 年 9 月 29 日，全国人大代表、无锡市人民医院副院长陈静瑜教授向《医师报》记者透露：他于当日早晨收到全国人大教科文卫委员会关于全脑死亡立法提案的信函回复，同意全脑死亡立法，不需要再单独立法，而可以采取在现行法律中增加全脑死亡和心死亡的"二元死亡"标准（即全脑死亡和心死亡标准并存的法律认定方式），给患者亲属一定的选择权。

3. 已有良好社会基础

2016 年和 2017 年，我国分别有 4080 位和 5136 位心死亡、全脑死亡患者做了器官捐赠，其中至少有 1/3 的患者亲属接受了全脑死亡，从这个意义上讲，已有部分患者亲属认可了全脑死亡就是死亡，这也说明全脑死亡在我国有了一定程度的群众基础，推行全脑死亡立法的条件已渐成熟。

四、全脑死亡立法面临的问题

1. 全脑死亡相关法律制度的缺失

1968 年，美国哈佛医学院制定首个全脑死亡标准，迄今已有 100 多个国家制定全脑死亡标准，其中有 90 多个国家对全脑死亡立法。国际上一般先制定全脑死亡标准再对全脑死亡立法，即用法律形式确定全脑死亡标准及其死亡认定的执行。我国《人体器官移植条例》第二十条"摘取尸体器官"并未定义"死亡"和"是否承认全脑死亡"，回避了"全脑死亡"问题，使其缺乏实操性。目前，我国全脑死亡法已迈入实质性立法阶段，我国没有关于全脑死亡的完善立法的尴尬历史有望在不久的将来终结。

2. 全脑死亡立法的伦理挑战

对我国公众而言，全脑死亡尚属新事物。突然采用全脑死亡标准，令亲属接受尚有心跳的亲人已死亡而放弃治疗并非易事。全脑死亡标准与传统心死亡标准存在很大差异，是一次包括死亡观、生命观、认知和感情的范式转变，让公众短期内接受全脑死亡标准是比较困难的。部分不赞成全脑死亡立法者认为全脑死亡立法违背了伦理道德，是基于功利主义的不人道行为；为器官移植和节约医疗资源而制定的法律违背了人道主义和"生命价值"原则，认为全脑死亡立法的最大受益群体是器官移植界。一般人可根据心死亡标准判断生命是否死亡，但很难判断是否全脑死亡，仅仅医生有宣判死亡权可能引发一些违法行为。美国的一项调查发现，仅35%参与器官移植的医生和护士能准确说出判断全脑死亡的法律和标准。可见，医生除不断提升专业技能外，还需强化医德修养和自律意识。为使公众接受全脑死亡标准，对公众宣讲全脑死亡概念很有必要，使公众逐渐摆脱心死亡的传统观念束缚、明白全脑死亡新标准有利于逝者，也有利于社会最终认可甚至接纳全脑死亡标准。

3. 死亡告知与知情同意难度大

采用全脑死亡标准将考验医院和医生怎样告知患者亲属并让其接受患者已死亡的事实。对于呼吸机和药物维持下尚存呼吸和心跳的全脑死亡者，告知亲属患者已全脑死亡可能相对简单，但让亲属相信并接受死亡的事实并非易事。此时若亲属不认可患者已死亡而要求医生不放弃救治，但医生放弃了此类毫无意义的救治，可能引发纠纷。此现象在全脑死亡法执行的初期将很常见，关键原因是公众不确信全脑死亡标准的科学性，仍怀疑全脑死亡的认定和结论。

4. 患者亲属的选择权

确诊全脑死亡患者的救治虽无效，但应由其亲属决定是否放弃救治。全脑死亡患者亲属明确放弃救治时，必须以书面形式签字，医生方可停止救治。即使亲属书面签字后反悔，医生也应尊重其亲属要求恢复救治的意见，继续维持呼吸和心跳直至心死亡。不管患者亲属选择全脑死亡还是心死亡，医生应给予其一段时间逐步适应。如患者已全脑死亡，可再维持原有救治措施 3~7 天，且是全力和积极的治疗，而非仪式性或象征性的救治。

五、总结

从心死亡标准迈入全脑死亡标准是现代医学不断发展的结果，全脑死亡的研究将助推死亡标准更科学化。全脑死亡标准制定至今已 30 多年，不同国家制定的全脑死亡标准稍有不同，有些国家和地区继续采用心死亡标准，有些则同时采用心死亡标准和全脑死亡标准。我国已制定全脑死亡标准，但全脑死亡判定仍存在很多干扰因素。目前我国仍存在缺乏全脑死亡相关法律法规、死亡告知与知情同意难度大、患者亲属的选择权和面临的伦理问题等。执行全脑死亡标准有利于科学地判定死亡、合理使用卫生资源、开展器官移植及确定道德、法律责任。我国全脑死亡法将进入实质性立法阶段，全脑死亡立法更尊重逝者的尊严，标志着社会对科学观念的认同，也体现了人类生命意义和自我价值等观念的文明化。心死亡和全脑死亡两种标准并存，患者亲属选择死亡标准时可选择其中之一或同时选择两种，这种方式可能更有利于得到社会的认同和理解。

第六章 人工智能临床研究的伦理审查

我国关于人工智能的研究起步较晚，自 1978 年人工智能被纳入国家研究计划"智能模拟"后，我国对人工智能研究逐渐重视。1986 年，我国把智能机器人、智能信息处理及智能计算机系统等重大项目列入国家高技术研究发展计划；1989 年，我国首次召开了中国人工智能控制联合会议；1993 年，我国把智能控制和智能自动化等项目列入国家科技"攀登计划"。近年来，知名互联网公司强势布局人工智能领域，谷歌相继收购了以 DeepMind、Kaggle 为代表的人工智能公司，国际商业机器公司（IBM）打造了沃森（Watson）平台，百度进军无人驾驶汽车领域，阿里巴巴集团打造"城市数据大脑"，腾讯成立人工智能实验室。我国在计算机视觉、语音识别和自然语言处理方面拥有世界领先的公司，在塑造人工智能核心技术工具、制造具有人工智能功能的半导体芯片和设计可支持高级人工智能系统的计算芯片方面也不断突破。我国人工智能研究质量不断提高，但在高影响力论文、人才和伦理方面仍需进一步提升，可能需要 5～10 年才能达到美国和英国的基本理论和算法的创新水平，争取我国在 2030 年成为人工智能的领航者。随着国家对人工智能支持力度的加大，我国已在人工智能领域取得了很多具有国际领先水平的创造性成果，这一领域的研究水平与国际的差距逐渐缩小。到 2017 年底，我国拥有的人工智能科学家和工程师人数在全球排名第二，但顶级人工智能研究人员数量排名第六。

第一节 我国人工智能的伦理治理

人工智能已步入快速发展轨道，正赋能人类的医疗、通信、交通等方面。鉴于人工智能的制造者、设计者和使用者有不同利益诉求和立场，各方对人工智能的价值理念也有差异，人工智能应有伦理治理准则。为保持人工智能的发展优势，2018 年欧盟委员会和英国均发布战略性文件，2019 年 4 月欧盟委员会发布了《可信人工智能伦理准则》，从战略角度确立了人工智能价值观，明确了人类优先的价值观，人工智能务必有益于社会和个人。我国于 2019 年 6 月 17 日发布《新一代人工智能治理原则——发展负责任的人工智能》，国家新一代人工智能治理专业委员会提出了 8 条人工智能的治理原则。当前我国人工智能伦理治理无法满足人工智能的创新和监管，在技术和产业优势之外，我国可从有益于社会、政府引导、尊重隐私、防范泄露、安全可控、避免造成偏见、建立责任分担规则、兼顾创新和监管、开放协作、共享我国经验等方面，促进我国人工智能伦理治理建设，在国际人工智能政策制定中贡献我国经验。

人工智能主要关注人脑思维意识的产生、人脑智慧的由来、人脑内部工作原理及工作方式等的科学研究。一般来说，可以将人工智能分为弱人工智能和强人工智能。其中，弱人工智能一般赋予机器的是某种既定的、事先设定好了的程序指令，它只能对特定的外界刺激做出相应的反应，而不能自己去改变。弱人工智能不能使机器像人类那样通过自我学习来提高自己的智能，且缺乏自我意识，更没有主动性。强人工智能能够对外界环境的变化与刺激产生自我意识，且能够对这些变化和刺激进行分析、推理及判断。

目前人工智能的主要应用领域有专家系统、人工生命、模式识别、定理证明、机器人学、机器学习、自动程序设计、自然语言处理、问题求解、人工神经网络、智能决策系统等。人工智能带来诸多影响，如改变人类的社会面貌、改变社会结构、提高社会经济效益、产生积极的生态效应。人工智能系统已创造出可观的经济效益，其中专家系统就是十分典型的例子。软件的易复制性及计算机价格的下降使专家系统传播人类专家的知识和相关方面的经验变得更加容易。专家系统的使用不仅可以减少人力和物力的投入，还可避免因人的疲劳或健忘等原因而造成的失误，这样可以避免不必要的经济损失。机器学习下的人脸识别给安检工作带来了方便，却也带来了侵犯隐私的伦理问题。

谷歌人工智能 AlphaFold 和打败围棋高手的 AlphaGo 可谓"孪生兄弟"，2018 年 11 月 2 日，AlphaFold 在极其困难的任务中击败了所有对手，成功根据氨基酸序列预测了蛋白质的三维结构。作为一项基础技术，AlphaFold 被称为人工智能研究推动和加速新科学发现方面的"第一个重要里程碑"。2019 年 8 月，*Science* 杂志发表的一篇文章称超级人工智能在人类顶级专业扑克游戏（六人无限制德州扑克）中的表现强于人类顶尖选手，研究人员认为，这是人工智能发展史上的一座里程碑。Insilico Medicine 公司利用其开发的人工智能系统来构思和设计新的药物分子结构仅需 21 天，合成并在小鼠中成功测试了一种主要候选药物，其设计、合成和验证过程共约 46 天。

当前，人工智能的设计者、管理者、使用者和受用者并未深入思考人工智能对社会的潜在影响，对于人工智能算法的不透明性、不可解释性带来的不确定性风险，研究者须负有相关责任，而不是推卸责任。未来非常有必要思考怎样将人工智能的治理原则切实贯彻于其整个生命周期（模型、产品、服务）。在元宇宙、自动驾驶、信息推送等热门领域，设计者在产品设计和业务运营中也应积极探索，使人工智能提供的信息和服务助人成长。我国应加快人工智能伦理治理步伐，积极参与全球人工智能伦理准则的研究和制定，及早识别禁区，更好地让人工智能技术造福人类。

一、人工智能伦理的治理需求

目前，大多数人工智能相关研究都聚焦于狭义人工智能上，如自动驾驶汽车、会下围棋的 AlphaGo 等。人工智能也许是唯一比基因编辑技术更能影响医疗领域的技术，其主要可应用于智能诊疗、智能健康管理、医疗机器人、智能药物研发等领域。人工智能服务于个人和社会，可能被滥用，引发安全、公平、算法透明性、社会包容性、网络安全等方面的挑战，也深刻影响着人类尊严、隐私保护等基本权利。换脸、声音合成等人工智能技术的滥用，以及借助人工智能技术筛选受骗目标人群的行为，使电信网络诈骗层出不穷，这些都有力证明了人工智能的不合理使用将引发伦理和道德风险。

人工智能存在算法歧视导致的不公平，其所训练的"算法机器"无法达到万无一失。鉴于人工智能的拥有者、设计者和使用者有不同利益诉求和立场，各方对人工智能的价值理念也有差异。人工智能不是一个可预测的、完美的理性机器，其伦理缺陷由算法、使用目标和评估方式等决定，应重视构建相关伦理准则以防范风险。人工智能伦理准则是各国、各组织之间交流的重要议题。研究让机器自主学习人类价值观以避免风险，是人工智能领域最大的挑战之一，迄今尚无一台机器能真正基于理解实现自主学习人类的伦理道德。人工智能所引发的伦理治理挑战是各国面临的共同问题，各国需建立符合各自国情的伦理治理准则。

欧盟在人工智能伦理治理规范方面一直走在实践的最前端。2019 年 4 月，欧盟发布的《可信人工智能伦理准则》中包含 7 个关键条件。欧盟已将人工智能伦理治理打造成一个从宏观的顶层价值到中观的伦理要求、再到微观的技术实现的治理过程。2021 年 4 月 21 日，欧盟委员会公布了《制定人工智能统一规则（人工智能法）并修订某些欧盟立法法案》［*Laying Down Harmonised Rules on Artificial Intelligence（Artificial Intelligence Act）and Amending Certain Union Legislative Acts*］的草案，对人工智能技术应用进行了风险评定。欧盟将全面禁止大规模监控和利用人工智能技术的社会信用体系，同时对特定领域的"高风险"应用进行严格限制。人工智能的挑战具有全球性，任何国家都应负起各自的责任。作为负责任大国，我国正积极融入全球人工智能伦理治理，以期共享实践经验。2019 年 6 月的《亚太及日本企业人工智能伦理道德研究》报告显示，我国企业在运用人工智能指导方针及管理标准方面位居亚洲前列。2019 年 6 月 9 日，G20（20 国集团）通过了联合声明及《G20 人工智能原则》，这是第一个由各国政府签署的人工智能原则。上述各伦理准则都展现了发展和安全的核心价值，即"鼓励创新（发展）、包容审慎（安全）"，属于人工智能发展领域最大的共识。

二、欧美和我国人工智能伦理治理的现状

人工智能既需创新，又需监管，其早期政策制定的难点在于如何平衡好创新和监管。美国对人工智能的监管是为了促进创新，以规避抑制创新的负面影响。我国对人工智能的态度和立场更接近欧盟。

1. 欧美

近年，全球医疗领域人工智能初创公司融资额大幅度上升。人工智能增强医疗创新的步伐只会加速，其在生物学的整合并非个例。为保持人工智能的发展优势，2018 年 4 月英国议会发布了《人工智能在英国：充分准备、意愿积极、能力爆棚？》，随后欧盟委员会发布了《可信人工智能伦理准则》，从战略角度确立了人工智能价值观，明确了人类优先的价值观，人工智能务必有益于社会和个人。

为保持全球竞争力，多种人工智能医疗器械已获美国食品药品监督管理局的快速批准上市。以谷歌为首的人工智能团队屡获技术突破，已将其神经网络用于医疗领域探索，在癌症病理图片识别、基因组突变检测、疾病风险评估等诸多领域取得了相当于甚至超过人

类水平的成绩。其他许多领域的人工智能技术还处于探索、试验阶段，基本尚未实施临床研究。

美国人工智能技术水平全球领先，其主要通过激励企业自我约束、拟定伦理指南等方法解决人工智能的伦理挑战和监管，即在技术早期鼓励百花齐放，政府从"轻"管理，大力投资于技术发展和创新，确保在基础研究和应用研究之间的及时交流，以加快应用转化和深入探讨作用机制。随着技术的发展与成熟，如何将人工智能纳入已有的监管结构成为一个更棘手的问题，需要政府更多监管。

2016 年 9 月，美国著名科技公司亚马逊、谷歌、微软、IBM 和 Facebook 联合成立非营利性合作组织，商讨人工智能的行业规范和标准。随后美国未来生命研究所提出《阿西洛马人工智能原则》的 23 条准则，明确人工智能的研发要遵守为人类做贡献、安全、负责、透明、可解释和多数人受益等原则。2018 年 3 月 26 日，谷歌公司成立全球技术顾问委员会，其外部专家监督谷歌公司在应用人工智能等新技术时对伦理准则的依从性，以期作为独立的监督机构，更负责任地开发和使用人工智能及相关技术产品，思考人脸识别、机器学习算法等人工智能技术应用中的伦理问题并提出建议。2019 年该顾问委员会专家专业领域已囊括哲学、计算机及公共政策等。但由于顾问委员会一成员的观点与谷歌价值观不合，谷歌员工提出抗议，导致 2019 年 4 月 5 日该委员会解散。

2. 我国

我国人工智能战略文件包含了法律、伦理等内容，反映了人工智能价值观。2018 年，国家标准化管理委员会发布《人工智能标准化白皮书（2018 版）》，首次从国家层面明确了我国人工智能的为人类服务原则和责任原则。2018 年 7 月，中国发展研究基金会发布报告《未来基石——人工智能的社会角色与伦理》，提出了一系列人工智能的伦理建议，也推动了伦理问题的讨论。

百度创始人李彦宏在 2019 年 3 月 10 日全国两会上提案，建议在政府主管部门牵头下，由跨学科领域的行业专家、人工智能企业代表、行业用户和公众等研究人工智能伦理，并从顶层设计，以期加速行业健康发展，主动迎接人工智能技术革命。2019 年 6 月 17 日，国家新一代人工智能治理专业委员会发布《新一代人工智能治理原则——发展负责任的人工智能》，提出 8 条人工智能的治理原则，即和谐友好、公平公正、包容共享、尊重隐私、安全可控、共担责任、开放协作和敏捷治理。

但我国人工智能的伦理治理框架仅具备原则性指向，还不够成熟。我国学界已有的不少研究与国际接轨程度不高。我国缺乏研究人工智能伦理治理的政策，未有效对接、转化和落地我国人工智能发展规划中的伦理建设内容。为此，需对接国际，加速我国人工智能的伦理治理。

三、我国人工智能伦理治理的路径

如今人工智能迈入新的发展阶段，具有人机协同、跨界融合、群智开放等特点，正影响着人类生活。对于人工智能带来的诸多伦理挑战，可采用以下解决方法：明确人类优先、使用代表性样本和研究者以规避偏见、遵循故障透明且可追溯原则、研发生产销售的全过程监管、立法以健全监督管理体系、规范以明确道德伦理边界、通过教育提升公众认知水平、限制垄断数据和全球治理以共同应对挑战等。虽然当前各国、企业和研究者未就人工智能的控制与发展达成共识，但"为人类服务"是被共同认可的标准。

当前社会各界逐渐意识到人工智能的潜在风险，对其进行治理的呼声很高，也陆续出台越来越多的治理原则或应用准则，这些有助于引导行业健康发展。但这些治理原则或应用准则无法律强制力和约束力，且无责任范围。我国人工智能伦理治理原则也包含国际协作，共同维护人工智能的发展。我国可从以下多方面促进人工智能伦理治理的建设。

1. 有益于社会，政府引导

与人工智能交互的人类必须拥有充分且有效的自我决定能力，人工智能系统应遵循以人为本的理念，服务于人类，增强人类的认知并提升人类技能。人工智能存在的价值是教人学习、让人成长，而不是超越人、取代人。如果想使人工智能突破性技术符合多元文化价值观，政府的资助是必需的。如果没有政府参与资助，技术中的价值观有可能跑偏。政府的资助也可确保研究结果被共享，而不是被某一组织商业化垄断。政府应积极应对经济变革，提升人工智能领域的教育和培训体系，使之与时代发展步伐相一致；及时监测劳动力市场变动，为过渡期失业者提供支持，培养多元化、跨学科人才；提升技术和产业能力，促进人工智能技术广泛渗透到各行各业。人工智能有助于节约资源和保护环境，规避平台与数据垄断，鼓励公平竞争。

2. 尊重隐私，防范泄露

人工智能算法的准确性依赖于海量数据的获取和计算，随着个人信息日渐被数据化，被自动采集、分析及商业化，隐私泄露风险大增，已有法律法规无法有效保护已泄露的个人信息。鉴于人工智能的深度学习需要大量数据，数据的开放和共享尤为关键，需各国政府携手共享公共数据以加快人工智能的训练和测试。过去 15 年里，欧盟已多次开放和再利用公共数据与政府资助的研究成果，也将出台医疗健康数字化转型政策（包括分享基因数据及其他医疗数据）。公共政策还鼓励更广泛地分享私人所有的数据，与此同时需要遵守关于个人数据保护的法律政策，如欧盟的《通用数据保护条例》，以保护个人信息。因此，人工智能的发展要基于尊重和保护个人隐私，保障个人知情权和选择权。在个人信息的采集、存储、处理、使用等环节应设置边界，形成规范。完善个人数据授权撤销机制，打击任何窃取、篡改、泄露和其他非法收集利用个人信息的行为。

3. 安全可控，避免造成偏见

应不断提升人工智能的可解释性、透明性、可控性和可靠性，以期使人工智能得到审核、预防、监督、追溯、信赖。人工智能的安全性尤其重要，应重点关注其鲁棒性和抗干扰性，评价其安全性和可控性。人工智能算法的透明性仍是主要挑战之一。当前人工智能深度学习算法的自适应性尚无法应对实时变化的噪声、环境及恶意攻击。描述真实世界的数据是最理想的算法学习数据库，但实际训练用的数据库较片面化、理想化，不同于真实世界的多变性、复杂性。据 2019 年 10 月 *Science* 杂志报道，美国卫生系统广泛使用的一种算法存在明显的种族偏见。在给定风险系数下，黑种人患者比白种人患者病情更严重，弥补这种差别将使黑种人患者获额外帮助的比例由 17.7% 升至 46.5%。产生该偏见源于算法预测的是医疗费用而非疾病。可见，认为应选择容易获取的貌似合理真实的数据可能是算法偏见的一个重要来源。

4. 建立责任分担规则

人工智能企业要履行其社会责任。人工智能技术的使用导致难以追究责任主体，执法成本很高。人工智能拥有者、设计者、使用者应具备一定的自律意识和社会责任感，严守法规、伦理准则和规范；推行问责制，明确拥有者、设计者、使用者各自的责任；应预防人工智能被用于非法活动。在构建人工智能平台时，企业往往不知道用户会如何使用平台，相关设计应使人工智能系统可自动检测、警示和规避滥用，这是人工智能制造者和设计者绕不开的问题。

人工智能产品并不是法律意义上的主体，暗箱算法的可解释性不强，难以按照现行法规追溯事故责任主体，应由所有参与人工智能产品的发明、授权和分配过程中的人来分担责任。这就要求人工智能系统必须能够在算法和运行层面追溯问题的来源，从而确定相关责任主体。算法问责制要基于算法透明，算法透明并非指让公众了解算法的各个技术特征。对算法功能的广泛理解无益于实现算法问责制，披露简短、标准化且可能影响公众决策或提升公众对算法系统的整体理解的信息内容更有效。通过解释某结果如何得出使透明得以实现，将使当前人工智能系统面临极大技术挑战，也大大限制了人工智能的应用；反之，在人工智能系统的行为和决策上实现有效透明将更可取，更能显著提高效益。

5. 兼顾创新和监管

尊重人工智能发展规律，创新有序发展与发现、解决风险并行；优化管理、完善治理，使其贯穿于产品和服务的全生命周期；研究和预判更高级人工智能的潜在风险，负责任地确保其长远发展真正有益于人类、社会和生态。现存的伦理准则包括《赫尔辛基宣言》《贝尔蒙报告》及《阿西洛马人工智能原则》等，但这些对人工智能领域来说是不够的。我们应完善对人工智能准则、政策法规等的适应性修订，使之适应人工智能的发展。宗教、种族和社会经济背景影响着各国人民的不同愿望和需求，各国政府应组建各自的审议机构，积极组织社会各界代表公开讨论，决定如何将这些伦理准则纳入具体的政策法规。

鼓励人工智能企业组建伦理委员会、制定伦理指南，以引导、约束其人工智能研发者及其研发应用活动，即人工智能的伦理治理不可只停留在抽象原则的层面，要融入不同主体、不同层次的实践活动，使之成为有生命的机制。具体做法就是，管好重点行业，在符合法规、遵守伦理的条件下，加强监管视觉识别、用户画像、精准推送、虚拟助理等人工智能技术应用的重点行业，强化商业 APP 规范管理，防范侵犯消费者权益等恶性事件。

6. 开放协作，共享经验

人工智能企业无法独自解决人工智能给社会带来的复杂问题，组建人工智能研究院有助于加速其伦理问题的研究，特别是人工智能应用和影响层面的基本问题。各国政府应深入了解人工智能，设立专项资金，资助高校和研究机构前瞻性地研究人工智能的伦理问题，有助于伦理规范和制度的适时修改。2018 年美国麻省理工学院筹资 10 亿美元新建人工智能学院，主要研究人工智能的公共政策及伦理问题。同年斯坦福大学组建人工智能研究院，旨在加快研究人工智能对社会的影响。2019 年 3 月德国慕尼黑工业大学与 Facebook 共建人工智能伦理研究所，研究人工智能带来的伦理挑战，从技术和伦理层面审查人工智能领域的项目，以期为社会、人工智能行业和立法部门提供参考。

鼓励跨国、跨区、跨学科、跨领域的合作交流，推动国际组织、政府部门、科研机构、教育机构、企业、社会组织、公众积极参与人工智能发展及治理中的协调互动。加强国际合作和对话，尊重各国治理原则和实践，形成国际治理框架和标准规范的广泛共识。应协同推进我国新一代人工智能伦理与治理研究，使其逐步与国际接轨，共享我国人工智能伦理治理实践经验。

四、总结

人工智能将使人类社会驶向不确定的未来，适时建立人工智能伦理治理准则，有助于其行稳致远。基于人工智能潜在风险和受益，随着科学研究和技术发展，必须适时考量伦理，逐步修改人工智能的伦理治理准则。这不仅需要人工智能行业人员主动参与，更需打破学科、社会、政治和国家的界限，以多方协作的负责任方式，让全部个体、群体和区域均参与技术发展过程，以期使技术造福于人类。为人类服务是发展人工智能要坚守的一个共识。英国和欧盟先后发布报告，均从战略高度确立了"以人为本"的人工智能价值观。在具备人工智能技术和产业优势基础上，期待我国人工智能的伦理治理能影响世界人工智能技术的发展。

第二节　人工智能在医疗领域的应用

诊断专家系统、医疗机器人等人工智能产品正陆续应用于医疗领域，大大提升了医疗系统工作的效率和效益，也减轻了医护人员的劳动量，但不可避免地会带来诸多伦理问题。人工智能应用于医疗领域的伦理挑战包括公平受益、失业、患者隐私、医疗安全、责任划分和监管等，其原因可能包括未遵守基本伦理原则、技术缺陷、立法和监管缺失、隐含算法偏见、数据质量欠佳、公众素养不足等。针对形成原因提出的解决对策包括明确人类优先、故障透明且可追溯原则，明确代表性样本和研究者以规避偏见，研发、生产、销售的全过程监管，规范以明确道德伦理边界，立法以健全监督管理体系，限制垄断数据，通过教育提升公众认知水平和全球治理以共同应对挑战等，确保医疗领域的人工智能产品以"为人类利益服务，绝不伤害人类"为原则，减少医护人员重复劳动，提高工作效率，减少误诊漏诊，切实提升医疗服务质量。

2022 年全球人工智能软件市场规模预计达 620 亿美元。从 20 世纪 70 年代的专家系统开始,发展并不成熟的人工智能产品已应用于人类疾病的诊断和治疗。人工智能产品于2011年开始大规模应用于医疗领域,其虚拟部分包括信息咨询、医学影像、电子病历等,其中医疗诊断系统中影像、病理和皮肤病等领域进展较快。2018年借助人工智能学习算法,研发出一种基于 DNA 甲基化的中枢神经系统复杂肿瘤分类法。人工智能可优化慢性病患者的护理流程,有研究提示人工智能可精准治疗复杂疾病,减少医疗差错,还能提高临床研究纳入受试者的质量。人工智能医疗系统的实体部分有医疗机器人、传送药物的纳米机器人。医疗机器人分为手术机器人、康复机器人、行为辅助和仿生义肢机器人。市场销售份额最大的是手术机器人,占全球医疗机器人的 60%以上。达·芬奇手术机器人是全球机器人手术系统中使用最广泛的,外科医生在稳定、高速的互联网和屏幕的协助下,能实时了解患者状况,使用机械臂在远处完成手术,为实现远程医疗奠定了基础。人工智能在医疗领域的应用也存在许多伦理问题,下文概述了人工智能在医疗领域应用中存在的伦理问题、形成原因和可能的解决对策,为人工智能更好、更快地应用于医疗领域提供参考。

一、伦理问题

人工智能可提升现有诊疗效率,如智能影像辅助诊断技术可帮助医生快速判断患者病情。人工智能的伦理问题主要由算法的自主学习能力衍生。在隐私安全方面,人工智能的发展依托云计算服务、大数据技术的发展,数据挖掘和收集是其主要的动力来源。目前弱人工智能是否会伤害人类取决于赋予其任务的人类是否有伤害人类的目的。人工智能在医疗领域的应用将深刻改变现有医疗体系,不可避免会冲击已有的社会和伦理秩序,带来如下伦理问题。

1. 公平受益问题

人们通常认为人工智能做出的决策可能会更加公平、更具包容性。然而,由于人工智能可能会受性别、年龄、信仰、种族等因素影响,其决策结果可能带有偏见或有失公平。人工智能决策可能会面临的问题:有偏见的训练数据,不确定的相关性(人工智能决策是基于知识归纳,并非准确的因果关系),算法在决策过程中的不透明和难以理解,以及决策结果的不准确和歧视性。在医疗领域,人工智能决策更易受到偏见和歧视的影响。医疗领域人工智能主要存在以下问题:人工智能模型设计、训练数据、与临床医生互动及与患者互动的偏见;也会因地域差异、贫富差距、宗教信仰等因素造成医疗资源分配的不平等,导致临床数据并不具备充分的代表性;又因数字鸿沟对医疗健康的负面影响,一些健康数据可能会被排除在医疗人工智能之外,这加剧了人工智能决策的潜在偏见和结果的不准确。

人工智能医疗系统有助于分析基因组学、蛋白质组学和代谢组学等的实验数据,以及收集、分析电子病历等健康数据。借助聚类分析可帮助医护人员判断综合征,而模式识别技术能将疗法与疾病相匹配。鉴于现有医疗条件的不平衡分配,仅少部分人能受益于人工智能的先进诊疗技术,即人工智能医疗是只适用于相对小众群体的先进医疗手段。不能从受众群体的层面判定人工智能的道德问题,毕竟人工智能的医疗代价,如带来的社会问题也应考虑。公平受益存在的壁垒可能间接拉大医疗领域的贫富差距，部分患者可能对人工智能医疗有抵触情绪，毕竟自身并未切身感受到高科技医疗的好处。医护人员可能会在人工智能辅助下显得诊疗日渐"精准"，毕竟人类无法具备人工智能的大数据处理能力和精确的医学影像识别能力，但也可能导致医护人员对人工智能产生依赖性，最终降低他们自身的诊疗水平。

2. 失业问题

人工智能可帮助医护人员摆脱以往一些重复性强、强度高或危险的医疗负担，这是人工智能发展带来的福祉。绝大部分人看好人工智能发展的经济影响，人工智能会消灭部分旧的体力和脑力劳动岗位，也能创造新的工作岗位。在新旧转换之间，政府部门必须做好失业者的职业再教育，以保证这些人群找到新的工作。人工智能医疗应用之初的定位是辅助医疗，可见在解决好此问题后，工作替代的问题也会迎刃而解。

3. 患者隐私问题

发展人工智能需大量数据的积累，利用大量数据训练算法可提高人工智能解决问题的能力，但这也威胁到个人隐私，成为开发数据资源价值过程中最突出的伦理挑战。对医疗健康数据的威胁也是人工智能发展的安全隐患，这些数据一旦被泄露，将直接影响个人隐私。人工智能不同于人，人工智能医疗系统收集的患者信息保存于云端或存储器，就算人工删除也能恢复；人工智能的"保密性"不像人那样存在情感，任何人均可从中调取信息，加密措施也无法完全阻止信息的调取，患者隐私有可能被非法窃取。目前，人工智能医疗系统似乎并未全面考虑患者的隐私问题。谷歌旗下的 DeepMind 在 2017 年 5 月获取了英国国家医疗服务体系信托基金运营的 3 家医院 160 万患者的数据，包括艾滋病病毒感染状况、堕胎信息等私密数据。

若想得到更精准的个体化医疗服务，共享医疗记录是必要的。设想的两种极端情况如下：①完全摒弃保护隐私，全部数据均用于发展人工智能；②隐私的绝对保护，不愿共享数据。两种极端情况之间取一平衡点是最理想的，但不同数据类型的平衡点可能完全不同。例如，骨折患者可能不特别介意医疗数据的泄露，更愿意贡献数据来发展人工智能，但乙肝患者比较担忧诊断数据的泄露会影响其就业、择偶和保险等，更倾向保密个人信息。

4. 医疗安全问题

人工智能应用于医疗领域的安全问题包括信息安全和其自身的医疗安全。有别于外科医生，医疗机器人特别是手术机器人是通过机械驱动的手术机器，在手术过程中无思考、无情感投入，也无自我意识。医生操作也无法确保机器人的运行无任何差错。对机械的远程操控是否会特别精准，以及手术时细菌隔离和控制都是需要考虑的问题，无法保证彻底对金属机器消毒，也无法确保清除其他有害物质的感染。

5. 责任划分问题

医疗机器人在降低医疗成本的同时，也带来责任问题。手术机器人在提高手术成功率方面表现优异，但同样存在安全风险。如果机器人在手术中发送系统故障，将直接危及患者的健康甚至生命安全，此类医疗事故的责任认定存在困难。人工智能产品也存在误诊、漏诊以致损害患者健康等问题，责任主体划分困难。一般认为人工智能产品本身不具备承担责任的能力。若是人工智能产品质量问题导致的损失，应由设计、制造厂家负责，厂家需严格定期培训、考核医务使用者，使用者培训合格和取得考核证书后才能上岗，厂家也要定期维护、升级与更新系统；医务使用者也应详细告知患者使用人工智能产品的潜在风险，尽最大可能追究问题的责任者。

算法的透明性和可解释性是确定人工智能产品开发者与所有者责任的依据。伦理责任不能转移到算法或机器上，人工智能仅能从技术上独立预测，人类应控制决策的过程。人工智能有一定的自学能力，因此人工智能可能会出现一些开发者无法预见的不符合伦理甚至非法的行为，而开发者不能以"无法预测"为由推卸责任。目前弱人工智能的学习能力可能被高估了。

6. 监管问题

人工智能应用于医疗领域需要有效的监管机制，包括政府、技术和公众对其的监管。当前尚无国家拥有完整的监管体系对人工智能技术的发展进行有效监管。若不加强监督和管理，人工智能可能严重影响人类的人身、财产安全，并破坏伦理道德。2016 年 9 月，Facebook、谷歌和亚马逊专门成立了一个监督人工智能研发的联盟，旨在探索人工智能安全隐私问题的解决办法。

二、形成原因

因为医疗行为的受众是所有人，每个人都是潜在的患者，而医疗行为又直接关乎生老病死这些人生最本质的问题。鉴于医疗行为的这些特殊性，人工智能应用于医疗系统带来的伦理问题既包括人工智能的常规问题，也包括与医疗相关的特殊伦理问题。原因可能有以下几方面。

1. 未遵守基本伦理原则

2017 年，在美国加州阿西洛马召开的"阿西洛马会议"将伦理学观点渗透进《阿西洛马人工智能原则》中，规定研究人工智能的目的在于创造服务于人、并为人所控制的智能，该原则成为发展人工智能的基本伦理保障，要求体现在研发人员的伦理意识中，并在研发过程中遵守。人工智能代替人类决策或行动时，需遵循人类社会的规则，符合法律和伦理的要求。否则，人工智能在医疗领域的应用和推广有可能会面临社会的民意挑战和舆论压力。

2. 技术缺陷

人工智能医疗主要是基于医疗大数据的驱动，通过机器学习，分析患者的病历和案例，给出诊疗方案。技术不成熟可能导致人工智能系统运行异常，加之算法决策的"黑盒子"

特征引发的解释性困难和不透明性，使得算法决策的责任主体归属变得困难，埋下了安全隐患；人工智能医疗带来的安全问题很大程度上是因为，当前人工智能的复杂性和不确定性导致难以很好地预测和审查人工智能的运行及其原理。医疗领域不能放任此类模型处在"黑盒子"状态，即输入某些东西会得到某些结果，但却不知道如何得到那些结果，在此过程中，无法知道人工智能是如何操作和选择的，这涉及审查监管等问题。

3. 立法和监管缺失

人工智能的发展是不可逆的，无论是负责监管的政府还是消费者都应负起相应的责任。由于各国暂无针对人工智能的专门法律规范，立法的缺失致使人工智能发展受限，也危及人类安全和公共利益。有关人工智能伦理问题的规定与原则均有待加强，规定的更新和制定速度需符合当前技术发展的需要，也正是这方面的不足造成了人工智能日益增多的伦理问题。

4. 数据质量欠佳

人工智能医疗系统学习所用到的训练数据是训练模型的"教材"，数据的质量决定了学习成果，目前存在的技术挑战包括数据集的复杂性和异质性、医疗数据的嘈杂和如何向用户解释输出结果。人工智能医疗往往利用医疗"教材"和医疗案例来学习，如何获取高质量的医疗"教材"和案例是人工智能医疗面临的难题。训练人工智能的数据可能并不能真实地反映客观的实际情况，有可能受一些对抗样本的干扰或污染，从而导致人工智能做出一些错误决策。当采集的数据存在偏差时，用这种数据所训练的人工智能系统也会存在相应偏差，其产生的模型或结果势必会复制并放大这种偏差。在这种情况下，人工智能系统所做出的决策将会产生差别效应，且远大于人为偏差。

5. 隐含算法偏见

与人类决策相比，基于人工智能的决策可极大减少重要决策中的偏见。但也应注意到，人的偏见是个体化的、局限的，而人工智能算法的偏见则是系统的，一旦形成将会产生广泛影响。人工智能医疗系统基于算法模型和数据，学习人类的行为数据，进而做出分析和预测。训练人工智能的数据中也可能潜藏着不易被察觉的价值偏好或风俗习惯。在特定群体中存在的种族歧视或性别歧视最终都有可能被反映到数据中，从而被人工智能学习所继承。这种歧视往往很难通过技术手段消除，从源头上甄别哪些数据带有歧视性是极其困难的。为了解决某个问题或任务，不同的算法工程师会设计出不同的算法，在细节上渗透着设计者的主观特质。如果在算法设计中暗藏某种歧视，可能要比潜藏于数据中的歧视更不利于社会公正。

6. 数据垄断

医疗数据是典型的高价值数据，因此较一般的数据更容易形成垄断。而医疗服务又是公众所必需的，容易产生某一疾病诊断领域的"数据寡头"，这无疑会对市场的公平性形成挑战。

7. 公众素养不足

目前，仍有一些就诊患者不信任导医机器人，只选择向人咨询就医信息，说明社会要完全接受新技术尚需时日。由于公众对人工智能的了解不够深入，缺乏足够认识，易造成误解和负面印象，比如在听到关于人工智能的负面事件后，以讹传讹，最后造成公众恐慌，从而排斥人工智能。增强公众的伦理观念对于缓解人工智能带来的舆论压力和伦理问题非常有必要。此外，当前仍有部分医生对人工智能持观望态度，人工智能尚未完全取得医疗界信任，毕竟人工智能辅助的准确率尚未达到 100%。

三、解决对策

2018 年 4 月 17 日英国上议院的报告提出，应确立一个适用于不同领域的"人工智能准则"，其中主要包括 5 个方面：①人工智能应为人类共同利益服务；②人工智能应遵循可理解性和公平性原则；③人工智能不可用于削弱个人、家庭乃至社区的数据权利或隐私；④所有公众都应有权利接受相关教育，以便能在精神、情感和经济上适应人工智能发展；⑤人工智能绝不应被赋予任何伤害、毁灭或欺骗人类的自主能力。发展人工智能并非没有风险，上述准则将有助于减少这些风险，在道德约束下发展人工智能能让公众信任这项技术，了解它带来的好处，同时对其滥用提出质疑。针对人工智能医疗系统存在的上述伦理问题，可尝试从以下几方面采取措施加以解决。

1. 明确人类优先

2016 年 12 月，国际电气和电子工程师协会发布《以伦理为基准的设计指南》，鼓励科研人员将伦理问题置于人工智能设计和研发的优先位置，强调人工智能应当符合人类价值观，服务于人类社会。2018 年 4 月英国上议院也明确提出人工智能必须遵守"为人类利益服务，绝不伤害人类"的原则。

2. 故障透明且可追溯

人工智能作为一项新技术，其系统运行的稳定和安全直接关系医疗应用领域的安全。如果人工智能系统出现了故障或者遭到损害，其原因应是可以被查明的，应该由人类监管机构来审核人工智能系统的安全性和故障，即要求故障透明，这样有利于增加公众对人工智能的信任。如果发生事故，故障透明原则有助于事故调查人员查明事故原因。联合国关于机器人伦理的报告认为，在机器人及机器人技术伦理与法律监管中，一个至关重要的要素是可追溯性，可追溯性能使机器人的行为及决策全程处于监管之下，使人类监管机构不仅能够理解智能机器人的思考决策过程和做出必要的修正，且能在特定的调查和法律行动中发挥它本来应有的作用。只有保证人类能够全面追踪机器人思考及决策的过程，才有可能在机器人监管过程中占据主动权或者事后进行全面的追踪调查。事实上，人工智能的决策可通过严格的测试和算法的修改来禁止人工智能的深度学习，也可将人工智能的自学能力限制在可信的环境中。若开发者遗漏了这些防范措施，可被认为是明确的人为疏忽而被追责。应将数据统计的不确定性和算法的不透明性导致的责任风险转移给人工智能的开发者，也应将医疗人工智能的算法等"无形物"纳入人工智能产品责任规范的范畴。人工智能的生产商负责其技术的安全和有效运作，医疗人工智能作为医疗器械也必须足够安全、符合治疗与监督的标准。

3. 代表性样本和研究者应规避偏见

为防止人工智能训练数据中潜藏的价值偏好或风俗习惯，应尽可能采用不同国家、不同区域代表性医院的数据，代表性样本量越大，越有助于降低潜藏的价值偏好或风俗习惯被人工智能学习继承的概率。人工智能学术界不应对研究者存在任何歧视，应由不同种族、不同性别的研究者共同参与算法的设计，这样可规避算法设计中暗藏的歧视。

4. 全过程监管

要通过立法形式明确人工智能医疗产品的生产、销售、使用和售后服务的规范，科学管理人工智能医疗产品可解决很多无法追责的问题。为每个人工智能产品配置唯一身份标识，一是可通过设置该唯一身份标识来查找产品的责任人（产品设计者、制造商、检测员等），甚至附上产品设计者、成品检测员的信息，这不仅有助于保证每个产品的质量，而且一旦出现问题也可方便查找问题及其责任者；二是可防止山寨产品。还须配一份详细的使用说明书，包括注意事项、产品操作手册等。使用人工智能产品的医疗卫生机构要定期维护、升级与更新系统，进一步降低误诊和漏诊发生率等。用于训练人工智能的医疗数据和资料应通过所在医疗卫生机构伦理委员会的审查批准。在人工智能医疗实施进程中，必须制定一系列的安全标准，就护理方案、供应商及数据中心以何种形式来访问、传送和存储受保护的患者信息做出详细规定。

5. 规范以明确道德伦理边界

应将伦理制度与科学研究相结合，制定人工智能研究、开发和应用的完整伦理规范。人工智能领域科学家与哲学家、伦理学家、法学家的交流学习可使人工智能融入更多的交叉学科思想，从而使人工智能更加人性化、生态化、和谐化，这将有助于缓解甚至解决人工智能的某些伦理问题。

6. 立法以健全监督管理体系

众多人工智能伦理问题超出了现有法律的制约范围，要加强立法研究，完善人工智能的权利、义务、责任相关的法律，将法律融入人工智能研究、开发和应用的全过程，使人工智能的发展受到法律的规范和限制。同时，政府应制定一套包含政府、技术和公众监督的完整监管体系，并对其进行科学有效的监管，严惩发展过程中的不法行为。着眼于人工智能的运行和应用层面，要研发类似电子警察的人工智能系统，即用人工智能监管人工智能，防止人工智能技术被非法利用或偏离正常运行。法律应允许人工智能的开发者围绕性别、年龄、信仰、种族等敏感数据建立相关政策约束，以规避不公平结果，降低法律诉讼的风险。

7. 限制垄断数据

英国上议院 2018 年 4 月的报告建议对大公司垄断数据加以限制,希望人工智能决策透明,呼吁政策立法以规范人工智能发展。个人应对自己的数据及其如何被使用拥有更大的控制权,有必要改变数据的收集和获取方式,以更好地保护公众隐私。当前大部分主导人工智能医疗发展的公司是业务跨度极大的高技术公司,如亚马逊、IBM、谷歌、阿里巴巴、腾讯和百度等。这些公司无一例外都不是专门的人工智能医疗公司,能在人工智能医疗发展中抢到先机是源于其掌握着大量用户数据。

8. 加强教育,提升公众认知水平

针对人工智能发展的伦理问题在公众中所引起的恐慌,政府、科研机构、院校等相关部门应形成教育合力,可采用媒体宣传或现场讲授的方式,普及人工智能相关的基本知识和相关内容,提高公众对人工智能的认知水平。要引导公众朝着合理健康的方向认识人工智能,提高公众的理性判断能力,避免公众过多地受到人工智能"威胁论"的影响,从而推动人工智能健康发展。

9. 全球治理,共同应对挑战

人工智能高速发展中的伦理问题是各国所共同面临的,要建立人工智能发展统一标准,使得各国关于人工智能的研究朝着合理化方向迈进,推动人工智能不断造福人类。2017 年1 月,来自全球的人工智能领域专家在"向善的人工智能"(Beneficial AI)会议上联合签署了《阿西洛马人工智能原则》,明确了安全性、利益共享等 23 条原则,并呼吁人工智能领域的研究者遵守这些原则,共同保障人类未来的利益和安全。不同于西方国家具备的技术支撑和研发环境,我国人工智能设计领域偏于商业驱动,这源于医疗行业标准滞后甚至缺失。因此,我国解决人工智能产品设计的伦理问题更多依赖于产品设计者的伦理自觉性。

四、总结

尽管人工智能医疗系统的快速发展引发了公平受益、失业、患者隐私、医疗安全、责任划分和监管等伦理问题,但对于这些伦理问题不必过度担心或恐慌。我们应清醒地认识人工智能的伦理问题并施以相应的对策,这对人工智能更好地造福于人类具有非常重要的实践意义;应激励并优先考虑负责任和多样化的技术发展与实践,如果对人工智能领域施加过硬、过早的监管,可能会阻碍其创新,这不利于医疗卫生系统的进步。

第三节　人工智能医疗器械伦理问题的对策

随着医疗信息化的快速发展,越来越多的企业投身于医疗大数据行业,注重将人工智能应用到医疗领域,从诊断、监护、治疗到康复,各细分领域都将开启智能化时代。在深

度学习日益风靡的高科技行业中，利用人工智能进行影像三维分割、病理图像分析处理、药物设计、个性化精准医疗等已日渐普及。

人工智能在医疗卫生领域快速发展，在带来契机的同时也引发了一系列伦理问题和挑战，受到各界学者的高度关注。人工智能医疗器械的定位、算法偏见、社会公平、责任划分和隐私安全等方面均可能引发伦理问题，为实现人工智能医疗器械健康、快速和有序发展，需坚持以人为本，提升诊疗质量；科技向善，重塑社会信任；确保公众公平地享有人工智能发展成果；加强人工智能监管和立法，加强伦理制度建设，提高伦理审查能力；强化隐私保护；加强媒体对人工智能报道的监管等，从而提供更好的医疗服务，造福人类健康。

一、人工智能医疗器械发展动态

随着医疗卫生领域新产品、新技术的不断出现，我国 2002 年颁布的《医疗器械分类目录》已无法完全适应医疗器械的监管工作和行业发展需要。国家食品药品监督管理总局发布的新版《医疗器械分类目录》于 2018 年 8 月 1 日起施行，新版《医疗器械分类目录》新增了与人工智能辅助诊断相对应的类别，主要涉及医学影像和病理图像的分析与处理。2018 年 11 月 19 日，国家药品监督管理局医疗器械技术审评中心公开向境内、境外征集人工智能医疗器械产品生产企业的信息。2018 年 12 月 25 日，在北京举办的人工智能类医疗器械注册申报公益培训会议上，国家药品监督管理局公布了医疗人工智能领域三类器械审批的要点及适用范围，还讲解了医疗人工智能产品在审批过程中所面临的软件更新、数据库、云计算服务、数据安全等问题。在本次会上，国家药品监督管理局细致地分析了影响医疗人工智能医疗器械审批的各个过程，对各个指标进行了详细的讲解。

目前，乐普医疗、思创医惠、科大讯飞、万东医疗、卫宁健康等上市公司在我国人工智能医疗器械领域发展迅速。其中，发展最快的是乐普医疗，其心血管疾病人工智能诊断系统已获得美国食品药品监督管理局上市批准。2018 年 11 月 19 日，乐普旗下深圳凯沃尔电子有限公司自主研发的心电图人工智能自动分析诊断系统"AI-ECG Platform""获批，成为我国第一个获得美国食品药品监督管理局批准的人工智能心电产品。除了乐普医疗的心血管诊断系统，进展较快的是基于影像数据的糖尿病视网膜病变、肺结节的人工智能医疗器械。2018 年 4 月，美国食品药品监督管理局批准了世界上首款人工智能医疗设备 IDx-DR，该设备通过算法评估内置摄像头拍摄的患者眼睛的照片，不需要医生辅助诊断就能确定患者是否有糖尿病视网膜病变的迹象。2019 年 5 月，深圳硅基智能科技有限公司的糖尿病视网膜病变分析软件获得国家药品监督管理局创新医疗器械批准，进入临床试验及审评快速绿色通道。除了糖尿病视网膜病变和肺结节筛查方面的人工智能产品，还有很多以科研名义进入医院的骨折和骨龄测试及神经系统疾病诊断方面的人工智能产品，但多数只能达到初步筛查和诊断的水平，离成熟还有一定距离。

二、伦理问题

人工智能发展迅猛，给医护人员和患者带来了便利、提高了效率，但也引发了诸多伦理问题。人工智能医疗器械的伦理审查除了人工智能和医疗器械各自的问题外，也有人工智能与医疗器械叠加带来的问题。人工智能应用于医疗领域的伦理问题，包括公平受益、失业、患者隐私、医疗安全、责任划分和监管等，其原因涉及未遵守基本伦理原则、技术缺陷、立法和监管缺失、隐含算法偏见、数据质量欠佳等。目前人工智能算法准确度和适应性是限制其临床应用的瓶颈，因此人工智能医疗器械伦理审查的核心问题包括难以准确评估风险、建立恰当类型数据库、确保数据安全、算法更新导致软件迭代等。

1. 定位

和人脑相比，人工智能具有更丰富的容量和更强大的学习能力。与医疗人工智能产品相比，医生对信息的掌控能力、知识储备有一定的局限性。医生对疾病的正确诊断通常建立在长期的经验积累和专业素养基础上。人工智能医疗器械依靠深度学习技术和强大的洞察力，可快速处理海量信息，提供最优的诊断建议和个性化治疗方案，大大提高了诊疗效率和准确性，降低了医生工作负荷，无形中为医院节约了资源。医生将有更多的时间用于与患者的沟通和临床研究。除了提高诊疗的准确性，人工智能医疗器械的应用还增加了医生的信心，有一个水平相当于主治医师的人工智能助手帮忙，医生在做出诊断结论时更有底气和自信，但医护人员可能过多地依赖人工智能精确的医学影像识别能力和大数据处理能力，以致降低自身的医学水准，也给医生带来了被人工智能替代的技术性失业风险和压力。同时，人类对人工智能的过分依赖可能导致人类所积累的医学知识和操作技能停滞不前。

科学技术的发展使得人工智能变得越来越人类化，人工智能究竟该如何定位？它是一个人？一种工具？抑或是一个人工智能"奴隶"？这成为很重要的伦理议题。事实上，在我国医学和人工智能医疗领域的多数专家看来，人工智能可以扮演的仍是医生的"助手"角色，主要帮助医生解决重复性工作，而不是医疗决策的主体。人工智能分为三个层级，即弱人工智能、强人工智能和超人工智能，部分学者认为，在未来相当长的时间里，人工智能都将处于弱人工智能层级，对于专注于且只能解决特定领域问题的人工智能，公众还不必过度担忧。

2. 评估风险

人工智能医疗器械的使用与健康息息相关，故风险评估尤为重要。临床使用风险应考虑数据质量控制、算法泛化能力的直接影响和算法泛化能力所用计算资源（运行环境）失效的间接影响。为使风险最小化，确保人工智能医疗器械的可靠性，需在使用过程中评价其风险。伦理审查中应注意其考量因素是否包括了临床使用中的假阳性、假阴性和进口软件的中外差异，以及风险管理活动相关的预期用途、使用场景、核心功能及措施、要求。

3. 算法

人工智能采用机器学习、深度学习和表征学习等技术，通过数据驱动智能算法对患者信息进行洞察。人工智能医疗系统学习所用到的训练数据是训练模型的教材，数据的质量决定了学习成果。当设计者存在某种特定疾病、性别、种族等偏见和歧视时，将导致人工智能把人的判断和智能融入其中。训练人工智能的数据可能并不真实地反映客观的实际情况，也可能潜藏着不易被察觉的价值偏好或风俗习惯，导致训练数据被污染，从而被人工智能学习继承。人工智能系统产生的结果会复制并放大这种偏见和歧视，甚至沦为知识的"黑洞"与权力的"暗箱"。算法通常可以反映现有的种族或性别健康差异。这种暗藏在算法设计中的偏见要比人为偏见和歧视隐晦得多。如果该问题没有解决，将会导致偏见长久存在，也会固化医疗卫生领域现有的不平等现象。

软件更新是人工智能软件被召回的主要原因之一，应考虑对软件安全性和有效性的正面和负面影响。软件更新分为数据驱动型软件更新和算法驱动型软件更新，这两种类别决定是否属于重大软件更新或轻微软件更新及其版本命名规则。表面看来，算法作为一种数学结构，具有客观的和确定性的特征。因此，算法决策应该不太可能会受到公众情感和价值观的影响，但实际情况却恰恰相反。人工智能的算法虽说只是一种数学表达，看似与价值无关，实际上却不可避免地存在主观偏见。这种偏见的来源是多方面的，既有可能来自训练系统的数据输入，又有可能来自编程人员的价值观嵌入。为加快人工智能医疗器械的审批，基于现有历史数据的回顾性研究可用于临床评价，甚至属于回顾性研究的第三方数据库可用于评估算法性能。

2019年4月2日，美国食品药品监督管理局发布人工智能医疗器械变更的监管框架的讨论稿及征求意见，并于2019年6月3日前提交了讨论意见稿。拟议的监管框架可使美国食品药品监督管理局和制造商从上市前开发到上市后对软件产品性能进行评估和监控。这个潜在的框架允许将人工智能医疗器械的迭代改进能力纳入其监督管理范围之内，同时确保患者的安全。此外，也需向公众征求其对人工智能医疗器械监管的意见和看法。

4. 社会公平

由于现有医疗条件、技术设备等医疗卫生资源分配不均衡，人工智能手术机器人等的医疗成本较高，此类人工智能医疗器械很难推广进入基层医疗卫生机构，其应用主要集中于大型三甲医院，偏远地区的患者很难有机会接触并享用此类高科技诊疗技术。从患者自身经济情况出发，也只有少部分人愿意接受并从中受益。因此，此类人工智能医疗器械只适用于小部分有经济条件的患者。大多数普通患者可能会因为没有切身感受到所谓的高科技医疗技术而产生抵触情绪。另外，用于诊断的人工智能医疗器械，如糖尿病视网膜病变诊断系统，可以辅助基层医生诊断疾病，有助于快速提高基层医疗卫生机构的诊断水平，缩小其与大型三甲医院的差距。

5. 责任划分

由于不具备产生民事法律关系的主体资格，人工智能医疗器械仅能被认定为辅助医生诊断的医疗器械。相对于普通的医疗器械产品，人工智能医疗器械涉及复杂的设计、算法和医疗大数据。当前不同的医疗细分领域并没有一个统一的人工智能技术和安全标准，导致人工智能医疗器械质量瑕疵或问题鉴定困难，如引发医疗事故或设计、操作失误后的责任界定等。相较于传统的医患关系，人工智能的应用又增加了患者与医疗人工智能系统或平台间的新关系，给本就紧张的医患关系带来了新的挑战。

人工智能的责任划分是当前我国甚至全球不可回避的伦理和法律问题，开发者、生产者对质量瑕疵或问题的担保责任等还远未达成共识。虽然人工智能医疗越来越向智能化、精准化方向发展，但其应对突发情况的反应处置能力还需进一步研究。2018 年 9 月以来，有 230 多家医院用户的 IBM 的 Watson 诊疗系统因诊断错误、开不安全药物而不断受到质疑。其主要原因在于 Watson 诊疗系统用于训练的真实病例数太少，导致美国得克萨斯大学 MD 安德森癌症中心在花费巨额投资后不得不选择放弃该项目。误诊、漏诊常常会引发医疗纠纷，而降低误诊率、漏诊率的基础是对足够多的医疗数据进行深度学习。目前，我国政策法规还没有赋予人工智能处方权，其给出的结论只能作为辅助诊疗的判断依据，而由此产生的误诊、漏诊也没有明确界定由谁承担责任。

6. 隐私安全

隐私，在法律上是一种权利的概念，但在现实生活中，它还可以作为一种商品，通过出让部分个人隐私或信息以换取服务和产品。与医生不同，人工智能医疗器械在收到患者信息后会自动进行储存、分析等，在当今成熟的技术条件下，即便手动删除个人信息也依然有恢复找回的可能。人工智能医疗器械对患者的隐私问题考虑得并不如医生周全。人工智能不像人一样存在情感，即使进行加密也不能完全避免个人信息被他人非法调取。人工智能医疗器械在隐私保护方面存在的问题主要有：数据采集过程是否经过患者充分的知情同意；谁有权调取患者相关信息；一旦发生信息泄露，责任应由谁来承担等。同时，由于各种商业服务之间数据交易频繁进行，匿名化技术的发展为隐私保护提供了新途径。国家如果没有明确规定匿名化数据的法律概念和认定标准，将弱化个人数据管理，导致数据滥用。此外，如何平衡隐私保护与国家安全、商业利益之间的关系，也是需要重点关注的问题。

7. 数据安全

数据安全已成为人工智能的关注重点。人工智能医疗器械的网络安全存在较多隐患且无法得到及时修复，有些企业并不具备必要的网络安全风险防控能力，其网络安全主动发现和监测预警能力均有待提升。有些企业在设计时没有考虑健康数据传输过程中的保密性等安全问题。企业作为运营者应承担主体防护责任，主管部门应履行监管责任。数据安全性的提高需医疗卫生机构的配合，医疗卫生机构在对健康数据进行归档、备份等数据传输操作时，尤其是通过公共互联网传输敏感数据时，若未对敏感数据进行加密处理，容易造成患者治疗信息、基因等重要医疗健康数据信息的泄露。

8. 数据类型完善

数据是人工智能医疗器械的核心要素，其很有可能成为制约人工智能医疗器械发展的瓶颈。因此，数据库的建立是人工智能医疗器械审批的先行之举。2019 年 7 月 17 日之前，我国仅有肺结节和眼底两类影像数据库，未来将建立肺部 CT、脑磁共振、冠状动脉 CT 血管造影等更多测试样本数据库，且明确测试数据库的类型包含检验数据库、真实世界数据库。据《华尔街日报》等媒体报道，Watson 诊疗系统的训练用真实病例数很少，其中最多的是肺癌病例 635 例，最少的是卵巢癌病例 106 例。基于足够数量的数据库样本训练人工智能医疗器械，将大幅降低其误诊率和漏诊率。

医疗行业成为数据泄露的重灾区，由黑客渗透入侵导致的数据泄露事件数量增速最快，由于服务器配置不当、漏洞等因素造成的未授权访问问题也日益增多。2017 年美国就有 15 次重大医疗信息泄露事件，约 300 万名患者的信息被泄露。我国同样面临类似的严峻挑战，2017 年 9 月《法制日报》报道了一医院服务信息系统遭黑客入侵，7 亿多条信息被泄露，8000 多万条信息被贩卖。

三、应对策略

任何具有变革性的新技术都会必然带来法律、伦理和社会方面的影响。人工智能伦理开始从幕后走到前台，成为矫正科技行业狭隘的利益局限和技术向度的重要保障。医疗器械的未来发展方向一定是智能化，智能化的人工智能医疗器械能为患者带来更大的福祉，能让更多的患者感受到科技进步为生命带来的健康呵护，但相应的制度和规范设计还存在盲区。

1. 坚持以人为主体，提升诊疗质量

人工智能医疗器械的出现对医生的执业能力和道德提出了更高的要求，需要医生坚持主体地位，提升诊疗质量。人工智能医疗器械除了做出科学的诊断，是无法与患者进行有效沟通的，也无法表达对患者的感情等，更不会考虑任何个人利益问题，因而很难得到患者的信任。医生除了具有丰富的临床经验和精湛的医疗技术，在治疗的过程中还会有效平衡双方利益。因此，医生和患者之间的互动是无法通过算法来复制的。尽管人工智能可以快速收集信息以诊断疾病，但最后的诊断仍需医生通过综合性、批判性思维结合患者的疾病史、体检结果、辅助性讨论和患者实际的家庭收入、心理情况等做出综合解释。

由于数据采集时医生的认知偏差和患者的个体差异，人工智能医疗器械对医生的权威性和主体性地位很难造成威胁和挑战。目前，人工智能医疗器械已进入了辅助诊断的初级阶段，在识别率方面已达到主治医师的水平，但很难应对在发展过程中的各种突发状况。医疗器械审评的重点仍是人工智能医疗器械如何更好地辅助医生，只能作为医生的助手，不能直接给患者提供服务。人和人工智能各有优势，要互相了解才能实现人机协作。应正确认识人工智能的本质及其所处的发展层级，处理好人机关系，坚定医生主体地位，有利于准确把握当下形势和预判未来趋势，为人工智能更好地发展做铺垫。

2. 科技向善，重塑社会信任

就人工智能自身而言，其需要价值引导，做到可用、可靠、可知、可控。技术本身没

有道德、伦理的属性，是开发和使用技术的人赋予了它伦理价值。研究者设计基于数据决策的软件模型，选择并赋予数据意义，从而影响我们的行为。研究者在设计开发人工智能医疗器械时，应当以人为本，遵守基本的社会伦理道德，消除各种歧视观念，必须客观、公正，并基于大量无偏性临床数据进行的逻辑算法而构建。尽可能地采用不同国家、不同地区、不同层级医疗卫生机构的患者数据，防止人工智能数据训练系统中潜藏的价值偏好或风俗习惯，避免其产生的模型或结果被人工智能学习、复制并放大。由不同种族、不同性别的科学家共同参与算法的设计，可规避算法设计中暗藏的歧视。

3. 确保公众公平享有人工智能发展成果

随着人工智能的不断发展，人工智能会带来新的契机，但整个社会也要考虑人工智能带来的发展成果如何分配的问题，倡导社会应该以一种更加公平的方式进行分配。政府如何更好地分配和利用医疗资源，这既是一个经济学问题，也是一个伦理学问题。资源配置既要考虑效用又要考虑公正。在确定医疗资源配置的优先次序方面，我们需要进行经济学和伦理学两方面的评估，对人工智能医疗产品做出积极而审慎的决策。如果人工智能医疗产品被不公平地分配到社会中，当前社会不平等的现状则可能进一步加剧。因此，要确保相关政策有利于公众公平地享有人工智能发展成果，让每个地区的人都从人工智能创造的福祉中受益，否则会造成更大的不公平。

4. 加强人工智能监管和立法

我国人工智能的发展与发达国家基本同步，但法律和伦理研究相对滞后。医疗卫生行业内对医疗人工智能的概念、伦理规范、伦理风险等尚未达成共识，伦理设计标准、评价标准制定等工作还处于起步阶段，这在很大程度上制约了医疗人工智能未来的发展。不同于普通医疗器械，人工智能医疗器械的动态评价困难。传统意义上的医疗器械是基于产品本身的监管，而人工智能医疗器械的监管分为两方面，一是产品本身的风险，二是制造商的风险管控。监管的关键在于产品本身的临床医疗价值和作用。其难点在于，人工智能医疗器械较传统医疗器械迭代快，传统监管思路的不足日益凸显。医疗人工智能领域三类器械审批要点的出炉表明如何监管新事物是企业、医疗卫生机构和监管部门都不得不面对的挑战。行业层面和医疗卫生机构层面都缺乏相对完善的监督管理机制，难以对医疗人工智能技术的研究和应用做到规范化管理。

随着移动互联网、大数据、共享经济的到来，国务院提出了审慎监管原则，以审慎的态度适当放松对这些新领域的政策监管，以免妨碍其发展；以包容的心态看待新技术的出现，用审慎的态度预防新风险的发生。随着智能产品的应用增多，其承担的责任也越来越大，法律法规的管控也应愈加严格。为规范医疗人工智能的发展，应建立一套法律边界明确的医疗人工智能责任体系，对医疗人工智能产品的开发者、生产者和使用者的责权进行清晰界定；及时制定相关法律制度，对人工智能进行适度有效的规制，严格监督和审查人工智能医疗器械的生产与应用，将风险管控落到实处，确保患者权益不受损害。

5. 加强伦理制度建设，提高伦理审查质量

当前人工智能医疗器械行业发展迅猛，我国对医学领域的伦理规范主要依赖《涉及人的生物医学研究伦理审查办法》，执行主要依赖医疗卫生机构的伦理委员会。在面对人工智能这类新兴技术时，限于认识不足等原因，一些伦理委员会无法判断该项技术带来的影响及是否可以开展。政府应高度重视人工智能可能带来的风险与挑战，加强前瞻预防和约束引导，最大限度地降低风险，更好地服务于医疗行业。因此，伦理制度建设对于解决人工智能医疗器械所产生的伦理问题不可或缺，将人工智能医疗器械研究与伦理制度结合是应对人工智能伦理问题的最有效方式。对人工智能相关社会影响和伦理问题应深入探讨，将跨领域、跨学科的政策法规研究置于优先地位，消除法规盲点，制定伦理准则。伦理层面的制度建设应当包括人工智能的设计伦理和应用规范伦理。设计伦理旨在从源头保障人工智能产品的安全性，为其设定道德和行为判断能力。应用规范伦理的目的是保障人工智能产品在应用过程中的安全性和规范性。人工智能的设计伦理和应用规范伦理虽侧重点不同，但需同时进行。加强对人工智能医疗器械的发展情况和伦理相关规定的宣贯，各医疗卫生机构相关从业人员应定期学习人工智能相关法规、新政策、新案例等，提升伦理意识。强化伦理委员会对人工智能器械临床研究方案科学性、伦理性的审查，提高伦理审查质量。

6. 强化隐私保护

在人工智能医疗器械研发、生产和使用过程中，为切实保护个人隐私，需要制定一系列的准则。涉及数据训练和结果分析时，需进行数据授权管理，并对关键信息进行脱敏和强加密处理。欧美一些国家已出台了针对医疗数据保护的法规，对所有数据的访问都有一套严格的访问控制程序，并要求对数据进行强加密处理，即使出现数据泄露，他人也不能解密。同时，在进行数据分析和管理时，必须打马赛克，以期通过各种周全的规定来确保数据的安全性。人工智能医疗器械的发展，既要开放共享，又要保护好数据的安全和隐私，如何规范化使用医疗数据是当前急需解决的关键问题。个人隐私和数据安全相关法规应对数据访问中心、传送和存储患者信息、供应商、医务工作者等做出周详的规定。

我国关于个人隐私和数据安全的法律并不完善，不论是法律体系还是法律条款都与国外有较大差距。建议加强立法和完善个人健康医疗信息制度，推进医疗卫生机构资源的开放和整合，培育公众对健康医疗数据应用意识与隐私安全的认知，持续推动国家唯一身份标识体系和基于唯一身份标识的共性基础服务平台的发展。我国在制定个人隐私保护相关法律时，不仅要考虑数据安全和患者隐私保护，还应平衡人工智能发展的需求，秉承"鼓励创新，包容审慎"的原则，避免因过度强调隐私安全保护而削弱了数据科学发展的社会价值，掣肘人工智能的发展。

7. 加强媒体对人工智能报道的监管，提高公众科学素养

智能手机和自媒体的报道加速了人工智能知识的传播，而医学界的重大突破又极易产

生高阅读量和点击率。因此，媒体采用夸大性语言或未经核实就对人工智能进行报道已经成为普遍现象。当前，虚假信息和谣言等负面信息通过各种渠道广泛传播，易引发公众恐慌，导致公众对人工智能产生错误的认识。因此，亟须出台相应的管理办法，加强对人工智能的正面宣传、舆论监督、科学引导和典型报道，引导公众朝着合理健康的方向认识人工智能，提高公众的理性判断能力和科学素养，并对媒体报道医学新闻加以监管和约束，从而推动人工智能健康发展。

四、总结

人工智能医疗器械的出现在改变旧医疗格局的同时，也带来一系列伦理问题。人工智能医疗器械的应用与伦理道德观念并不矛盾，关键在于在权衡取舍中找到更合理的打开方式。针对人工智能医疗器械的定位、算法偏见与社会公平、责任划分和隐私安全方面的伦理问题，要有效评估风险与受益，实现人工智能医疗器械健康、有序地发展。

第四节　人工智能医疗器械的伦理审查

2018 年 8 月 1 日起施行的新版《医疗器械分类目录》首次界定了人工智能医疗器械软件。人工智能医疗器械分为具备辅助识别功能的二类人工智能医疗器械和具备辅助诊断功能的三类人工智能医疗器械，我国三类人工智能医疗器械的审批条件比美国更严格，为此企业采取删除和增加诊断功能的方法，以同时申报二、三类医疗器械。美国已批准不少人工智能医疗器械上市，我国三类人工智能医疗器械刚开始进入注册申报阶段。很多人工智能医疗器械以临床研究方式进入医疗卫生机构，让受试者免费试用以获取临床试验数据，给伦理委员会的审查带来极大挑战。根据国家药品监督管理局医疗器械技术审评中心 2018 年 12 月公布的三类人工智能医疗器械审批要点，伦理委员会审查三类人工智能医疗器械的核心问题包括风险评估、数据库、数据安全及软件更新。除关注医疗器械产品与试验操作外，更要从适用范围、研究要求与资料、研究方案、风险控制、数据库、数据安全和软件更新等方面仔细把关，不断总结经验，切实保护受试者权益，也助推我国人工智能医疗器械的健康快速发展。

2019 年 4 月 1 日至 5 日在上海召开了"2019 国际医学人工智能论坛暨 ITU 与世界卫生组织健康医疗人工智能焦点组（AI4H）会议"，会议认为医疗器械产业已成为我国最具活力、最有前景的朝阳产业之一，人工智能与医疗器械深度融合，将成为产业新的增长点，我国将进一步加快推进人工智能医疗器械的上市步伐。为全面提升人工智能医疗器械发展水平，国家药品监督管理局与企业交流互动频繁。2019 年 7 月 3 日，医疗器械技术审评中心发布《深度学习辅助决策医疗器械软件审评要点》，意味着三类人工智能医疗器械的审评标准正式落地，产业发展的政策瓶颈已被打破。紧接着 2019 年 7 月 17 日成立人工智能医疗器械创新合作平台，以构建开放、协同、共享的人工智能医疗器械创新体系，形成服务于科学监管、科技创新、产品转化的人工智能医疗器械创新合作平台，这将全力推动医疗人工智能产品审批。人工智能医疗器械是指在器械的工作流程优化、数据处理、辅助诊断等方面，以深度学习、神经网络为代表的采用数据驱动方式训练算法的新一代人工智能医疗器械。

一、国内外人工智能医疗器械现状

人工智能系统有比人类更强的观察力和洞察力，可快速处理海量医疗信息，提供辅助建议，帮助决策和减少人为偏差，协助医生将有限精力集中于患者。人工智能系统可基于新信息、结果和操作不断学习，有助于医疗专业人员做出更加明智、及时的决策。随着分级诊疗的逐渐落实和国产医疗器械的快速发展，医疗器械公司为保持其产品竞争优势以占领更多基层医疗市场，除重视硬件质量外，也注重设备智能化，特别是配套的筛查系统和辅助诊断。基层医疗卫生机构缺乏优秀医生，对人工智能医疗器械需求大，其将是人工智能浪潮的最大受益者和主战场。

1. 人工智能医疗器械的研发模式

让医疗器械产品变得更加智能是趋势，这个趋势可提高产品的竞争力。医疗智能化、数字化实现医疗设备的全生命周期管理是国际大公司的发展重点。在合作方式上，因为目前没有明确的收费项目，如肺结节筛查类产品主要以两种方式进入医院：一是以临床研究的方式同医院合作；二是同医疗器械厂商合作，以整体服务包的形式进入。

对于医疗人工智能公司来说，产品研发出来以后，与医疗器械公司的合作有两种好处，一方面可以通过临床研究的方式，验证自己产品的实际临床效果。另一方面，帮助医疗人工智能公司寻找合适的盈利模式。由于医疗的严谨性，我国尚无针对人工智能产品的认证标准，以往公司常依据医疗器械的认证流程认证二类或三类医疗器械。在没有获得认证之前，很多人工智能公司通过与医疗器械公司的合作，将系统搭载在医疗器械上，医疗器械公司只需在省级药品监督管理局进行报备，不需要重新认证，就可在市场上销售，所得的销售利润可以按照双方提前商量好的比例进行分成。

2. 人工智能医疗器械的应用

2011 年 IBM 的 Watson 开启人工智能医疗的商业化应用，深度学习算法历经多次换代。2016 年 1 月，IBM 和美敦力联合推出糖尿病监测 APP，借助数据分析结果，可提前 3 小时预测低血糖的发生，大大改善患者的生活质量。IBM 的 Watson 至今仍未获得美国食品药品监督管理局的认证，但其服务都是在法律允许的框架之内。

全球市场洞察（Global Market Insights）的数据报告显示，人工智能医疗影像紧随人工智能药物研发成为第二大细分市场，占比 25%，并将以超过 40% 的增速发展，2024 年预计将达 25 亿美元规模。人工智能在医疗影像领域的应用主要包括：图像或检查的分类，器官、区域或标记点的定位，目标及病理检测，组织结构分割，病灶区分割及图像配准等；其针对的疾病主要有肺结节、糖尿病性视网膜病变、脑卒中等，应用方向主要有疾病筛查、病灶勾画和脏器三维成像。对细分病种的增强覆盖和根据自身业务特点对新场景的探索是未来的发展方向。

各公司正通过将人工智能医疗器械产品投入医院免费试用来积累大量临床数据，以此提高产品临床应用的精准度，为申报国家药品监督管理局认证提供可靠的数据基础，缩小临床结果与实验室结果之间的差异。这给不熟悉人工智能医疗器械审查注意事项的伦理委员会带来极大挑战。

3. 美国人工智能医疗器械审批现状

美国食品药品监督管理局的人工智能影像系统分为计算机辅助检测（Computer-Aided Detection）和计算机辅助诊断（Computer-Assisted Diagnostic），前者用于检测身体异常状况，后者用于评估疾病的严重性、疾病分类或预测等。为加快医疗人工智能审评审批进程，2017 年 7 月，美国食品药品监督管理局发布数字健康创新行动计划，根据电子健康产品特征、临床应用前景、用户界面特性和商业化周期等，建立新型实效性强的监管方法。

美国食品药品监督管理局已批准多个人工智能医疗器械，审批速度快于我国。例如，2018 年 2 月审批了第一个针对脑卒中的人工智能诊断决策支持产品（Viz.AI 的 ContaCT）；同月审批了第一个针对儿童自闭症的人工智能诊断决策支持系统，这是 Cognoa 公司的一款深度学习应用；2018 年 4 月批准了 IDx 公司首个自主式人工智能诊断设备 IDx-DR 的软件程序，其可通过查看视网膜照片对糖尿病性视网膜病变进行自主诊断；2018 年 5 月批准了新型人工智能工具 OsteoDetect，其可通过人工智能算法协助医生快速诊断腕骨骨折。在医学影像方面，美国食品药品监督管理局首次批准通用电气的低剂量 CT 肺癌筛查方案，该方案可精准成像，发现早期的微小结节，通过自动标记难识别的肺结节，辅助医生快速、精准地进行筛查。

二、我国三类人工智能医疗器械现状

美国医疗人工智能行业已有不少产品上市，我国医疗人工智能行业也需要拳头级产品在国际上参与竞争。据报道，2018 年 11 月底，我国国家药品监督管理局对创新医疗器械特别审批申请的 1054 项医疗器械进行审批，同意了 192 项，其中包括已获批上市的 51 项创新医疗器械，但都不是人工智能医疗器械。

在机器学习与深度学习越来越风靡的高科技行业中，利用人工智能进行影像三维分割、病理图像分析处理、个性化精准医疗等方面的工作来辅助医生进行诊断与治疗方案拟定已日渐普及。

1. 我国人工智能医疗器械分类

新版《医疗器械分类目录》新增了与人工智能辅助诊断相对应的类别，即目录增加了医学影像和病理图像的分析与处理。当前我国人工智能定位于辅助诊断，协助医生而不可直接服务于患者。按照最新的分类规定，针对医用软件按二类、三类医疗器械设置审批通道。若诊断软件通过其算法提供诊断建议，只能辅助诊断，不直接出具诊断结论，其相关产品按二类医疗器械管理。若诊断软件通过其算法可自动识别病变部位和提供明确的诊断提示，其风险级别相对较高，其相关产品按三类医疗器械管理。可见，当前人工智能产品大多属于三类医疗器械。

美国批复的人工智能产品大都属于二类医疗器械，通过与传统临床决策支持系统做等同对比证明其安全性和有效性。相比之下，我国绝大部分人工智能医疗器械产品被定为三类，而大部分人工智能产品在美国都被定为二类，我国对待人工智能医疗器械产品的审批态度更慎重，法规相对更严谨，对临床评价的路径控制更严格。

三类医疗器械的申报需有临床试验数据支撑，部分二类医疗器械可豁免临床试验，但诊断软件的申报可否豁免临床试验，国家药品监督管理局尚无具体规范。当前人工智能医疗器械企业中，武汉兰丁的全自动数字（远程）病理细胞分析仪和 EDDA 科技公司的 IQQA 人工智能赋能平台已获国家药品监督管理局认证，部分企业还处于免费提供试用的阶段。目前已有多款不同类别的产品获得三类人工智能医疗器械证书。业内认为我国人工智能医疗器械获得注册证的困难之处在于：对产品的认识速度跟不上对审评的认识程度，对高风险产品的临床验证满足不了临床的实际需求。而这些问题的解决还有赖于技术的突破和临床验证的积累。

2. 企业应对策略

为适应国家政策，我国大部分人工智能医疗器械企业会删除和增加诊断功能，同时按照二、三类医疗器械申报。当前一些企业已获二类人工智能医疗器械证书，不少人工智能企业都在积极进行三类医疗器械的申报。随着分类目录的出现，现阶段各家医疗人工智能公司在研发产品的同时，理应加速国家药品监督管理局认证的过程，这样市场化过程中才可以在相对平等的条件下和医疗器械公司、医疗卫生机构达成合作。在具备盈利可能性的前提下，保护自己的品牌不成为医疗器械公司的附庸。

3. 已进入注册申报阶段

医疗器械注册流程，要经过产品定型、检测、临床试验、注册申报、技术审评、行政审批这六步。检测报告和临床试验报告是注册申报的前提条件，通过之后国家药品监督管理局才会正式受理。已有 90 多家企业与国家药品监督管理局就三类医疗器械的申请进行沟通，具体包括数据集的整理，敏感性、特异性指标的评估，安全性、有效性的评估等方面。国家药品监督管理局于 2019 年 5 月 27 日公布了《创新医疗器械特别审查申请审查结果公示》（2019 年第 6 号），深圳硅基智能科技有限公司申报的"糖尿病视网膜病变分析软件"产品已获批创新医疗器械，进入临床试验及审评快速绿色通道。国家药品监督管理局在创新产品的审批申报方面还开通了申报的绿色通道。

中国食品药品检定研究院负责人工智能医疗器械产品的质量评价与研究工作。并非全部产品都需临床试验后才能上市，源于真实世界的临床数据可用于临床前及临床的评价，前瞻性和回顾性的临床数据可用于临床评价。中国食品药品检定研究院规划的人工智能医疗器械检验体系有四个步骤：标准数据、体模测试、软件性能、模拟对抗，已建立起了彩色眼底图像和肺部 CT 影像两个数据库。数据库构建过程主要包括数据收集、图像标注、数据管理三个步骤。

三、伦理审查的要点

没有认证就没有市场准入资质，新事物该如何监管，对于企业和监管部门来说都是挑战。为引导人工智能医疗器械企业发展，2018 年 12 月 25 日国家药品监督管理局医疗器械审评中心在北京举办了人工智能类医疗器械注册申报公益培训，公布了人工智能领域三类医疗器械审批要点，界定了适用范围，介绍了人工智能医疗产品在审批过程中所面临的数据库、数据安全、软件更新、云计算服务等方面的问题。医疗器械技术审评中心安排了资深医疗器械审评专家，对医疗器械的法规与注册流程、设计开发与注册申报资料要求、医疗器械临床评价与临床试验、创新医疗器械特别审批程序、人工智能医疗器械数据质量控制要求、深度学习辅助决策软件审评要点等进行了专题讲解。但这些审批流程和要点不是法律法规，而是技术文件，技术文件可以随着技术的发展和产品的特点变化而改变。三类医疗器械审批要点的出炉对于医疗人工智能领域来说，无疑是一次重大突破，尤其是对之前软件涉及不明确的数据问题、算法更新问题及风险评估维度等都给出了定性。国家药品监督管理局与美国食品药品监督管理局紧密沟通，并参考了美国的做法，目前已形成统一审评标准。

国家食品药品监督管理总局与国家卫生和计划生育委员会于 2016 年 3 月共同颁布了《医疗器械临床试验质量管理规范》，告别了参考《药物临床试验质量管理规范》（GCP）的历史，明确了医疗器械临床试验的伦理审查要求，但迄今尚无针对医疗器械临床试验的伦理审查工作指导原则，更多是参照《药物临床试验伦理审查工作指导原则》。评估受试者的风险与受益是伦理审查的核心任务。医疗器械临床试验项目的评审主要从受试产品与试验操作两方面予以关注和考虑。伦理委员会除审查医疗器械本身的科学性和伦理性外，也要审查医疗器械与人工智能软件叠加带来的风险与受益。鉴于目前人工智能医疗器械大部分仍处于注册申报阶段，临床正在或即将开展的大部分项目是以企业临床研究的方式进入医院，并以免费试用为主。医疗卫生机构应与企业签订合同，明确补偿和受试者伤害的赔偿，也要明确未来产品成果和知识产权的分享方式。鉴于人工智能医疗器械的前沿性，必要时需聘请独立顾问。

1. 适用范围

《深度学习辅助决策医疗器械软件审评要点》适用于深度学习辅助决策医疗器械软件（含独立软件、软件组件）的注册申报。依据软件类型可分为人工智能软件组件（医疗器械内含的人工智能软件）和人工智能独立软件（本身即为医疗器械的人工智能软件）；根据软件用途分为辅助决策（包括但不限于辅助筛查、辅助识别、辅助诊断、辅助治疗），以及前处理（如成像质量改善、成像速度提升、图像重建）、流程优化（如一键操作）、常规后处理（如图像分割、数据测量）等非辅助决策。其中人工智能独立软件的适用范围包括：①明确预期用途、使用场景和核心功能。②包括但不限于处理对象、目标疾病、临床用途、患者人群、目标用户、使用场所、数据采集设备要求（若适用）、临床使用限制（若适用）。人工智能软件组件的适用范围可参照人工智能独立软件要求，并在产品适用范围中予以体现。

2. 研究要求与资料

所有人工智能软件功能均应开展需求分析、数据收集（若适用）、算法设计和软件确认；且每项人工智能软件功能应独立开展需求分析、数据收集（若适用）、算法设计、软件确认。对于算法设计，应提供算法设计的相关资料，包括算法选择及算法训练。要注意是否采取避免偏见的措施。算法设计应当考虑算法选择、算法训练、网络安全防护、算法性能评估等活动的质控要求。建议将数据驱动与知识驱动相结合进行算法设计，以提升算法可解释性。算法性能上要注意假阳性与假阴性指标、重复性与再现性、鲁棒性。对于深度学习非辅助决策软件，前处理需遵循算法性能评估、临床评价；流程优化需要算法性能评估；常规后处理需算法性能评估，必要时进行临床评价。

研究资料包括软件描述文档、网络安全描述文档、软件版本命名规则。软件描述文档要求核心算法部分应当结合本审评要点提供相应算法研究资料，以及测试集、公开数据库、测评数据库、回顾性研究、算法性能评估结果比较分析资料。其他应当提供的资料包括网络与数据安全过程控制研究资料、第三方数据库（测评、公开）的基本信息（如名称、创建者、数据量、数据分布）和使用情况（如使用量、数据分布、比重、资质）。

《研究者手册》中，辅助决策软件应明确其适用范围、临床使用限制、注意事项、用户培训、数据采集设备要求、数据采集操作规范、输入与输出、算法性能评估总结（测试集基本信息、评估指标与结果）、临床评价总结（临床数据基本信息、评价指标与结果）等信息。此外，企业应结合法规、标准、用户、产品、数据、功能、性能、接口、用户界面、网络安全等分析需求，以避免临床需求和使用风险。

3. 研究方案

临床试验需要基于软件的预期用途、使用场景和核心功能，按照诊断试验进行临床试验设计，其核心要点包括：①试验设计：建议优先选择同品种产品或临床参考标准进行非劣效对照设计，次之可选择用户结合软件联合决策与用户单独决策进行优效对照设计；非劣效或优效界值的确定应有充分临床依据。此外，考虑到用户的差异性，可选择多阅片者多病例（MRMC）试验设计。②观察指标：以敏感度、特异度、受试者工作特征曲线（ROC）/曲线下面积（AUC）为主要指标，亦可选择时间效率等指标作为评价指标。③入排标准：基于目标疾病的流行病学特征。④参与机构：训练数据主要来源于机构，地域分布应尽可能广泛，机构数量需尽可能多。

4. 风险控制

风险考量即对人工智能产品在使用过程中的风险进行评价，以达到抑制风险、提高人工智能产品可靠性的目的，主要考量临床使用风险，如假阳性（误诊、过度医疗风险）、假阴性（漏诊、快速进展疾病风险）和进口软件的中外差异（人种、流行病学、临床诊疗准则）。同时，考量风险管理活动，包括预期用途（目标疾病、临床用途、重要程度、紧迫程度）、使用场景（适用人群、目标用户、使用场所、临床流程）、核心功能（处理对象、数据兼容性、功能类型），采取必要的软件设计、防护、警示等措施管理软件全生命周期的风险。此外，也要考虑临床使用限制，包括临床禁用、慎用等场景。

5. 数据库

数据收集应包括目标疾病流行病学特征，如疾病构成（分型、分级、分期）、人群分布（健康状态、性别、年龄）、统计指标（患病率、治愈率）、并发症与类似疾病等。对采集的数据应进行数据脱敏以保护患者隐私。数据脱敏应当明确脱敏的类型（静态、动态）、规则、程度、方法。

临床评价可采用基于现有历史数据的回顾性研究。回顾性研究应在设计时考虑并严格控制偏倚问题，原则上应包含多家、不同地域、不同层级的代表性临床试验机构（非训练数据主要来源机构）的同期数据，尽可能来自多种、不同采集参数的采集设备。使用原则（基于风险）上，高风险软件需临床预试验或临床试验数据的补充，中风险软件需临床预试验或替代临床试验数据的补充。

第三方数据库属于回顾性研究的一种特殊形式，可用于算法性能评估，但未必能够完全满足软件确认的要求。第三方数据库类型包括非测评数据库和测评数据库，其中公开数据库等非测评数据库不可用于软件确认，测评数据库可用于软件确认。测评数据库需满足可扩展性、网络与数据安全因素，并具有权威性、科学性、规范性、多样性、封闭性、动态性。

6. 数据安全

企业上市前后均应考虑建设软件自身网络安全能力，也应在软件全生命周期考虑网络与数据安全过程控制要求。基本考量指标有脱敏数据转移、封闭与开放网络环境、数据接口兼容性、数据备份与恢复。云计算服务应明确服务模式、部署模式、核心功能、数据接口、网络安全能力和服务（质量）协议。移动计算终端需结合终端的类型、特点和使用风险明确性能指标要求。

7. 软件更新

重大软件更新需要许可事项变更，而轻微软件更新需要质量体系控制，但不需要申请注册变更。算法驱动型更新包括软件所用算法、算法结构、算法流程、所用框架、输入与输出等发生改变，包括算法重新训练（即弃用原有训练数据）；数据驱动型指仅由训练数据量增加而促使的软件更新，实为算法驱动型软件更新的特殊情况。对于重大软件更新，判定需遵循的原则为算法驱动型软件更新通常属于重大软件更新，数据驱动型软件更新如果导致算法评估结果发生显著性改变（与前次注册和伦理批件相比），则属于重大软件更新。

无论何种软件更新，均应根据质量管理体系要求，验证并确认与软件更新类型、内容和程度相适宜的活动。数据驱动型和算法驱动型软件更新均应再评估算法性能和临床应用。属于临床研究的数据驱动型和算法驱动型软件更新均需按照新项目进行伦理初始审查。对于高风险软件，适用范围变更应当开展临床试验，其他情况原则上可使用旧的临床试验数据和回顾性研究。对于中低风险软件，可使用临床试验数据和回顾性研究。也要明确并区分重大软件更新和轻微软件更新的版本命名规则，其中重大软件更新应列举所有典型情况，包括数据驱动型软件更新和算法驱动型软件更新。

四、总结

上述伦理审查要点仅关注技术层面要求，不含人工智能伦理、数据产权等涉及法律法规层面的要求，重点关注了软件的数据质量控制、算法泛化能力和临床使用风险。技术审查是基于审查关注重点，综合权衡软件的风险与受益，系统评价软件的安全性和有效性，兼顾公众健康保护与促进技术创新的关系。我国应总结人工智能医疗器械的伦理审查经验，借鉴国外已有审查的经验教训，制定和完善既符合我国国情又与世界接轨的伦理审查指导原则。

第七章 应对突发传染病临床研究的伦理审查
——以新型冠状病毒肺炎为例

突发传染病是指严重影响社会稳定、对人类健康构成重大威胁，需要对其采取紧急处理措施的急性传染病和不明原因疾病等。为防止或减少突发传染病的发生及流行，降低突发传染病的危害，保护公众健康和生命安全，开展突发传染病临床研究极为重要。临床研究有助于了解突发传染病，提高诊断率和治愈率，降低感染率，助推疫情防控。

我国目前无突发传染病临床研究的伦理准则，相关国际伦理指南对一些细节操作问题缺乏明确指导。《中华人民共和国传染病防治法》没有强调突发传染病的临床研究，《涉及人的生物医学研究伦理审查办法》缺乏突发传染病的具体规定。世界卫生组织的《传染病暴发伦理问题管理指南》、国际医学科学组织理事会的《涉及人的健康相关研究国际伦理准则》和英国纳菲尔德生命伦理学理事会的《全球卫生突发事件相关研究的伦理问题》对一些细节操作问题缺乏明确指导。突发传染病临床研究的伦理审查需明确其伦理审查范围和要点，包括研究团队资质及分工协作，前期研究基础、研究方案、纳入排除和提前退出标准等研究方案的设计与实施，风险受益评估，公平招募受试者，书面的知情同意书、预先考虑数据共享等知情同意，跟踪审查，数据共享和结果发表。

第一节 常规临床研究的伦理审查

当地时间 2020 年 1 月 30 日，世界卫生组织将新型冠状病毒肺炎（简称新冠肺炎）疫情列为国际关注的突发公共卫生事件。

2020 年 2 月 11 日，世界卫生组织正式将新型冠状病毒感染的肺炎命名为"COVID-19"，我国中华医学会曾将其中文名确定为 2019 冠状病毒病，也常称新型冠状病毒肺炎。其疫情极其严峻，我国诸多省市自治区相继宣布启动重大突发公共卫生事件一级响应。截至 2020 年 9 月 29 日，在 PubMed 可检索到包括《柳叶刀》(The Lancet)、《新英格兰医学杂志》(New Engl J Med)、《自然》(Nature)等顶级期刊的新冠肺炎相关论文 4 万多篇，在中国临床试验注册中心站 (www.clinicaltrials.gov) 共检索到 4200 多项新冠肺炎的相关临床研究。这些临床研究涉及的药物或疗法有瑞德西韦、抗疟老药磷酸氯喹、中成药连花清瘟胶囊及双黄连口服液等，甚至粪菌移植。

为防控传染病疫情，通常应采用最有效的临床治疗、严格防控感染、追踪和随访密切接触者等措施，但传染病暴发初期常无有效药物或疗法。埃博拉病毒和寨卡病毒疫情警示，在传染病暴发时开展临床研究极为重要，特别是涉及新型病毒且无对应疗法时，临床研究有助于快速掌握相关知识，助推疫情应急工作。新冠肺炎暴发严重威胁了感染患者的健康，为降低感染率和提高感染患者治愈率，寻找有效药物或治疗方法，必须进行临床研究，临床研究是应对新冠肺炎必不可少的组成部分，但临床研究不应影响新冠肺炎患者的救治。在新冠肺炎暴发的情况下开展临床研究面临重大挑战，包括需快速获取疾病知识、维护公众信任，以及克服开展临床研究的实际障碍。这些挑战需要研究者谨慎地权衡，以确保临床研究的科学有效性，更要在研究中坚持伦理原则，保护受试者权益。

鉴于我国尚无专门针对突发传染病的伦理审查指南，伦理委员会审查新冠肺炎临床研究面临诸多挑战，如伦理审查方式、临床研究与治疗的冲突、利益冲突的管理、试验性治疗的合法性及其伦理辩护。除常规伦理审查要点外，要重点关注研究设计、样本量估算、风险和受益评估、弱势群体、公平招募受试者、知情同意和数据共享等；还应提出修订法律法规、国家层面预审、采用单一伦理委员会审查制度和鼓励远程视频会议审查模式等对策，以期为我国突发传染病临床研究的伦理审查能力建设提供参考。

一、伦理挑战

传染病暴发时，开展临床研究要承受相当大的压力，尤其是死亡率高且治疗方法有限的疾病，如 2014 年的埃博拉病毒病和 2016 年的寨卡病毒病。研究者和申办者必须具备应对这些压力的能力，还要有足够的运营和安全支持，才能在极具挑战的环境中有效开展临床研究。传染病暴发对坚持伦理原则开展临床研究提出了诸多挑战。例如，潜在受试者常遭受严重的身体或心理创伤，这可能使他们难以保护自身权益。有限的医疗条件可能无法满足首选的研究设计和数据收集。此外，在传染病暴发的情况下，尽快提供从研究中研发的干预措施或产品往往更具挑战性。如果由于伦理委员会未充分审查导致不安全的药物上市，公众对医学的信心将大打折扣。尽管面临这些挑战，但研究者和申办者、审查者仍需坚持伦理原则，并适时对这些伦理原则的标准操作规程进行修改，以便以最有利的方式维护伦理原则。例如，尽管伦理监督对所有临床研究都至关重要，但在传染病暴发时伦理委员会的加速审查可能是必要的，以确保有价值的临床研究能够尽快启动，同时不违背伦理原则。我国新冠肺炎临床研究存在的伦理挑战如下。

1. 伦理审查方式

伦理审查首先面临的挑战是，常规审查程序并不适用于传染病暴发的紧急情况。对于紧急情况下的临床研究，仅延迟数周甚至数日，也可能使其因无法招募到足够受试者而失败。研究者要争分夺秒招募尽量多的受试者。伦理委员会应审查各种替代研究设计的优缺点，尤其是当研究设计存在争议时，以确保适当评估和审查研究设计的优缺点，使研究方案符合公认的科学标准和伦理标准。

新冠肺炎疫情严重省市的定点救治医院的伦理委员会需要审查的研究者发起的临床研究量大且复杂，可谓时间紧、任务重。新冠肺炎疫情下，既要保护好伦理委员会委员和工作人员，也要确保伦理审查的质量。新冠肺炎临床研究是否可采用快速审查方式，必须依据伦理准则制定的标准操作规程执行。如果不遵守公认的伦理审查程序，也可能导致公众普遍丧失对临床研究的信任。因此，为防止大量聚集人群相互传染，常规会议审查并非最佳方式，且需加快伦理审查的速度。

2. 临床研究与治疗的冲突

新冠肺炎患者众多，部分患者面临死亡威胁，此时医疗救治的人力物力资源极度缺乏，患者常得不到及时有效的救治。在新冠肺炎疫情下，主要研究者要确保临床研究所需的基础设施，培训研究者，还要面临是否有足够病例来取得有价值结果的挑战。研究团队更要平衡好患者治疗的紧迫需求与临床研究的需要，要确保研究团队中有成员专门负责受试者知情同意、临床观察、指标检测、数据收集、统计分析等临床研究任务，切实减轻研究者治疗其他患者的负担。

3. 利益冲突的管理

在新冠肺炎疫情暴发时，医生的首要义务是及时有效救治感染者，以及开展相关临床研究，这两项义务可能会发生冲突。因为新冠肺炎患者救治和相关临床研究往往依赖于相同的医疗设施和医护人员，因此需要确定两者之间的优先次序。如果医护人员成为研究者，可能产生受试者与研究者的依赖关系。研究者、申办者和伦理委员会必须意识到这些利益冲突，并确保该临床研究不会对新冠肺炎患者的有效救治造成不适当的影响。

4. 试验性治疗的合法性

《中华人民共和国药品管理法》第二十三条规定：对正在开展临床试验的用于治疗严重危及生命且尚无有效治疗手段的疾病的药物，经医学观察可能受益，并且符合伦理原则的，经审查、知情同意后可以在开展临床试验的机构内用于其他病情相同的患者。第七十条规定：医疗机构购进药品，应当建立并执行进货检查验收制度，验明药品合格证明和其他标识；不符合规定要求的，不得购进和使用。可见，我国医院临床合法用药有三类情况：①国家药品监督管理局已经批准上市的西药和中成药；②中医针对个人而非群体辨证施治的中药材处方（需要煎煮后服用，俗称"汤药"）；③批准进入临床试验的新药。显然，尚处于临床试验前的新药和未经国家药品监督管理局注册批准进入临床试验的增加新适应证的老药，其临床使用并不符合我国相关法规。

5. 试验性治疗的伦理辩护

当面临严重危及生命的新冠肺炎时，许多患者愿意在临床试验或在临床试验之外使用高风险的、有效性未经证实的药物。《中华人民共和国执业医师法》第二十六条规定：医师应当如实向患者或者其家属介绍病情，但应注意避免对患者产生不利后果。医师进行实验性临床医疗，应当经医院批准并征得患者本人或者其家属同意。至关重要的是，研究者必须切实评估试验干预对患者的潜在受益和风险，并将这些风险清楚地告知潜在受试者和处于危险中的患者。此外，紧急使用可能会影响受试者的招募，从而破坏临床研究的结论。因此，必须避免在临床研究之外出于同情心的广泛的紧急使用而导致未适当收集患者治疗结果的数据。

尚处于临床前研究的药物，可能已在细胞和/或动物实验中显示出一定的安全性和有效性，并有初步数据支持，但其安全性和有效性本身还缺乏临床试验数据的支持。在特殊情况下为个别患者使用临床前研究药物，目的是挽救患者生命，在伦理上可能可以得到辩护。其前提条件是不存在有效的治疗药物和方法，也无法立即开展药物治疗的临床试验；有符合资质的科学专家委员会评估其将要开展的临床试验的科学有效性并提供建议；有足够措施保证将可能的风险降至最低；经伦理委员会审查批准，并获得患者知情同意。

二、伦理审查要点

科学价值和社会价值是开展临床研究的根本科学目的。任何情况下，医学知识增长的重要性和未来患者的健康受益都不能超越当前受试者的安全和健康福祉。应确保临床研究针对的是新冠肺炎患者和受影响地区的健康需求或需要优先考虑的其他事项。即使是新冠肺炎这种突发传染病的临床研究，也要以受试者为中心。根据国际和我国相关伦理准则，即使在突发传染病的紧急情况下开展临床研究前，也必须经伦理委员会审查其科学性和伦理性，以保证研究设计为受试者提供最大程度的保护，即将受试者风险降至最低，保障受试者权益，确保临床研究的质量。研究者需在医学研究登记备案信息系统上传伦理审查及临床研究有关信息，这有利于临床研究的公开透明，增进公众的信任。

伦理委员会的使命是保护受试者。伦理委员会需要评估研究者的资格和经验、研究方案的科学性和伦理性，更应关注受试者的保护，主要包括受试者可能遭受的风险与预期受益比是否合理；在获取知情同意的过程中，向受试者或其监护人提供的有关信息资料是否完整、通俗易懂，获得知情同意的方法是否适当；是否明确告知受试者应享有的权利；对受试者在研究中可能承受的风险是否采取最小化措施等。所有伦理原则都必须得到维护，审查新冠肺炎临床研究时，需特别关注以下伦理审查要点。

1. 研究团队资质及分工协作

主要研究者应具有副高级及以上职称，有丰富的临床经验；研究团队成员应具有相应资质、临床研究经验，并接受过 GCP、传染病防护培训。项目负责人和/或主要研究者应做好研究团队的分工协作和研究方案设计。突发传染病救治一线的研究者需平衡分配临床研究与临床治疗的时间和精力。在门诊或病房收治患者的研究者主要负责知情同意、入组筛查、获取临床标本和现场采集数据；不直接接触受试者的研究者可负责非现场采集和处理数据，如填写病例报告表、统计分析等。

2. 研究设计

突发传染病疫情时，疫情防控迫切需要根据临床研究的结果制订诊疗方案，而研究者对突发传染病的病因、诊断及治疗缺乏经验和知识储备。此时应特别关注相关研究的前期基础是否充分，是否提供了可证实有效性的体外和/或动物实验的相关数据、既往临床治疗经验和支持文献资料。

研究者应仔细准备伦理审查申请材料，确保材料的完整性和一致性。研究设计在新冠肺炎疫情下必须是可行的，并确保研究的科学有效性是适合的。没有科学的有效性，研究将缺乏社会价值。在临床研究中，随机对照研究设计通常被认为是采集可靠数据的金标准。研究者、申办者、伦理委员会和其他人员也应探索可替代的研究设计，以提高研究效率并获得有前景的干预措施，同时保持科学的有效性。替代研究设计对研究者的资质、研究过程的数据安全监查、质量控制都有更高的要求。在使用这些设计之前，必须仔细评估替代研究设计的方法和伦理优缺点。例如，在流行病期间开展试验性治疗时，适当的研究设计将取决于试验药物的前景、关键背景因素（如死亡率和感染率）的变化，以及结果的测量等。研究者和申办者必须基于这些因素仔细评估不同设计（如观察性研究或安慰剂对照）的相对优缺点。研究者应评估并寻求最大限度地降低受试者的风险。

例如，在抗击埃博拉病毒疫情的临床研究中曾引入了适应性设计（adaptive design）、阶梯设计（stepped wedge design）等新的研究设计，这些研究设计不同于经典的随机对照研究，对研究者的资质，研究过程的数据安全监查、质量控制，以及伦理委员会的伦理审查都提出了更高的要求。无国界医生组织伦理委员会（Médecins Sans Frontières Ethics Review Board）在 2014 年 3 月至 2015 年 8 月共审查了 27 项埃博拉病毒研究方案，从提交到审查的平均用时为 12.4 天，其中 11 项又接受了所在国家伦理委员会的再次伦理审查，另有 7 项接受了所在国国家层面或当地多个伦理委员会的再审查。其中，伦理审查核心问题包括重复审查、血液样本的采集、存储方式和未来的使用、排除孕妇群体等。

灵活审慎选取评价指标及评价标准。若以轻症患者为受试者，可采用治愈率或重症转化率为主要评价指标。如果选择重症患者为受试者，常规以病死率为主要评价指标，在疫情紧急状况下，为加快临床研究，可采用临床恢复时间作为一个替代终点，并应准确描述疗效指标的评价标准。应依照最新诊疗方案的诊断标准确诊病例。纳入或排除儿童、孕妇、认知功能障碍患者、疾病终末期患者、囚犯和学生等弱势群体，均应有充分的理由，并应考虑在病情进展迅速、骤然变化时的退出标准，尽量保护受试者的安全和权益。

3. 样本量估算

突发传染病疫情期间，感染患者数量的急剧变化将直接决定能否招募到临床研究所需样本量的受试者。伦理审查中不可忽视临床研究样本量的估算，样本量的大小和研究成本之间存在不可调和的矛盾。样本量直接关系到研究结论的可靠性、可重复性及研究效率的高低。准确估算样本量大小既有利于评估是否有足够的研究样本验证研究目的，也避免了使过多的受试者在非必要的情况下暴露于研究风险，从而使新冠肺炎的干预性研究设计更符合科学性和伦理性，切实保护受试者权益。各省市应根据疫情发展趋势，确保拟开展的临床研究可招募足够数量的受试者，避免将受试者置于因样本量不够而失去价值的临床研究，更要避免不必要的重复临床研究或不同医疗卫生机构之间的竞争。因估算新冠肺炎临床研究样本量的参数有较大不确定性，为保护受试者和确保临床研究质量，更应关注其样本量估算。

4. 风险和受益评估

针对突发传染病，特别是由高度传染性或严重传染性病毒（如流感病毒、埃博拉病毒、寨卡病毒）引起的疾病，开发有效的治疗药物和疫苗的压力很大。不能因为情况紧急而将受试者暴露于研究所致的潜在风险，或为了未来患者的利益而使当前受试者承担不应有的风险，因为这是不公正的。即使在一般情况下，许多有前景的试验药物也可能并不安全有效，必须在临床研究中系统评估试验药物。

伦理委员会应充分评估突发传染病干预措施临床研究的风险和潜在受益，特别是对于只完成部分临床前研究的药物，即使是阶段性临床试验结果已显示安全有效的药物，仍有待完整的临床试验去证实其安全性和有效性。另外，需评估拓展性临床试验药物已有的安全性和有效性数据，确保受试者的风险受益比合理；防止受试者被重复纳入不同的临床研究以避免额外风险，并防止受试者隐私被泄露，避免受试者遭受污名化和歧视。伦理委员会应特别关注弱势群体受试者的风险控制和利益保障措施。

按照研究涉及的风险，采用相应的控制措施，如制定突发传染病临床研究的标准操作规程、受试者排除和提前退出的标准、提前终止研究的标准、预期严重不良事件的处理方案与程序、成立数据监查委员会等，在可能范围内最大限度地降低受试者的潜在风险。

5. 弱势群体

在新冠肺炎暴发的紧急情况下进行临床研究时，弱势群体受试者的风险大为增加。伦理委员会需特别关注弱势群体，既要关注弱势群体受试者能否公平地参与临床研究，也要关注参与临床研究的弱势群体受试者的风险控制和利益保障。要仔细审查孕妇、儿童等弱势群体的纳入和排除标准及理由。研究者应确保研究方案完整，包括减轻不良事件的预案；经费预算应合理，包括降低风险措施所需物资的预算。

6. 公平招募受试者

研究者、申办者和伦理委员会还需要确保受试者的风险和受益得到公平分配。在新冠肺炎疫情暴发的情况下，有潜力的干预性临床研究可能是有限的，因此公平选择受试者是至关重要的，特别是在极端紧急的情况下，富裕的和有优越社会关系的患者不能再享有特权。应公平选择受试者，需特别关注纳入或排除特殊群体受试者（如确诊感染的医护人员）应有充分和合理的理由。此外，排除弱势群体受试者必须是合理的。在研究中按轻重缓急招募某些人群是可以接受的。例如，一线工作人员在新冠肺炎暴发时经常处于风险中，如果试验干预措施有效，这些工作人员将能够帮助更多患者。因此，互惠原则和帮助最大数量的人可以证明一线工作人员优先是正当的。

7. 知情同意

新冠肺炎疫情初期，患者处于无特效治疗药物和方法的危急处境，获得知情同意是参与临床研究的必要条件，除非符合豁免知情同意的条件，且特别要向受试者强调临床研究与治疗之间的差异。当临床研究的干预措施处于研发早期阶段时，解释这种差异显得特别重要。潜在受试者处于生命危急处境的事实并不妨碍他们做出自愿的决定。知情同意程序的设计必须能敏感地体现对受试者处境的理解。没有能力给予知情同意的成年患者也应被纳入新冠肺炎的临床研究，除非有充分合理的理由证明可将其排除在外。没有能力给予知情同意的成年患者具有独特的生理或健康需求，因此他们值得研究者和伦理委员会的特别关注。同时，由于缺乏知情同意的能力，他们可能无法保护自身利益。因此，有必要在研究中对其安全和权益予以特殊保护。

突发传染病可导致患者恐慌、无法预知疾病进展、过于期待药物疗效、更容易依赖医生、易忽视药物的风险。执行知情告知的研究者应是非主管医生，以避免受试者的依赖。任何以操作不便、研究者紧缺、增加传染性等为由申请免除知情同意的情形均不符合伦理要求。知情同意应关注以下三方面内容：①书面的知情同意书。如果签字的知情同意书在突发传染病病房管理条件下无法经过消毒且无法留存，可在音频或视频记录及有效见证的情况下，免除知情同意书的签字。对于无知情同意能力的危重受试者，可联系并获得其监护人签字的纸质知情同意书。②预先考虑数据共享。为了更好地分享和分析共享的数据，需事先在知情同意中明确，并为这些数据制定适当的伦理监管措施。③尊重患者的意愿。即使突发传染病患者病情变化快，仍需给患者充分的时间考虑，尊重其参与临床研究的意愿。

8. 跟踪审查

若研究方案有调整，需开展修正案审查，例如，为保护受试者而进行的紧急调整，可先行调整研究方案，后报伦理委员会审查。研究过程中，要求研究者按照要求及时向伦理委员会报告严重不良事件，密切关注受试者安全，依据伦理批件的跟踪审查频率提交研究进展报告，研究结束后应撰写并提交总结报告。若按研究计划的期中分析能够达到预期的疗效差异，可提前终止研究。因疫情结束而无法招募足够受试者，以及药物或疗法的安全性存在较大问题的临床研究，应及时终止，并确保对受试者采取合适的后续医疗措施与必要的随访措施。若因严重违背伦理原则而导致受试者损害，如发生了群体性的非预期不良反应事件，伦理委员会有权终止该临床研究。

9. 数据共享

研究结果应得到传播，数据应得到共享，并向受疫情影响地区提供经研究证实的有效干预措施或知识，使研究结果惠及更多的公众。高效地共享数据，不仅能明显提升传染病暴发的应对效率，还可确保资源的合理配置和有效利用。鉴于传染病暴发监测数据的价值，鼓励共享传染病暴发活动和临床研究的相关监测数据，不仅要确保监测数据准确、可靠，还要确保监测数据（特别是可识别数据）的安全与保密，并将监测结果有效地传达给受众。分享和分析监测数据的豁免知情同意应符合条件，并为这些数据制定适当的伦理监管措施。传染病暴发监测数据用于研究和共享，最基本的伦理要求是，某特定机构不可使用带有个人可识别信息的监测数据对个人采取行动，也不可将其用于与传染病暴发无关的目的。

世界卫生组织于2015年4月发布声明，公布了其关于公开披露临床试验结果的立场，同年 9 月达成《公共卫生突发事件期间共享数据和结果的全球规范》的专家共识，确认确保公共卫生突发事件中的数据和结果及时、透明共享应当成为全球规范。为更好地应对 2016 年的寨卡病毒疫情，英国惠康基金会、中国科学院、美国国立卫生研究院等 30 多家机构发布联合声明，呼吁集中共享所有寨卡病毒疫情暴发期间的研究数据。抗击埃博拉病毒和寨卡病毒疫情也表明，难以共享研究数据源于对共享数据的研究者激励不足，缺乏促进数据有效共享的数据库和信息共享平台。

10. 结果发表

研究方案中需明确，临床研究的阶段性及最终结果的上报和发表均应合法合规。

三、对策

1950 年以来，全球范围内已逐步规范了相对完善的涉及人的健康相关研究的伦理监管体系。我国已逐步通过在不同层面促进伦理委员会的能力建设，日益重视研究者发起的临床研究的伦理审查能力建设。然而新冠肺炎疫情暴发期间，伦理委员会如何审查临床研究仍面临上文所述诸多挑战。根据 2016 年国际医学科学组织理事会发布的《涉及人的健康相关研究国际伦理准则》第二十部分"灾难和疾病暴发的研究"和 2016 年世界卫生组织发布的《传染病暴发伦理问题管理指南》，对我国未来突发传染病临床研究的伦理审查提出如下对策。

1. 修订法律法规

理想情况下，对于突发传染病疫情的研究应提前进行规划。卫生健康系统管理者和伦理委员会应制定程序，确保以适当、便利和灵活的机制及程序开展伦理审查和监督。即使在突发传染病的紧急情况下，未经伦理委员会审查批准，也不得开展临床研究。由于突发传染病疫情紧急，建议伦理委员会打破常规，快速开展有效的伦理审查。

鉴于我国尚无专门针对传染病暴发的伦理审查指南，应修订法规，明确在传染病暴发时伦理审查的特殊规定。根据《涉及人的生物医学研究伦理审查办法》等伦理准则，应增加传染病暴发时会议审查模式的灵活多样性，在确保合规和审查质量的前提下，可采用远程视频会议审查，但必须保留相应的委员参会、讨论、投票等证据，并将这些要求写入伦理委员会的标准操作规程。鉴于突发传染病常无有效治疗药物和方法，要特别强调纳入和排除弱势群体的标准和理由，确保公平地招募受试者。

2. 国家层面预审

当前我国很多医院伦理委员会的伦理审查很耗时，无法在突发传染病疫情开始时就做好准备和审查完整的研究方案。鉴于紧急情况下临床研究中问题的复杂性，国家应研究并建立一种应对突发传染病紧急情况的伦理审查制度，建立适当的预审程序和指南。这不仅能确保加急审查临床研究，也有助于参与临床研究医院的伦理委员会有可遵循的一致性伦理准则。

我国应制定相应程序以便在危机情况下的伦理审查更加容易，速度更快。例如，国家层面的伦理委员会可能会对研究方案进行初步的快速审查，并在研究产生重大伦理问题时继续监督，包括修正研究方案。传染病暴发情况下的研究应该事先计划好，包括提交部分研究方案以进行伦理预审，以及安排研究团队之间的数据和样本共享。事先审查的通用研究方案不能代替突发传染病的特定研究方案，后者应在开展临床研究的医院通过伦理审查。

3. 采用单一伦理委员会审查模式

美国的伦理审查实践表明，指定一个能胜任的伦理委员会进行单一伦理委员会审查，是替代多中心临床研究的重复伦理审查最有效的方式。目前，我国多中心伦理审查应采取有条件的"认可"组长单位审查决定的模式，并逐步过渡到单一伦理委员会审查模式，并选择最适合的主审伦理委员会。区域伦理委员会也可在多中心伦理审查模式中作为单一伦理委员会审查项目，这有助于完善我国伦理审查机制和提高伦理审查效率。

4. 鼓励远程视频会议审查模式

为防控突发传染病疫情，减少人员出行和聚集，满足临床研究伦理审查的需求，迫切需要以远程视频会议审查的模式开展伦理审查。陈晓云等的《采用远程会议模式实施伦理审查的操作指引》一文从远程会议的适用范围、原则、会议发起、实施过程、意见传达、会议材料归档等方面加以介绍，文章认为全部操作均须符合国际和我国相关伦理准则。虽然远程视频会议审查模式尚未完全成熟，但其切实解决了我国某些医院在新冠肺炎疫情期间的主要会议审查工作无法现场进行的问题。随着技术的不断成熟，远程视频会议审查将成为伦理会议审查的有效补充。

四、总结

在新冠肺炎疫情暴发期间开展临床研究，研究者不仅要应对混乱且不断变化的环境，甚至要面对充满恐慌和缺乏信任的患者；临床研究甚至可能从传染病暴发救治中分流医护人员和资源，这些都给伦理委员会审查新冠肺炎的临床研究带来巨大挑战。伦理委员会应重点审查替代研究设计、风险和受益评估、弱势群体、公平招募受试者、知情同意和数据共享等。应修改相关法律法规，先由国家层面伦理委员会预审研究方案，借助单一伦理委员会审查和远程视频会议审查模式，将有助于新冠肺炎临床研究的伦理审查更容易、更快速地进行，为高质量的伦理审查提供保障。

第二节 中医药临床研究的伦理审查

中医药在防控新冠肺炎疫情中发挥了重要作用，有中药方剂获批进入临床试验并上市。鉴于中医药具有整体原则、辨证论治和长期临床实践经验等优点，也存在研究方案设计不完整、对照组选择不合理、疗效评价指标不明确、中药方剂的质量控制和安全性不易把控、非药物疗法无客观评价指标等缺点，伦理委员会审查新冠肺炎中医药临床研究项目时，应从整体原则、辨证论治、临床基础、研究方案、风险受益评估、知情同意、弱势群体、隐私保护、信息传播等要点着手，确保受试者权益，提升临床研究质量，助推疫情防控。

新冠肺炎属于中医"疫病"范畴，是由外感疫疠邪气引起的、传播速度快的一种传染病。在新冠肺炎疫情的防治初期，中医药便得到国家政府部门及相关领域专家的高度认可。《新型冠状病毒感染的肺炎诊疗方案》试行第三版至第八版中，中医治疗方案比例显著增加，既有辨证论治内容，又推荐相应的中药方剂，包括重症型患者使用注射剂的用法用量。开展中医药临床研究是解决新冠肺炎疫情初期无特效疗法的有效途径之一。截至 2021 年 4 月 7 日，在中国临床试验注册中心平台注册的 820 项新冠肺炎临床研究中，涉及中医药的有 178 项，其中与中医证候相关的临床研究仅 10 余项。为保障新冠肺炎中医药临床研究受试者的安全和权益，应结合中医药特点，及时开展伦理审查。

一、中医药临床研究的难点

中医是一门以整体原则、辨证论治为主要特征的传统实践医学，在对人体、疾病的认识和干预措施上均有别于西医。中医药常由有效的经验治疗上升为标准治疗。不同于西药从根据病理机制筛选药物到细胞和动物实验再到临床验证的研发顺序，中医药往往是从临床实践到动物实验再到临床验证，中医药从"临床到临床"的研发模式具有显著优势。随着中医药的发展，越来越多的中医药项目进入临床研究。中医药临床研究需在干预措施和结局指标上凸显其疗效特点和优势，常存在结合中医证候设计研究方案、评价指标、中药方剂质量控制、对照组选择等关键性难题。中医药治疗使用的中药及其方剂具有成分复杂和作用靶点多的特点，科学设计研究方案以验证中药成分、作用靶点和机制是其临床研究成功的关键。

1. 整体原则和辨证论治

中医基础理论包括"天人合一"和"辨证论治"。相对中医的"病"，"证"是一个基本的、特定的概念。"病"是一个过程，存在不同发展阶段，各阶段的特点不同，认识和总结"病"的不同发展阶段的特殊性即为"证"。"辨证论治"是先认识"病"所处的阶段、分辨"病"的"证"，制订相应治疗方法。"辨证"和"论治"是一个整体，紧密相连。为确保受试者的证候与临床研究适用的证候相一致，不仅要辨病，而且要辨证。中医药临床研究常存在偏离中医基本理论的现象，将西医诊断治疗等同于中医"辨证论治"，将西医的"病"等同于中医的"证"。

中医理论讲求"异病同治、同病异治"，即不同病如果病机相同即同证，则治疗相同，某病所处阶段不同即证不同，则治疗不同；要求明确规定中医药临床研究的研究目的和评价目标，对证、对病或对某病的证。经典方剂的研发主要符合"异病同治"，仅针对病或病证结合的评价均不符合"辨证论治"。临床研究的主要评价目标是验证中药方剂的功能主治。中药方剂功能常用中医术语描述，其主治共存中医证候和西医疾病名，属于中西医混杂的不准确表述，无法明确其评价目标。中药方剂功能主治应与适应证相一致，若超出适用范围使用易引发较大安全风险。中药方剂治疗涉及中药组方、配伍依据，针灸治疗涉及针刺、艾灸选穴依据。从中医药整体原则把握"理法方药"的内在逻辑关系，中药与针、灸、拔罐的协同性或拮抗性，中药与西药的协同性或拮抗性，以确保受试者安全。

2. 研究方案设计

高质量的临床研究需要优化研究设计，研究方案的可操作性是确保临床研究成功的条件之一。经典方剂验证和中药复杂成分的研究只能采用现代循证医学的随机对照研究，不可采用个体化特点的"辨证论治"方案。辨证论治是中医的"标准治疗"，只有辨证用药准确，才能确保是"有效治疗"，这并非现代医学的"标准治疗"。

中医药临床研究方案中采用的西医病名是绝大多数中药方剂的首选病名，要特别注重西医病名的证和适应证的选择，这将直接影响研究结果。经典方剂和临床经验方剂的研发中，其研究方案设计所确定的证和适应证已固定，主要涉及对疾病和辨证的认识。自主研发方剂的组成和适应证主要依据《中华人民共和国药典》对每味中药的阐述，以及《中药新药临床研究指导原则》《中医病证诊断疗效标准》和各版统编教材中对证的分类。行业标准也无法全面、客观、准确地反映某疾病的辨证。中医药临床研究的治疗适用证候与受试者证候不对应将增加受试者风险。

3. 疗效评价指标

应设置合理的疗效评价指标，选用的评价指标应具有代表性和可行性。在中医基础理论指导下，中医诊疗实践的疗效观察多采用定性指标，以患者主观感受为主，如独具特色的舌诊、脉诊尚无统一的定量评价指标，这与临床研究的疗效评价应以定量评价指标为主存在不可调和的矛盾。设计研究方案时，需结合具体情况，可采用半定量化的疗效评价措施。

中医药临床研究的疗效评价指标有其独特性。除了实验室的疾病疗效指标，还存在定性评价指标，如生存质量、证候等疗效评价。此类定性评价指标能否作为主要疗效指标，如何分别评价证候疗效和疾病疗效，如何看待这两种疗效评估的差异，是中医药临床研究必须面对和解决的难点。

4. 对照组选择

依据《赫尔辛基宣言》等伦理准则，在一些功能性和自限性疾病中使用安慰剂对照常是符合伦理的。当目标疾病有标准治疗且无法中断时，可考虑在基础治疗上使用安慰剂对照，即"叠加设计"。研究方案中应采用灵活的安慰剂对照研究设计方法，如采用追加研究、早期脱离、限制的安慰剂阶段③、随机撤药等方法控制风险。应依据研究风险大小制订相应的受试者保护措施，建立严重不良事件的应急预案使风险最小化；有不良事件的处理预案和记录、报告方式，并在研究中和研究后对受试者采取医疗措施和保护措施。

---

③在长期的有效性对照临床试验中，补充的短期安慰剂组可以建立测定的敏感性（至少是短期效能），随后继续的临床试验将没有安慰剂组。

5. 中药方剂的质量控制

中医诊疗的发展基于长期临床实践,中医治疗主要采用中药方剂。中药方剂的成分常不明,不利于研究方案中剂量的确定和对照组的选择。传统中药方剂以水煎液为主,也有酒制和霜制。单味中药的成分尚不十分明确,传统中药方剂的成分也有待探明,不同成分之间相互作用更需研究。临床研究常用提取的中药方剂成分,与传统方式比,仅保留了方剂中的部分成分。现代中药制剂能否等同于传统意义的中药方剂?其功能和主治能否沿用原辨证论治?尤其是单味中药的有效成分或有效部位的药物,其临床研究是否需采取辨证论治,其依据是什么?这些问题仍需进一步明确。

6. 中药方剂的安全性

研究者应提供全面的古代医家的有关临床实践记载,以及国内外相关临床实践的有效性、安全性等文献资料,用于评估其安全性;需验证中药方剂的安全性,特别是毒性不明中药及其方剂,以便准确评估其风险受益比,制订风险控制预案以保障受试者安全。对于具有长期临床实践基础的经典方剂和经验方剂,临床研究前需有前期动物研究结果。对于什么情况下可减免动物研究,应有明确规定。对于有毒中药及其方剂,应在安全剂量范围内服用,通过严格限制适应证确保患者安全。大多数中药的毒性不明,常缺乏Ⅰ期临床试验的生物利用度和药代动力学研究结果。长期服用中药方剂易导致不良反应,要求临床前的毒理学研究能支持疗程设计,例如,非处方中药方剂的实际服用时间常超出规定疗程。传统中药方剂以口服为主,已有的临床实践经验大多基于口服制剂。中药注射液属于新型制剂,剂量难以把握,需关注其临床研究的安全性问题。

7. 难以客观评价非药物疗法

针灸、推拿、刮痧、拔罐、气功等属于广义中医非药物疗法,操作简便,其基础和临床研究有助于阐明作用机制和验证疗效。针灸临床研究的穴位标准化、针灸操作手法、对照选择等均直接影响其研究质量。在假针刺对照选择中,针刺可设在非穴位、穴位浅表处或非治疗相关疾病的穴位等。若未产生"得气"的感觉,假针刺有无治疗效果,是否为最佳对照选择仍需探讨。针灸、推拿、刮痧、拔罐、气功等的操作手法因人而异,无法用统一的定量标准评价,这也给研究方案的设计、评价和伦理审查造成一定的困难。

8. 风险与受益

中医药临床研究虽有长期临床实践的基础,但并不意味着受试者无风险。大多数中药的有效成分、作用机制、药代动力学、不良反应均未明确,给风险和受益评估带来困难。若发生严重不良事件,也会因中药成分复杂而难以判断其与不良事件的关系。要注意中医药协同西药治疗时的减毒增效作用,即减少西药的不良反应、延长患者生存期和提高生活质量;既要避免伦理委员会的非中医药专业委员夸大风险,也要避免中医药专业委员认为中医药不良反应少而忽视风险的倾向。如果需要使用安慰剂对照,需充分评估风险受益比。

9. 知情同意

必须要确保受试者根据自己的意愿自主决定是否参加临床研究，受试者可随时无条件退出研究，防止用不当手段诱导受试者参加研究。中医药临床研究不一定能直接使受试者受益，也可能是有益于未来患者。中医药临床研究虽有临床实践基础，但随着符合证候受试者数量的增多，与个体差异有关的风险也将增加。研究者应规避中医药不良反应小的片面性认识，向患者充分告知治疗方案和疗程，可能的不良反应、禁忌证，如中药注射液的过敏反应、晕针等，尽可能避免主观误解，以免受试者对临床研究风险了解不足而产生过高的疗效预期。此外，还须告知受试者相关的保密措施。

二、新冠肺炎中医药临床研究的伦理审查要点

涉及人的健康相关研究的伦理审查已成为国际通则，中医药临床研究也不例外。中医药临床研究有其特色，需要考虑到新冠肺炎疫情下没有充足的时间保证完成标准的伦理审查，伦理委员会要为研究者提供比一般临床研究更多的支持。因此，新冠肺炎中医药临床研究的伦理审查在遵守国际和我国伦理准则的前提下，既要重点考虑中医药的自身优势和特点，如理论基础和临床实践，也要结合新冠肺炎的特殊性。

1. 整体原则

整体原则是中医药的本质特征。中医药经过长期发展形成了疫病辨证体系：六经辨证、卫气营血辨证及三焦辨证，并以此为基础建立了中医传染病诊疗体系。研究者尤其要重视临床经验，包括临床有效性和直接相关的不良反应；要特别注意整体评价中医药的有效性和安全性，即从整体原则思考有效性的依据和不良反应的原因；为落实整体原则，要审查中药方剂的方证相应性、方剂配伍的组方原则和整体性、安全性、超说明书使用等问题。中医药临床研究应坚持整体原则，这样才能真正维护受试者安全。中医药临床研究属于治法范畴，治法必须以正确认识疾病所处阶段的"证"为前提，"对证"之后方可"下药"。

2. 辨证论治

传染病防治过程中，辨证论治可发挥重要作用。辨证论治是分辨患者不同体质、所患疾病的不同病机，因人、因时、因地，采用相应的方法治疗。《新型冠状病毒感染的肺炎诊疗方案》试行第三版至第八版一直贯彻辨证论治的用方理念。中医方案也在临床实践中不断完善，形成了第八版新冠肺炎中医方案：轻型寒湿郁肺证、湿热蕴肺证，普通型湿毒郁肺证、寒湿阻肺证，重型疫毒闭肺证、气营两燔证，危重型内闭外脱证。

辨证论治是中医药诊疗疾病的基本理论、原则和方法，是中医药临床研究伦理审查的难点和重点，也是中医有别于西医的一个显著特点。审查中医药临床研究的辨证论治，需重视其理法方药的内在逻辑性，即重在考察其是否符合中医药理念和规律，是否会对不适宜的证候人群造成伤害。要坚持证候标准，既往中医药临床应用的证候应与临床研究受试

者的证候相一致。

3. 临床基础

中医药的优势之一是临床研究前的大量临床实践经验。新冠肺炎中医药临床研究应充分利用长期的中医药治疗疫病经验，并考虑中药方剂质量的一致性。中药方剂基本来源于古人的经典方剂和今人的经验方剂，方剂均源于临床实践经验。中医药传统经验和实践可作为临床研究的重要依据。

伦理委员会应充分考虑新冠肺炎治疗用中药方剂的临床实践经验和安全性信息，结合其前期细胞和/或动物实验的研究结果，审查其科学性。中医药临床研究的临床基础只在一定程度上提供了安全性和有效性的证明，并不能替代、简化对中医药临床研究的安全性、有效性的验证，其安全性和有效性评价是必要且重要的。此外，还应纳入中医药临床基础的循证医学评价。

4. 研究方案

疫情初期，中医将新冠肺炎分为早期、进展期、危重期和恢复期，恢复期是中医药治疗的独有阶段。研究方案应基于研究目的设计，依据其应用背景和立题依据，避免重复研究。研究设计应贯彻中医整体原则、辨证论治原则，体现中医思维；研究应依据完整的理、法、方、药逻辑链；纳入标准应详细限定中医证型，可主要限制为寒湿郁肺型、疫毒闭肺型、肺脾气虚、气阴两虚等；要明确临床应用中不良反应的有无、性质和频率；研究方案中受试者的合并用药限制应合理；应详细明确知情同意的方式和过程，包括谁负责知情同意和签署知情同意书，特别是危重患者的知情同意，也要明确受试者的补偿和赔偿。

（1）研究设计方法：应尽量采用随机对照的双盲评价以提高临床研究质量。鉴于新冠肺炎疫情初期无特效中医药，新冠肺炎轻症型（轻型、普通型）患者自愈率较高，纳入轻症型患者的临床研究应采用中药方剂治疗与安慰剂和/或常规治疗进行随机对照的研究设计。对于新冠肺炎重症型（重型、危重型）患者，在常规支持治疗基础上加用中药方剂与常规治疗的随机对照设计；重症型患者死亡率较高时，为使受试者尽早受益，可不采用随机对照设计，可选择在常规支持治疗基础上加用中药方剂的单臂设计。传染病法定疫情报告制度要求报告较完整和高质量数据，可考虑实施真实世界研究，但真实世界研究所需样本量大且对研究质量的要求高。疫情紧急时，可通过适当降低"把握度"减少临床研究所需样本量。因对新冠肺炎患者有很特殊的留观和救治规定，其脱落率相对较低，这也有助于减少样本量。

（2）疗效评价指标：主要疗效结局指标数量不可多于 2 个，且应有临床价值和能回答临床研究的主要问题。对于新冠肺炎轻症型患者，应以降低重症发生率及缓解症状为主要疗效指标；对于重症型患者，应以降低死亡率为主要疗效指标。可根据需要选择血氧饱和度、住院天数、核酸转阴率、C 反应蛋白水平、生活质量评分、卫生经济学指标等次要疗效指标，从不同维度评价中医药可能具有的治疗意义。

（3）用量用法：对于新冠肺炎轻症型患者，可推荐颗粒剂、片剂、口服液等口服制剂；对于重症型患者，结合临床实际给药情况，推荐注射剂等非口服制剂。临床研究超适应证中药制剂的给药方法不超过现有药品说明书的用法用量，超剂量使用需制定严密监控措施以确保受试者安全。根据病情转归设置合理干预疗程，并明确评价、随访时间节点，有助于研究实施和结果评价。

（4）统一培训研究者：新冠肺炎疫情期间，难以现场培训研究者，为确保临床研究质量，应建立各项观测指标和质量控制的标准操作规程，在临床研究正式启动前，可线上培训研究者。确保不同研究者正确理解和执行研究方案的操作细节，保证研究者内部执行研究方案的一致性和可靠性，也有助于提高受试者的依从性。研究者穿着隔离服，日常简单的问诊、望舌、切脉，包括填写病例报告表等操作都会遇到很大困难。病例报告表不应过于复杂，且应以电子数据采集系统为主，以避免研究者现场填写数据引发交叉感染。

5. 风险受益评估

新冠肺炎造成的恐惧和紧张气氛可能导致伦理委员和潜在的受试者难以对研究的风险及受益进行客观评估。确保受试者的风险在可能范围内最小化，其已知和可能风险相对于已知和可能受益应是合理的；其预期风险受益比应至少与已有替代疗法相当。重症型患者往往多组织器官功能异常，对评价治疗药物的安全性较困难，需结合病情综合判断，组间不良事件类别及其发生率的比较有助于判断其安全性。样本量较大的随机对照临床研究应建立临床研究数据监查委员会，定期评价临床研究进展，以保证临床研究的安全性、有效性和完整性。

6. 跟踪审查

随疫情发展，我们对新冠肺炎的流行病学特征、病理机制等的认识不断深入，临床可获得轻症型自愈率、轻症型转重症型发生率、重症型死亡率等关键性数据。随着疾病诊断标准和国家诊疗方案的变化，应及时修改研究方案的纳入标准、排除标准及评价指标等，需及时提交资料开展修正案审查。根据新冠肺炎中医药临床研究的实际情况，建议半个月或每个月递交一次研究进展报告，并应按要求及时递交安全性报告；通过跟踪审查，定期评估风险和受益，若发现中医药无效或存在重大安全性风险，伦理委员会有权责令修改研究方案、暂停或终止临床研究，以保护受试者安全。

7. 知情同意

新冠肺炎疫情下，除了恐惧心理的影响外，受试者处于隔离区域等因素也可能会影响研究者获取受试者的知情同意。此外，研究者还可能由于医疗资源紧张，难以与隔离患者充分沟通，取得知情同意；可能被隔离或已被隔离的潜在受试者，与其监护人失去联系，无法拒绝参与临床研究的邀请。疫情期间，一线医务人员在穿戴全套防护装备的情况下，应确保完成知情同意过程。知情同意书不可过于复杂，应通俗易懂；签字后知情同意书的消毒处理和保管环节需要有明确的具体流程；可采用电话、视频等远程方式获得知情同意，也可采用电子签名；要在研究方案中明确具体操作步骤，告知内容应与知情同意书一致，详细记录告知内容，保留视频、音频文件，沟通交流内容截图等知情告知和电子签名的文件证明。

8. 弱势群体

新冠肺炎疫情初期无特效治疗方法，中医药有望挽救生命，减轻患者病痛和恢复健康，可考虑将危重患者、儿童、孕妇、其他（暂时）丧失表达能力的特殊群体等弱势群体作为受试者，但应经其监护人同意并签署知情同意书，并应有相应的特殊保护措施。受试者知情同意能力恢复时，其拒绝继续参与研究的意愿同样必须得到尊重，受试者随时可以退出研究。若明确研究排除弱势群体感染者，应有充分的理由。弱势群体因其身体等各方面的原因，很可能不懂得维护自身利益。因此，新冠肺炎疫情下，弱势群体可能因生活困难、能力不足而缺少参与临床研究的机会，应有权益无法保障。伦理委员会需特别关注弱势群体的脆弱性，以免其被不当利用。

9. 隐私保护

受试者资料包括姓名、地址、诊断、家族史等，如未经授权而外泄，会使新冠肺炎受试者面临被污名化、歧视等风险。研究方案应明确如何保护受试者个人信息，规定研究主管部门、伦理委员会可按规定查阅受试者的病历记录、生物学标本等个人信息；采用数据匿名化等方式确保数据安全，确保研究结果的发布和发表对受试者个人信息保密。在披露通过临床监测活动所产生的信息时，如果与最初收集此类信息的目的不一致，则不允许披露。以研究为目的使用和共享监测数据，须获得伦理委员会的批准。

10. 信息传播

应审查研究方案中研究成果的归宿权，以及成果发表、发布的途径和权责。应及时向公众公开临床研究结果，包括阴性结果。研究完成后，已发表的研究数据应在公共平台发布。在临床研究获得可靠的有效性证据前，医疗卫生机构和研究者不应向公众发布"临床研究有效"等误导性信息，应对其发布的中医药临床研究结果信息负有责任。发布的临床研究结果应尽可能有充分的安全性和有效性支持证据。确保临床研究的阶段性和最终结果的上报及发布均合法合规。研究结果的发表与分享应在遵循科研诚信相关规范的基础上，遵守受试者保护等基本伦理原则，强调其临床转化与公共卫生实践应用。

三、总结

高质量的中医药临床研究对有效防控新冠肺炎疫情、确保公众生命健康和安全有重要意义。中医药临床研究中常存在重视"病"而轻视"证"的问题，研究方案常出现将西医甚至中医的某病与中医的某证候对等。中医药临床研究须确保"对证"原则，否则将直接影响受试者的权益。中医药临床研究虽有显著临床实践效果、中医理论依据和辨证论治方法，但也给伦理审查带来诸多挑战。审查中医药临床研究方案时，既要坚持临床研究的共性方法，也应结合中医药临床实践效果和理论特点；应明确中医药临床实践所依据的中医理论和方法，临床实践的时间跨度，所治疗的病、证，临床实践的安全性和有效性信息；要审查中药方剂的对证性、治法得当性和组方配伍科学性，即要先审查"方"是否符合"法"，再审查方剂的君、臣、佐、使关系。新冠肺炎轻症型和重症型患者的临床结局不同，需确定中医药针对的分型和证，由此制定详细的纳入和排除标准，选择主要疗效指标以确定更合理的治疗方案。审查其疗效指标时，单独使用定量的客观指标或结合定性的证候疗效评价指标。应全面告知受试者，解释并确保其充分理解研究相关的治疗方法和作用机制，保障受试者权益。

第三节　试验性治疗的伦理辩护

新冠肺炎疫情初期，为最大限度地确保患者及时获得治疗的权利，可借鉴抗击埃博拉病毒疫情的经验，新冠肺炎患者的试验性治疗可在伦理上得到辩护；应确保试验性治疗的科学性，包括提供前期安全性和有效性数据，排定不同治疗方案的优先次序并持续评估；从透明性、公平分配、知情同意和评估风险受益等方面考虑其伦理性；从利益冲突管理、严密监测、确保数据完整性和社会参与等方面监管试验性治疗，以期为未来突发传染病的疫情防控提供借鉴。

新冠肺炎疫情初期很长一段时间内无有效疗法。有临床试验结果表明，抗艾滋病药物洛匹那韦利托那韦和抗病毒药物阿比多尔均未能改善新冠肺炎症状或缩短呼吸道病毒核酸转阴时间。*New Engl J Med* 发表的随机对照临床试验结果表明，洛匹那韦利托那韦未能缩短新冠肺炎患者病情改善时间。

国际临床试验注册网站（www.clinicaltrials.gov）显示，截至 2021 年 4 月 25 日，全球已注册新冠肺炎临床研究 5459 项，其中我国已注册 287 项。在中国临床试验注册中心网站（http://www.chictr.org.cn/index.aspx）注册的新冠肺炎临床研究有 820 项，其中绝大部分由研究者发起，治疗方法包括化学药物、生物制品、中药、细胞治疗、血浆治疗等，其中绝大部分涉及已上市药物增加适应证、正在临床试验的药物增加适应证或未完成临床前研究的药物。大部分药物和疗法的临床研究都缺乏统一的框架和标准（循证医学的金标准），其中不仅涉及现代医学的证据、伦理问题，还涉及研究资源的使用效率问题。如果这些临床研究没有严格的研究参数标准，如对照组、随机分组、双盲和临床结果的评价标准，这些药物和治疗的临床研究结果可能达不到预期效果。无论患者接受何种治疗，都应以相同的方式评价疗效、恢复或缓解情况。

2014 年 8 月 12 日，世界卫生组织在日内瓦公布了用于埃博拉病毒病的试验性治疗药物的伦理审查结果，同意向患者提供有效性和安全性均不明确的尚未上市的药物，表明在埃博拉等突发传染病疫情严重威胁人类健康的紧急情况下，如果满足一定的条件，向患者提供未经证明的、有效性和不良反应尚不明确的干预措施作为潜在的治疗措施，是符合医学伦理的。鉴于新冠肺炎疫情的特殊情况，在不同于以往的治疗与干预措施的调控和监管体系下，研究者需比较不同治疗方案的优劣。提供试验性治疗要符合科学性和伦理性，并在程序性标准指导下开展。申办者、医疗卫生机构或研究者不可向公众宣称试验性治疗的效果，需对初步有效的试验性治疗开展临床研究，其临床研究结果也需由权威部门发布。

一、试验性治疗的概念及分类

我国新药获国家药品监督管理局批准上市前，须经过临床前研究和Ⅰ期、Ⅱ期、Ⅲ期临床试验证实其安全性及有效性后，方可用于临床治疗。新药研发的复杂程序和冗长过程使其无法快速用于治疗新冠肺炎，即使最后证实了在研新药的安全性和有效性，但也可能导致大量患者在临床试验期间错失可能的最佳治疗药物。为确保新冠肺炎患者都有接受治疗的机会，已开展新冠肺炎临床试验的药物应适当突破标准研发程序，同时采用试验性治疗方式。试验性治疗有可能获得较好疗效，如提高治愈率、缩短住院时间、减轻医疗负担等。鉴于难以准确评估试验性治疗的风险和受益，应严格根据病情谨慎选择患者。

试验性治疗（experimental treatment）又称创新性治疗（innovative therapy），目前尚无准确定义，不属于常规标准治疗，是指经验丰富的医生以有效治疗和改善有重症且标准治疗无效或无标准治疗患者的病情为主要目的，让患者尝试疗效和安全性还不完全确定的药品、医疗器械和医疗技术的行为。国际上曾分别使用未上市药物去羟肌苷和ZMapp治疗艾滋病患者和埃博拉出血热患者。用于单个患者的试验性治疗不同于以上市注册为目的的临床试验。药物和医疗器械临床试验需获得国家药品监督管理局的批准，方可按照试验方案设计的要求，纳入一定数量受试者去验证其安全性和有效性。试验性治疗多见于药物的超说明书使用（off-label use）和外科手术，也涉及同情使用（compassionate use）未上市药物或紧急使用（emergency use）未上市医疗器械。试验性治疗涉及的未上市药物、超适应证药物、外科手术、未上市医疗器械等可分为以下四类。

（1）试验性药物：指尚未被批准上市的药物，包括：①仍处于临床前研究的药物，如细胞实验或动物实验阶段；②正处于临床试验阶段的药物，尚无法确定其安全性和有效性。

（2）超适应证药物：指对已上市药物的超说明书用药或超范围应用，包括增加适应证、剂型、剂量及疗程等。我国法规和药品管理部门均未限定超说明书用药，临床超说明书用药很常见。超适应证用药属于试验性治疗，需全面评估其安全性和有效性。

（3）新技术：包括创新性的新技术和由标准疗法衍生的新技术。前者属于国内外尚未开展的全新诊疗技术，后者属于实施单位尚未开展的技术。大部分医疗新技术源于调整和改进现有或同类技术，其风险和疗效相对可预测。与传统标准疗法有实质性区别的全新诊疗技术的风险和疗效的不确定程度最大。

（4）单个患者同情使用：临床试验药物一般只用于参与药物临床试验的受试者。在药物临床试验之外的对个别重症或危重患者的使用是单个同情使用。同情使用要得到最终起决定作用的患者、医生和家庭对标准的一致理解，以及药物保管员的信任，所有这些情况应在使用前做好记录。同情使用不应妨碍或延缓其他药物的临床试验。迄今尚无一项单独的伦理准则能包含论证同情使用的所有方面。2020年3月19日，美国食品药品监督管理局批准将氯喹和瑞德西韦以同情用药的方式用于治疗严重或危及生命的新冠肺炎患者，但不适用于普通患者。治疗前要告知患者及其监护人药物有关的风险和受益，尊重其选择的自由，严格知情同意。

二、试验性治疗的科学性

世界卫生组织于 2016 年发布了《传染病暴发伦理问题管理指南》，其中第 9 部分"未经证实的干预措施在研究之外的紧急使用"指出，对于某些病原体，干预措施在实验室和相关动物模型中已显示出良好的安全性和有效性，但尚未对其在人体中的安全性和有效性进行评价。在正常情况下，对这些干预措施进行临床研究，能够产生关于安全性和有效性的可靠证据。但突发传染病疫情时，在临床研究之外的紧急情况下为个别患者提供试验性治疗在伦理上是适当的，前提是：①无有效疗法；②不可能立即开展临床研究；③至少可从细胞或动物实验中获得干预措施的有效性和安全性的初步支持数据，并且在风险受益比合理的基础上，具有适当资格的学术委员会已经建议在临床研究之外使用干预措施；④国家相关主管部门和具有适当资格的伦理委员会已批准使用；⑤有足够的措施以确保患者风险最小化；⑥获得患者的知情同意；⑦对干预措施的紧急使用进行监管，并及时将结果记录在案，与更广泛的医学界和科学界共享。

1. 科学基础

由于新冠肺炎重症患者急需试验性治疗以改善症状，最终恢复健康，医生必须明确试验性治疗的科学性是合适的。科学性证据包括但不限于科学原理、动物实验和其他基础医学研究等临床前研究数据、病例报道和临床研究数据。

2. 药物或疗法的选择

为更好地治疗新冠肺炎重症患者，应考虑排定多种用于试验性治疗的药物或疗法的优先次序；需明确首选何种药物或疗法，可首选已上市药物，其在人体的安全性已相对明确，若有针对新冠肺炎的细胞或动物实验的有效性结果，其风险受益比相对更合理。例如，《新型冠状病毒肺炎诊疗方案（试行第八版）》中推荐，抗病毒治疗可试用 α-干扰素、利巴韦林、磷酸氯喹、阿比多尔。其次可选用正在开展临床研究，或已完成细胞和动物实验但未开展临床研究的药物或疗法。若细胞和动物实验证实药物或疗法安全有效，则对人体也可能安全有效，这既是试验性使用这些药物或疗法的依据，也是使用的前提条件。

3. 持续性评估

新冠肺炎疫情下，为确保药物或疗法的安全有效，可同步开展试验性治疗与临床研究，这可在一定程度上避免药物或疗法最终被确定有效时，许多患者因得不到有效救治而死亡。但临床研究结果未知，如果药物或疗法被证实无效或副作用很大，可能导致接受试验性治疗的患者的健康受到严重威胁。除确保在科学性前提下快速、准确地评估其安全性和有效性，更要开展持续性评估，这将有助于及时决定继续还是终止该试验性治疗，确保患者的风险最小化。

三、试验性治疗的伦理性

用于试验性治疗的药物或疗法不仅要符合科学性，也要符合伦理性。试验性治疗需要伦理准则指导，包括医护方面的公开透明性，最大限度地确保治疗效果；医疗资源紧缺时的公平分配，可促进广泛性团结；以及知情同意、自由选择、保密、尊重和公众参与。此外，还要最大限度地评估风险和从已知信息判断的受益程度。当未经批准的药物或疗法用于治疗时，要提供标准的支持性治疗和护理，要有基本的设施和设备来实施试验性治疗，及时评估效果，并按预定方案处理严重不良事件。

1. 公开透明

新冠肺炎疫情下，优先使用紧缺药物和疗法应完全透明，患者的参与和对药物及疗法疗效不确定性的包容，有助于最大限度地降低疫情对社会的影响。医护人员应公开试验性治疗的适应证和患者的选择标准，以便获得治疗效果和患者信任。试验性治疗的公开透明也有助于确保围绕试验性治疗进行的其他治疗和护理过程得以顺利开展。医生应把握试验性治疗的安全性和有效性的不确定性程度，并完全告知各利益方，特别是患者，避免产生不必要的期待。

2. 公平分配

新冠肺炎疫情下，紧缺医疗资源分配应以效用和公平的伦理原则为指导。效用原则要求分配资源以实现利益最大化和负担最小化，公平原则要求注意利益和负担的公平分配。在某些情况下，公平分配利益和负担可能被认为是公平的，但在另一些情况下，优先分配医疗资源给贫穷、弱势群体等境况较差的患者可能更为公平。完全实现效用和公平并不总是可能的。2020 年 1 月 28 日，英国纳菲尔德生命伦理学理事会发布的《全球卫生突发事件相关研究的伦理问题》提出的公正主要体现为不歧视他人及风险受益的公平分配。

医护人员冒着生命危险抗击新冠肺炎，基于互惠原则（冒着生命危险护理患者）和有用原则（在突发传染病控制中发挥重要作用），医护人员应该具备获得治疗的优先权，他们康复后能帮助更多的患者。医护人员也能更好地理解试验性治疗，易获得知情同意。医护人员首先用试验性治疗也意味着奉献和牺牲，以避免治疗对其他患者的潜在伤害。由于医护人员掌握大量的医疗知识，又掌握了丰富的医疗资源，易被归为优势群体。但有人质疑，医护人员具备丰富医学知识，可优先获悉试验性治疗，相比之下，照顾患者的非专业人员是否也应该先享用？提供支持类服务的非专业人员（包括环卫人员和丧葬服务人员）和为患者提供护理的家属是否也适用互惠原则和有用原则，也应优先获得试验性治疗。

仅部分患者获得稀缺的试验性治疗药物或疗法会导致不平等，须设立监督机构以保障公正分配，平等对待患者，不因社会关系、社会地位、经济状况而区别对待；又要满足弱势群体等特殊需求的不同分配，确保公平分配。最大化保护患者，最小化不公平，使分配程序公开、公平、公正、透明，既要实质公正，又要形式公正。

3. 知情同意

新冠肺炎的试验性治疗结果具有不确定性，因此对知情同意有更严格的要求。医生应向患者充分说明，确保患者理解试验性治疗的本质，并告知与常规治疗等措施相比，试验性治疗的优劣性，包括无法准确评估的受益和未知或非预期的风险，也应告知愈后、费用等涉及患者切身利益的内容。知情同意信息应简单易懂，并符合受试者人群的习俗。患者的监护人应尽最大可能参与优先权的分配决定。应由患者决定是否参与试验性治疗，如果患者处于无意识状态或无法知情，应从监护人处获得知情同意。对于未成年患者，除获得父母或监护人同意外，还应尽可能获得患者本人同意。

4. 评估风险受益

未被批准的药物或疗法应已在相关疾病动物模型和特定非人灵长类动物中表现出安全性和有效性。除公开报道的文献数据，医生应尽可能单独或联合开展试验性治疗相关的动物实验，用第一手资料保障试验性治疗的安全和有效。要在实施试验性治疗前的有限时间内得到整体性科学证据，用于已知和潜在风险与已知和潜在受益比的评估。此类证据来源于（但不限于）国内外临床研究的结果，以及可用的临床前研究数据，如细胞和动物实验的主要药效学、毒理学数据。基于已有的科学证据，伦理委员会也应评估可用证据的数量和质量。

通常情况下，试验性治疗的风险受益比要高于临床研究，试验性治疗也缺乏临床研究应具备的多种保护措施。试验性治疗的风险和受益处在动态变化之中。最初由于缺乏知识和经验，风险可能很高，受益可能是不确定的。随着知识和经验的增长，即使这些经验并非基于临床研究，风险也可能逐渐降低，而受益不断增加。

四、试验性治疗的监管

试验性治疗要符合上述科学性和伦理性，为确保患者的风险最小化和受益最大化，需对试验性治疗采取以下监管措施。

1. 监管法规

美国《贝尔蒙报告》（1979 年）支持临床上应用试验性治疗。世界医学会的《赫尔辛基宣言》（2013 年）第三十七条也指出，对个体患者进行治疗时，如果被证明有效的干预措施不存在或其他已知干预措施无效，医生在征得专家意见并得到患者或其法定代理人的知情同意后，可以使用尚未被证明有效的干预措施。无论是试验性治疗还是临床研究，患者利益都应是首位的。如《赫尔辛基宣言》第三条规定，医生应将患者的最佳利益置于第一位。我国涉及监管试验性治疗的法规有《医疗技术临床应用管理办法》《国家卫生计生委关于取消第三类医疗技术临床应用准入审批有关工作的通知》等。《中华人民共和国执业医师法》第二十六条允许医生在医院批准及患者或其监护人知情同意下，进行试验性临床医疗。我国虽已有上述相关监管法规，但都不具体，无法指导临床实践，因此仍需制定针对性法规，以保障试验性治疗的落地，切实保护患者权益。

2. 利益冲突管理

利益冲突可能源于试验性治疗带来的潜在新产品，以及已上市药物的超说明书使用。医疗卫生机构和医护人员可能从试验性治疗中额外获取更多经济效益，或迫切使用新型的试验性治疗也可能源于为突破已有专业技术以晋升职称、获取声誉等。为确保医护人员优先考虑患者的利益，要求医护人员先声明潜在的各种利益冲突，如医护人员与相关企业是否有利益关系。因此，医疗卫生机构应评估和监管试验性治疗中潜在的利益冲突，要求医护人员公开潜在的利益冲突，以避免利益冲突导致患者利益的削弱。

3. 严密监测

试验性治疗应考虑医护标准和在医疗卫生机构中开展的可行性；要具备必要的支持性措施，必须严格监控患者病情，监测治疗进展和控制任何副作用，评估预后和定期随访；防止在突发传染病期间收集的患者资料（包括姓名、地址、诊断、家族史等）未经授权而外泄，避免患者遭受污名化和歧视；将监测数据用于研究，必须获得合规设立并经培训的伦理委员会的批准。

4. 确保数据完整性

为保证其他患者从试验性治疗中受益或避免其他医生犯同样的错误，在保护患者隐私的前提下，医生有义务收集包括同情使用在内的临床和其他相关数据。医生应确保治疗所得数据的完整性、透明性，即公开所有阳性的和阴性的治疗结果（包括不良反应），借助学术会议、杂志等途径快速报告试验性治疗的详细程序、步骤、并发症和随访结果，这有助于国内外治疗和研究突发传染病的医护人员和科研人员及时获取完整数据，使治疗与临床研究相互促进，有利于在全世界范围内控制新冠肺炎疫情。

5. 鼓励公众参与

试验性治疗需得到社会的理解和支持。试验性治疗可能使更多患无特效疗法疾病的患者得到救治，有助于促进公众对医疗护理的信任，并鼓励患者及时就医，降低整体医疗负担，改善就医行为，从而使整个社会受益。

五、总结

新冠肺炎疫情初期，对于在细胞和动物实验中显示有良好效果，但未在人体中评估其安全性和有效性的药物，试验性治疗是符合伦理的。实施前应制订详细的治疗方案，包括说明其治疗的科学依据，如临床前研究获得的有关安全性和有效性的初步证据；治疗方案应经伦理委员会审查批准；必须坚持有效的知情同意，明确告知患者或其监护人试验性治疗可能带来的风险和受益，尊重患者的选择自由。另外，还必须保持透明、保密及公众参与；也应建立合理的分配规则，确保不同人群、患者间的公平分配；要排除经济因素等干扰，使每个需要试验性治疗的患者都能公平、公开、公正地享有治疗机会。医护人员有义务收集并分享包括同情使用在内的所有数据，确保数据真实透明，以便评估治疗的安全和效果，促进新冠肺炎疫情的防控。

第四节 拓展性临床试验的伦理辩护

当前，新冠肺炎疫情仍在全球大流行。新冠肺炎疫情初期，危重患者有参加拓展性临床试验（extended clinical trial，也称为同情用药）的迫切需求。拓展性临床试验属于临床试验的一种类型，其使用的临床试验用药物的安全性和有效性仍需验证。因此，申请程序、伦理审查、知情同意等都是保护拓展性临床试验受试者权益的重要举措。我国虽有拓展性临床试验的原则性法规，但尚未出台配套的详细规定。借鉴美国拓展性临床试验的成熟经验，结合我国国情，应完善相关法规，明确分类、申请人、申请程序和各方责任，以保障受试者权益，并鼓励企业开展拓展性临床试验，以加快拓展性临床试验在我国落地，惠及更多患者。伦理委员会要重点审查研究方案、风险受益比、知情同意、是否收费、跟踪审查、各方责任等，确保受试者权益，助推我国拓展性临床试验的规范化建设。

一批有潜力的抗新冠肺炎药物已开展临床试验，临床医疗队在国家卫生健康委员会的筹划下，制定并不断更新了专项治疗指南和用药手册。除提供对症、基本生命支持外，也开展了大量药物的临床试验，如瑞德西韦、阿巴多尔等。在疫情初期，大量危重患者无有效治疗药物，拓展性临床试验可能使部分不符合纳入标准的患者获得使用临床试验用药物的机会。应鼓励符合条件的企业积极开展拓展性临床试验，便于危重患者寻求参加拓展性临床试验的机会，但受试者也将面临相应的风险。拓展性临床试验在我国尚属新生事物，虽已有原则性规定，但尚未形成明确规范，难以及时落地，其伦理委员会审查更是一种挑战。拓展性临床试验从科学性和患者自主权角度能得到伦理学的正当辩护，但相关具体操作规范仍缺乏，如何平衡受试者权益保护和拓展性临床试验的风险控制是必须面对的难题。疫情状态下，开展拓展性临床试验的医疗卫生机构应建立明确的受试者知情同意、伦理审查、动态监测、随时叫停的风险控制程序。

对新冠肺炎危重患者无有效治疗手段时，可申请在临床试验之外使用临床试验用的化学药物、生物制品或医疗器械。拓展性临床试验涉及广泛的治疗领域，包括艾滋病、其他感染性疾病、癌症、罕见病等。临床试验用药物的安全性和有效性还有待验证，拓展性临床试验可能对受试者无作用，甚至发生非预期的严重不良事件。拓展性临床试验与试验性治疗有一些共同点，但其差异也非常明显。在暂时没有较好的医疗产品时，拓展性临床试验应该被视为受试者参加临床试验之后的妥善安排。

一、我国拓展性临床试验现状

2017年10月8日，中共中央办公厅、国务院办公厅出台《关于深化审评审批制度改革鼓励药品医疗器械创新的意见》，其中"（七）"指出：支持拓展性临床试验。对正在开展临床试验的用于治疗严重危及生命且尚无有效治疗手段疾病的药品医疗器械，经初步观察可能获益，符合伦理要求的，经知情同意后可在开展临床试验的机构内用于其他患者，其安全性数据可用于注册申请。该意见首次引入拓展性临床试验，是我国拓展性临床试验规范逐步形成和发展的开端。

国家食品药品监督管理总局于 2017 年 12 月 15 日发布了《拓展性同情使用临床试验用药物管理办法（征求意见稿）》，其中第二条规定：拓展性同情使用临床试验用药物是指在一些情况下，患者不能通过参加临床试验来获得临床试验用药物时，允许在开展临床试验的机构内给急需的患者使用尚未得到批准上市的药物。拓展性同情使用临床试验用药物是临床试验的一种形式，也称拓展性临床试验。《拓展性同情使用临床试验用药物管理办法（征求意见稿）》较为详细地规定了拓展性临床试验的目标人群、适用情形、申请人和适用程序等。目前该规定自征求意见结束后并未正式颁布。2020 年 3 月 14 日，国家药品监督管理局和国家卫生健康委员会发布了《医疗器械拓展性临床试验管理规定（试行）》。

《药品管理法》最新版本自 2019 年 12 月 1 日起正式施行，其第二十三条规定：对正在开展临床试验的用于治疗严重危及生命且尚无有效治疗手段的疾病的药物，经医学观察可能获益，并且符合伦理原则的，经审查、知情同意后可以在开展临床试验的机构内用于其他病情相同的患者。虽然明确了使用药物的条件为"正在开展临床试验的用于治疗严重危及生命且尚无有效治疗手段的疾病的药物"，但适用对象局限于"在开展临床试验的机构内用于其他病情相同的患者"，并且规定中未对拓展性临床试验的申请人、申请程序、监管及责任承担等后续问题进行明确。参加拓展性临床试验的受试者常是危重患者，不同于临床试验受试者；临床试验用药物的有效性尚不确定。在这种情况下，应当建立完善的申请、审批及监管程序，确保受试者的知情同意等相关权益，保障用药的安全性和有效性。

二、美国拓展性临床试验相关经验

美国法律法规规定了拓展性临床试验条款，拓展性临床试验在多数情况下由制药企业或医生根据患者病情提出申请，其主要目的是使用尚未上市药物对受试者进行诊断、治疗，而并非获取临床试验数据。拓展性临床试验有别于临床试验，其受试者一般不符合临床试验纳入标准，或在临床试验结束后需要继续使用药物。拓展性临床试验在国际上已践行多年，积累了相当丰富的经验。美国、英国、加拿大、德国等国相继确立了拓展性临床试验，承认其合法化。27 个欧洲国家（或地区）中有 17 个已颁布拓展性临床试验的法规和程序。澳大利亚医疗用品管理局（Therapeutic Goods Administration，TGA）根据患者病情的严重程度和药物安全性将药品特别准入计划分为三类通道；病情十分紧急的患者可通过药品特别准入计划 A 类通道；安全性相对较高的药物可通过药品特别准入计划 C 类通道，通知医疗用品管理局后即可直接使用未批准上市药物；其他情况需通过药品特别准入计划 B 类通道以"申请-审评"的形式向医疗用品管理局提出申请，经审评通过后方可实现拓展性临床试验。

1. 美国法规

美国是全世界最早建立拓展性临床试验制度的国家，20 世纪 60 年代至今，经不断修改补充，已形成了一个完善的体系。2016 年 6 月，美国食品药品监督管理局又颁发了 3 个拓展性临床试验指南，即《以治疗目的的试验用药物同情使用相关问题解答指南》《有关试验用药物收费的相关问题指南》和《单个患者同情使用申请 FDA3962 表格》，进一步细化和规定了拓展性临床试验。《21 世纪治愈法案》也于 2016 年 12 月出台，修订的《联邦食品、药物和化妆品法案》（FDCA）中新增第 561A 条 "试验用药物的扩大使用要求"，要求制药企业在网站公开发布拓展性临床试验计划，为病危或急需治疗的患者提供拓展性临床试验，只允许招募符合标准的受试者。

2. 类别

医生提出申请时应按照要求填写申请表，并获得制药企业的授权信。拓展性临床试验还应得到伦理委员会的批准，并得到受试者的知情同意。向美国食品药品监督管理局提出申请拓展性临床试验的符合条件：患有严重或危及生命的疾病，无同等疗效或满意的用于诊断、监测或治疗疾病的其他方法，又无法参加临床试验，该医疗产品带来的风险小于潜在受益，受试者使用该医疗产品不影响该产品临床试验后的上市。

基于拓展性临床试验的受试者数量分为 3 种类型：单个受试者、中等数量受试者、大量受试者。3 种类型的最大区别是患者数量不同，并有不同的适用条件：针对单个受试者的拓展性临床试验还包括紧急使用的情况；中等数量受试者的拓展性临床试验的使用条件是多于 1 例受试者且无临床试验正在开展；大量受试者的拓展性临床试验常发生于临床试验完成后到上市许可之间。3 种类型的申请标准不同，其准入方式审批所需时间也不同，以便受试者能及时获取药物。

3. 分类申请及其程序

美国医生（研究者）有权向美国食品药品监督管理局申请让某个无药可治的患者参加拓展性临床试验，只要制药企业愿意提供该药物。如果获得批准，申请将被分配一个号码。医生需要将此号码提供给制药企业，以便制药企业将药物邮寄给医生。

医生可替患者申请拓展性临床试验，获美国食品药品监督管理局批准的步骤包括：受试者必须了解该药物并同意使用该药物治疗；医生必须经授权方可用该药物治疗患者，且有义务监控和向美国食品药品监督管理局报告受试者对该药物的使用情况；医院伦理委员会必须审查并给出拓展性临床试验的建议（紧急情况下医生可能先治疗患者，随后立即向伦理委员会补交审查资料）；制药企业必须免费提供该药物（除非制药企业向美国食品药品监督管理局申请并获美国食品药品监督管理局同意，方可收取成本费）；美国食品药品监督管理局允许药物从制药企业到医生的转移。

4. 制药企业责任

美国食品药品监督管理局规定的药物临床试验中的制药企业和医生的责任同样适用于

拓展性临床试验。美国食品药品监督管理局界定了拓展性临床试验制药企业需承担的职责，以确保受试者权益和安全。制药企业需向美国食品药品监督管理局报告药物不良反应，确保通过伦理审查、受试者知情同意和保存记录等；负责提交年度进展报告，以定期审查药物安全性；保持拓展性临床试验申请在有效期内，保留完整的药物分发记录等；完整的药物分发记录和完整、准确的病历记录应保存至药物获上市许可批准后 2 年，若药物未申请上市或未获批准上市，病历记录应保留至试验终止后 2 年或得到美国食品药品监督管理局通知后 2 年。

5. 严格监管

拓展性临床试验的主要目的是保障受试者权益，受试者有选择权和公平参与权。在拓展性临床试验申请和实施期间，美国食品药品监督管理局有权监管，可暂停拓展性临床试验。美国食品药品监督管理局通过审评药物的严重不良事件和年度报告，判断是否可继续实施拓展性临床试验。

6. 数据

拓展性临床试验有助于早期发现严重不良事件。参加拓展性临床试验的受试者患病更严重、更复杂，严重不良事件的发生率更高。拓展性临床试验期间受试者可能发生相对罕见的不良反应，可进一步补充临床试验的安全性信息。拓展性临床试验的目的并非获取药物的安全性和有效性信息，虽获得的药物安全性和有效性数据有限，但有助于分析该药物全生命周期风险受益比，也累积了罕见疾病的治疗经验。

7. 费用

制药企业可对拓展性临床试验受试者收费，收取的费用包括原材料、人力、设备等生产成本和运输成本，以及监督拓展性临床试验的成本等其他管理费用，但收费必须事先取得美国食品药品监督管理局的批准，收费期限为获得收费授权的 1 年内，到期可申请延长。美国食品药品监督管理局可撤销书面收费授权，制药企业也可主动选择免费提供药物。

三、对我国拓展性临床试验的启示

我国《药品管理法》第二十三条有关拓展性临床试验的适用对象范围较小，未规定紧急情况，未明确申请人，也未规定申请需提交资料及是否包含有关药物安全性、有效性的初步数据，未明确"经医学观察可能获益"的判断标准及伦理审查的程序和原则，知情同意的告知义务等尚待详细的落地措施。上述有些问题已在《拓展性同情使用临床试验用药物管理办法（征求意见稿）》中有了初步规定。

1. 完善法规

应及时续订《药品管理法实施条例》，针对《药品管理法》第二十三条拓展性临床试验给出详细说明，国家药品监督管理局也应发布《拓展性同情使用临床试验用药物管理办法（征求意见稿）》的第 2 次征求意见稿或终稿，明确申请程序、伦理审查、知情同意、受试者登记、数据使用、收费、不良反应报告等详细规定，也应明确适用拓展性临床试验受试者的紧急使用和条件，避免拓展性临床试验的滥用滥批，以确保其有效申请。禁止制药企业、医疗卫生机构、研究者等利用拓展性临床试验牟取私利，从源头上保护受试者权益。

2. 明确分类

《拓展性同情使用临床试验用药物管理办法（征求意见稿）》第三条规定："拓展性临床试验的目标人群是患有危及生命或严重影响患者生活质量需早期干预且无有效治疗手段的疾病的患者。"第四条规定："下列情况可考虑使用尚未得到批准上市的药物给急需的患者：（一）患者因不符合试验入组/排除标准而不能参加新药注册临床试验；（二）因地域或时间限制等原因无法参加新药注册临床试验；（三）注册临床试验已经结束但该研究药物尚未获批在中国上市，且已有的研究数据初步显示该药在中国拟注册适应证人群中可能的有效性和安全性。"为更好地保护我国拓展性临床试验受试者权益，可参考美国拓展性临床试验的分类，分为单个受试者、中等数量受试者和大量受试者的拓展性临床试验。

3. 明确申请人

《药品管理法》第二十三条未明确规定申请人，根据拓展性临床试验仅限于在开展临床试验的医疗机构使用，可理解为制药企业或医疗机构的研究者作为申请人提出申请。《拓展性同情使用临床试验用药物管理办法（征求意见稿）》第五条规定拓展性临床试验的申请人限于药品注册申请人，常指制药企业或研究机构。药品注册申请人向国家药品监督管理局申请开展拓展性临床试验，获得批准后方可实施。药品注册申请人虽熟悉药物的功效，但并不像医生那样熟悉患者的病理和体征。美国、加拿大和英国等国都将申请人规定为患者的医生。由患者的医生作为申请人更合理，医生较熟悉患者病情，又具有专业知识，了解相关药物与患者体质的适配度，并能全面考虑不同患者对药物的不良反应。

4. 申请程序

应规范拓展性临床试验的审批程序。《药品管理法》未明确由哪个部门进行审查，从拓展性临床试验的属性判断，拓展性临床试验是临床试验的延伸，主要涉及研究机构、伦理委员会和研究者，最高评审机构是国家药品监督管理局。《拓展性同情使用临床试验用药物管理办法（征求意见稿）》规定接受拓展性临床试验申请的机构是国家药品监督管理局药品审评中心。在临床试验用药物已取得一定的安全性和有效性数据的基础上，药品审评中心决定是否批准拓展性临床试验申请。在拓展性临床试验的整个过程中，通过严格、实时的监管，确保受试者的知情同意等权益，以及过程的公开、透明，保障用药安全，并在同类产品上市后停止提供拓展性临床试验的非上市药物。

《拓展性同情使用临床试验用药物管理办法（征求意见稿）》第九条规定："注册申请人应提交申请资料，包括原注册临床试验申请或上市申请受理号、申请拓展性同情使用临床试验用药物的背景及给药方案、前期临床试验总结等。"初步规定拓展性临床试验的申请资料。应根据患者的不同情形做出区分，针对危重患者或不宜长期等待审批结果的情形，应提供电话、邮件、线上等更简捷的方法进行申请、审批与答复，在注重患者风险受益平衡的基础上，建立快速、高效的拓展性临床试验申请程序，使受试者能快速获得所需药物。

5. 明确各方责任

制药企业在具备药物警戒能力的前提下，给患者提供拓展性临床试验以增加其治疗选择，缩短其等待药物上市的时间，及时满足用药需求；还应优先保证临床试验中受试者的顺利入组，加快药物上市，造福广大患者。此外，确保安慰剂组受试者在临床试验结束后继续用该药物进行有效治疗。拓展性临床试验受试者的安全性数据也应纳入安全性评价，有助于及时发现药物的不安全性信号。

在监管与责任承担中，需要充分发挥制药企业和研究者的作用。由研究者判断患者是否有必要参加拓展性临床试验，帮助符合条件的患者申请拓展性临床试验；制药企业则应向研究者提供药物及其安全性报告、进展报告，有助于帮助研究者动态评估患者使用药物的风险受益比，充分保障受试者的知情同意权。拓展性临床试验期间，制药企业和研究者均有报告药物不良反应的义务。

制药企业应制定拓展性临床试验的标准操作规程，并培训研究者，也要详细制定高风险药物的风险管理措施。制药企业应与研究者充分交流，并监管过程；及时按规定上报安全性信息，特别是可疑且非预期严重不良反应。若拓展性临床试验超过 1 年，要提交年度进展报告。结束后研究者要撰写总结报告，分析不安全性信号。

与临床试验依据纳入和排除标准筛选受试者不同，参加拓展性临床试验受试者的并发症更多、病情更严重，合并用药更复杂。研究者根据已有临床试验的安全性、有效性数据和患者疾病史，综合评估试验药物的潜在风险受益比，若可能受益大于风险，研究者要充分知情受试者并获得同意。研究者要做好药物的分发、记录使用信息和不良反应、存档资料等工作。拓展性临床试验过程中，研究者根据受试者情况做出决策要承担一定的风险，受试者应得到应有的风险警示并承担一定的风险。受试者应根据知情同意书要求，服从拓展性临床试验的相关规定。

6. 保障受试者权益

在拓展性临床试验过程中需要保护受试者安全，在允许研究者主动申请的情况下，伦理委员会的审查是必要的。受试者知情同意、药物不良反应报告等也是保护受试者的重要手段，既要避免受试者不必要的暴露伤害，也要避免不必要的医疗纠纷和拓展性临床试验的滥用。

7. 应鼓励开展拓展性临床试验

临床试验用药物常定量制造，为满足拓展性临床试验受试者的需求，不得不制造更多药物，需花费更多时间和资金成本。在提交拓展性临床试验申请、临床试验管理、准备向国家药品监督管理局报告严重不良事件、年度进展报告、总结报告等方面需资金和时间成本。虽然美国食品药品监督管理局批准制药企业可以向受试者收费，但绝大部分企业为受试者免费提供药物。我国应鼓励制药企业开展拓展性临床试验，在规范申请审批下，尽早惠及需参加拓展性临床试验的患者。

四、审查要点

目前，仅美国、意大利、西班牙等少数国家要求拓展性临床试验必须通过伦理委员会的审查。强制拓展性临床试验通过伦理审查，因为拓展性临床试验涉及危重患者使用未经证实的临床试验用药物，需要评估风险受益比。伦理委员会审查拓展性临床试验申请，针对性出具伦理批件或意见，包括可行性建议和具体指导。拓展性临床试验受试者及其家属面临关乎生命的选择时，为了避免其做出过于冲动的决定，应由伦理委员会审查拓展性临床试验的合理性，以保障受试者权益。对尚无充分临床试验证据、风险高、不确定性大、影响因素众多的单个患者做出临床抉择和伦理审查，对于研究者和伦理委员会都是巨大挑战。

《药品管理法》第二十条规定：开展药物临床试验，应当符合伦理原则，制定临床试验方案，经伦理委员会审查同意。伦理委员会应当建立伦理审查工作制度，保证伦理审查过程独立、客观、公正，监督规范开展药物临床试验，保障受试者合法权益，维护社会公共利益。第二十一条规定：实施药物临床试验，应当向受试者或者其监护人如实说明和解释临床试验的目的和风险等详细情况，取得受试者或者其监护人自愿签署的知情同意书，并采取有效措施保护受试者合法权益。作为药物临床试验的一种形式，拓展性临床试验也应当符合上述有关"符合伦理原则并经审查"及"受试者知情同意"的要求。

目前我国医生不能独立决定患者用药，拓展性临床试验涉及未上市药物的特殊应用，涉及受试者健康权益和药物监管，特别是在大量受试者参与的情形下，需由医疗卫生机构的药事管理机构和伦理委员会审查批准。若限于单个患者紧急使用申请，为避免耽误患者最佳治疗时机，可采取快速审查方式。

1. 研究方案

研究方案应包括药物治疗的作用机制、药物剂量、受试者安全性监测措施、严重不良事件等，并提供已有临床试验的安全性和有效性数据。

2. 风险受益比

拓展性临床试验还应经过医学观察可能的受益，评估已取得的相关安全性和有效性数据，确保拓展性临床试验的风险不大于患者疾病自身风险，也要平衡药物治疗的安全性、有效性与患者的生活质量。《拓展性同情使用临床试验用药物管理办法（征求意见稿）》第六条规定：参加拓展性临床试验的患者需经医生评估患者的临床获益超过潜在风险并签署知情同意书。第十四条规定：研究者应对患者的病情进行判断，基于研究药物已获得的数据，评估患者使用该药物的获益大于风险，并在取得受试者的书面知情同意后，参考GCP的要求，按照给药方案开展临床治疗工作，同时收集临床治疗过程中的药物发放和使用信息、不良事件等。

3. 知情同意

患者参与拓展性临床试验的主要目的是获得更有效的治疗药物，受试者及其监护人均应有机会详细了解药物的潜在风险，受试者应自主做出知情同意，不受任何外界因素的影响。研究者应清晰、有效、充分与受试者沟通，明确告知受试者其个人信息和疾病情况将被如何保密和使用披露等。确保申请的研究者向伦理委员会提交关于未向患者透露拓展性临床试验可能性的声明，以限制拓展性临床试验申请的数量，防止其被滥用。《拓展性同情使用临床试验用药物管理办法（征求意见稿）》第十五条规定：患者应本着自愿的原则参与拓展性临床试验，并仔细阅读、理解、签署知情同意书。在治疗过程中，患者有权在任何时间终止使用药物。

4. 是否收费

受试者原则上不需要支付拓展性临床试验相关成本费，除非制药企业已获国家药品监督管理局的收费批准。《拓展性同情使用临床试验用药物管理办法（征求意见稿）》第十三条规定：在拓展性临床试验期间，原则上不允许注册申请人对临床试验用药物收费。

5. 跟踪审查

若研究方案有调整，需开展修正案审查。应按照要求及时报告安全性信息，治疗结束后应撰写总结报告，并递交给国家药品监督管理局药品审评中心，按时递交进展报告。伦理委员会根据安全性报告和进展报告，如果发现受试者权益得不到保障，风险大于受益或最新研究显示存在伦理性或科学性问题，应当终止拓展性临床试验。

6. 各方责任

《药品管理法》有关"药物临床试验"法律责任的第一百二十五条和第一百二十六条的相关规定应可适用于拓展性临床试验。为更好地保护患者，研究者应具有副高以上职称，确保有丰富临床经验。《拓展性同情使用临床试验用药物管理办法（征求意见稿）》第十一条规定：注册申请人应在"药物临床试验登记与信息公示平台"登记拓展性同情使用临床试验用药物的相关信息，收集相关安全性数据；对药物的分发、剩余药物的收回进行记录，保证药物的可追溯性；及时和研究者沟通，监督、管理研究者对药物的使用。试验结束后向国家药品监督管理局药品审评中心提交药物使用的总结。如试验超过一年，则需向药品审评中心递交年度报告。

五、总结

新冠肺炎疫情下，危重患者急需有效治疗药物，业内呼唤拓展性临床试验。拓展性临床试验为患者提供了一条获得临床试验药物、生物制剂和医疗器械以治疗严重疾病或状况的通道。拓展性临床试验是我国监管机构从保护无有效治疗药物的危重患者利益出发的灵活对策，其目的是保障危重者使用可能的有效药物治疗。由于临床试验药物尚未获批上市，在受试者中使用存在一定风险，应严格评估其风险受益比。拓展性临床试验也有助于进一步评价临床试验药物的安全性和有效性。

《药品管理法》确立的拓展性临床试验较为笼统，并未明确相应的申请人、申请程序、监管、伦理审查、责任承担等问题。后续要明确申请程序应分类分析，考虑紧急情况的特殊处理，针对无法长时间等待书面审批结果的情形，应提供简便方法进行申请、审批与答复，建立快速有效的申请程序。国家药品监督管理局应负责拓展性临床试验的审核申请，实时督导拓展性临床试验过程，确保其公开透明，保障受试者用药的安全性和有效性。伦理委员会应充分审查其知情同意，保障受试者权益，要求研究者和制药企业进行基本的医疗记录，并及时向国家药品监督管理局药品审评中心上报安全性信息等情况，从而形成研究者和制药企业相互监督的机制。

第五节　人类挑战试验的伦理辩护和标准

人类挑战试验是指故意使健康受试者感染挑战生物的试验，其违反了伦理的不伤害原则。然而，过去几十年人类挑战试验已助推疟疾、伤寒、霍乱等疫苗上市，日渐受到研究者的青睐。鉴于目前对新冠肺炎的了解有限，有效治疗方法不足，疫苗副作用未全知，不清楚新冠肺炎的长期影响及缺乏针对性指南，有人认为开展新型冠状病毒人类挑战试验还为时过早。鉴于诸多疫苗已上市，其必要性也存在争议。人类挑战试验可更快速和标准化地筛选候选疫苗，准确评估无症状感染，深入了解宿主与挑战生物的相互作用，明确导致感染的宿主因素，确定预防感染和疾病的免疫相关性，并加速传染病诊断和治疗方法的开发。外加动物实验验证效率低，因此通过评估风险受益比，严格试验操作，独立的伦理委员会审查和严格知情同意，人类挑战试验在伦理上可能是可行的。一旦开展新型冠状病毒人类挑战试验，必须按最高的科学和伦理标准，精心设计和实施试验方案，使风险最小化和受益最大化。

经过约一年的争议，2021年2月17日英国政府发布声明，该国临床试验伦理机构已批准全球首个新型冠状病毒人类挑战试验。该试验计划招募不超过90名18~30岁的健康受试者，并将在安全、可控的环境中开展。研究者会给受试者使用含有新型冠状病毒的滴鼻剂，以确认合适的病毒暴露载量。研究者将密切监测受试者的安全状况，一旦出现感染症状就用已在多个国家获批用于治疗新型冠状病毒感染的瑞德西韦治疗。受试者会获得约4500英镑的经济补偿。此试验可弥补回顾性研究的不足，例如，多少载量病毒可以感染健康人；除了人传人外，是否可以物传人；人感染病毒后，多长时间会发病；发病时血液中的病毒载量在不同时间有多少，具有多大的传染性等，都可能从设计好的试验中获得相对准确的答案。

不只英国面临人类挑战试验的伦理困境，此前美国、加拿大、荷兰、比利时等都出现了"赞成试验"的声音，其中不乏官员、伦理学家甚至诺贝尔奖得主。美国最早于2020年3月提出新型冠状病毒人类挑战试验的设想时曾引起轩然大波，随后美国批准2个疫苗使人类挑战试验失去开展的必要性。2020年10月29日，《美国国家科学院院刊》

发表评论，明确反对新型冠状病毒人类挑战试验，认为试验将不被科学界接受，也将极大地破坏公众的信任。

一、人类挑战试验概述

辉瑞公司和莫德纳（Moderna）公司的疫苗已在多国上市，我国也有多款疫苗在多国上市。为了完全遏制新冠肺炎的传播，不能仅靠已上市疫苗，可能需要更多疫苗接种数十亿人，但并无一款疫苗能适用于所有人，需继续研发新疫苗和治疗方法。一些专家说，测试第二代和第三代疫苗的最快方法是开展人类挑战试验。

人类挑战试验是指受试者被有意地用于一种传染病病原体（以下称挑战生物）挑战，无论受试者是否接种过疫苗。挑战生物可能是具有致病性的野生型，也可能是致病性较小的适应野生型、无致病性的减毒型，或经某种方式改造了基因的突变型。新型冠状病毒人类挑战试验仍然有价值，但目前需求不是很大，已没那么紧迫，且需更多方法降低受试者风险，如寻找患病风险更高的生物标志物以排除高患病风险受试者。因此，世界各地的医疗卫生当局都很谨慎地对待新型冠状病毒人类挑战试验。

1796 年，英国外科医生爱德华·詹纳进行了第一次有记载的人类挑战试验，他通过将园丁的 6 岁儿子暴露于牛痘病毒和天花病毒之后，测试了世界上第一种疫苗。虽然早期的人类挑战试验提供了宝贵的科学知识，但通常会使受试者直接受到伤害，特别是疟疾、霍乱和天花，甚至滥用弱势群体，这导致了公众对人类挑战试验的不信任，公众将故意感染视为不符合伦理的行为。现代人类挑战试验不同于爱德华·詹纳鲁莽的试验，也不同于纳粹德国残酷而不人道的试验。媒体很少讨论人类挑战试验，报道时也似是而非。在过去的70～80 年中，开展过针对 20 多种传染病挑战生物的人类挑战试验，已推进了包括有代表性的疟疾疫苗、伤寒结合疫苗和口服霍乱减毒活疫苗等疫苗的开发，并确定了流感免疫保护的相关因素，超过 45 000 名受试者参加了这些试验。超过 200 项人类挑战试验已在国际临床试验注册网站注册，这一数量还在继续增加。

在 2015～2016 年的寨卡病毒疫情中，拟议的人类挑战试验被阻止的主要原因是伦理咨询的结论突出了对风险和不确定性的担忧。当时，批评人士声称伦理咨询不必要地"关上了进展的大门"。因为研究者可充分控制寨卡病毒的相关风险，其潜在公共卫生效益可能相当可观。寨卡病毒流行期间可以开展现场试验也是不进行人类挑战试验的原因；但由于疫情的迅速解决，无法准备好候选疫苗开展大规模现场试验。当流行期间的现场试验不可行时，人类挑战试验在伦理上更具可接受性。

虽然大部分人类挑战试验在高收入国家进行，但在过去十年中，中低收入国家对这些试验的兴趣越来越大，特别是对地方病的试验。最近已建立和标准化许多挑战生物的挑战模型，包括引起猩红热的 A 类链球菌、引起人体蠕虫感染的曼氏血吸虫模型、引起利什曼病的利什曼原虫模型。人类挑战试验还被用于开发百日咳杆菌、肺炎链球菌等的定植研究。挑战生物应具有良好的特性，经常减毒，并可在药品生产质量管理规范或类似的条件下生产。

二、伦理问题

在人类挑战试验中，研究者有目的地使受试者暴露于挑战生物，以便研究受试者的症状和免疫系统反应。涉及故意感染健康受试者的试验在直觉上似乎是不符合伦理的，且历史上有许多突出的涉及故意感染受试者的不符合伦理的试验。从历史来看，受试者通常是自愿的，但有时却并非自愿，这种情况下，人类挑战试验为了医学知识和未来治疗而损害了个别受试者的健康。新型冠状病毒人类挑战试验比其他可接受的普通人类挑战试验具有更高的风险和不确定性，因为目前人类对新冠肺炎的发病机制仍知之较少，虽有安巴韦单抗注射液等新型冠状病毒中和抗体药物和小分子口服药，患者仍可能出现严重症状或死亡。

人类挑战试验的伦理问题已被广泛讨论，且特别强调了知情同意过程、对风险和受益的评估，以及人类挑战试验的科学价值和社会价值、超出个体受试者的风险、挑战生物造成的环境风险、风险最小化策略、补偿或赔偿、所需设施和临床专业知识、伦理委员会的严格审查，安全监测和随访、持续监督和监管框架。强有力的公众和社区参与也很重要，尤其是在中低收入国家，这种试验方法相对较新，研究者伦理意识仍然薄弱。

1. 违反不伤害原则

《赫尔辛基宣言》指出："我患者的健康是我最首先要考虑的""若医学研究的根本目的是为产生新的知识，则此目的不能凌驾于受试者个体的权利和利益之上"。希波克拉底誓言中承诺保护其患者免受伤害，因此人类挑战试验故意使健康受试者遭受致命疾病的侵害似乎与不伤害原则相冲突。伦理上永远不允许故意伤害无辜的人，但其他不受反对的做法也违反这一原则，如活体器官捐献的肾移植，会对捐献者造成伤害。如果人类挑战试验受试者受到伤害或死亡，有可能损害公众对试验和研究者的信任。

2. 无标准治疗

并非所有可能研制疫苗的疾病都适合进行人类挑战试验。在许多情况下，用有毒或减毒的疫苗挑战生物感染健康人是不符合伦理或不安全的。如果挑战生物引起疾病的病死率高，或潜伏期长且潜伏时间不明确，且没有预防或改善疾病和排除死亡的已有疗法，考虑对这种挑战生物进行人类挑战试验是不合适的。当一种挑战生物引起的疾病起病急，并且容易客观地被检测到，且可以在疾病发展的适当阶段给予已有的治疗性或姑息性的有效治疗以显著降低发病率并消除死亡率时，可以考虑进行人类挑战试验。例如，霍乱弧菌是人类挑战试验的安全的理想挑战生物，已为科学家所熟知，补充体液和抗生素可有效治疗其感染，并且感染症状消失后没有长期影响。

新冠肺炎与其他人类挑战试验疾病不同，科学家研究该疾病为时甚短，如果受试者的病情加重，已有的有效治疗方法可能无法有效治愈患者，且早期证据表明新冠肺炎甚至可以在既往健康的年轻人中留下长期的后遗症。

2020 年 5 月 7 日，疫苗倡导联盟（AVAC）发表了一项关于新型冠状病毒疫苗人类挑战试验的伦理规范的声明，认为世界卫生组织的《新型冠状病毒人类挑战研究伦理可接受性的关键准则》忽略了最重要的一项：直到获得证明有效的治疗方法，才可能接受具有潜在致命和尚无治疗方法的挑战生物的人类挑战试验。

3. 疫苗副作用未全知

尽管疫苗通常具有很低的风险，但试验性疫苗可能无法保护受试者，在某些情况下，甚至可能增加随后感染者的疾病严重程度。这种危险可能发生于新型冠状病毒疫苗，因为在新型冠状病毒的动物挑战试验中观察到疫苗相关性疾病（vaccine-associated enhanced diseases）。疫苗相关性疾病是指疫苗免疫人群遭遇病原体感染后临床症状加重的现象。疟疾、流感或霍乱的人类挑战试验是基于各自疾病的多年相关研究的科学数据和结果，研究者非常清楚疟疾、流感或霍乱的进展，这些疾病的死亡率已很低或有完善的治疗方案。疫苗相关性疾病可能给人类挑战试验和疫苗现场试验的受试者带来高风险。

4. 长期影响不清楚、不明确

故意感染的风险是不可预测的，风险评估具有挑战性。据英国国家医疗服务体系（NHS）估计，新冠肺炎住院治疗患者中，有45%在出院后需要额外的、可能是长期的护理，4%需要康复，1%需要永久性疗养院护理。因此，人类挑战试验受试者面临很大风险，可能会死亡或对肺、脑或其他器官造成永久性损伤。年轻受试者也面临安全问题，世界卫生组织于2020年9月提供的证据表明，在至少1/5年龄为18～34岁的人中，新冠肺炎的症状持续时间较长。因此，受试者无法完全了解试验内容，包括长期影响。

5. 缺乏针对性指南

随着人类挑战试验方法及其数量的增加，全球围绕方法标准化、临床终点、试剂共享、监管和伦理指南的需求进行了几次讨论，以便通过人类挑战试验了解发病机制和开发疫苗。大多数已开展人类挑战试验的国家没有或只有有限的伦理规范或指导。世界卫生组织于2016年10月发布了关于在疫苗开发中使用人类挑战试验的通用指南，并于2020年5月6日发布《新型冠状病毒人类挑战研究伦理可接受性的关键准则》。美国食品药品监督管理局为了更好地监管疫苗，发布了针对疫苗许可证中使用人类挑战试验的指导意见，包括研制新型冠状病毒疫苗时使用人类挑战试验的相关指导意见。鉴于对地方病试验兴趣的增加，肯尼亚等一些国家已发布了具体的人类挑战试验相关指南。

三、伦理辩护

人类挑战试验已在最近200多年里贡献了重要的科学知识，促进了疫苗和各类疾病治疗方法的发展，现在仍可推进科学发展和拯救生命。精心设计的人类挑战试验是开发疫苗的有价值工具，可提供证明疫苗有效性的早期证据。随着强有力的伦理指南和监管框架的发展，以及对临床试验的密切监测和监管，人类挑战试验已被证明是传染病试验的一个宝贵工具。随着对新型冠状病毒认识的不断深入，人类挑战试验有助于开发疫苗和治疗方法。与围绕寨卡病毒的人类挑战试验的讨论类似，基于当前全球疫情防控需求，新型冠状病毒人类挑战试验在伦理上是可以得到辩护的。

1. 加速疫苗研发

新疫苗开发的平均时间长达 10.71 年，而其进入市场的概率仅为 6%。在传统的疫苗临床试验中，研究者给受试者注射疫苗或安慰剂，等待数月或更长时间，直到出现足够的病例，以收集统计上严谨的结果。人类挑战试验可以先给受试者接种疫苗，在受控环境下有意地让受试者接触新型冠状病毒来加快感染。研究者随后将对受试者进行数天或数周的密切监控。由于研究者不必等待受试者自然接触挑战生物，人类挑战试验可在大流行期间节省大量时间，保护数千人的生命；也可用来比较不同疫苗的有效性，并帮助从目前正在研制的新型冠状病毒疫苗中快速筛选出最有希望的第二代和第三代候选疫苗。

人类挑战试验通常是一种疗效指示试验，但大多数不被认为是关键的疗效试验。人类挑战试验旨在补充和支持向监管机构提供的信息，而不是取代更大规模的现场试验。疫苗开发中的人类挑战试验一般提供了有效性的初步证据，由现场试验进一步评估候选疫苗的有效性。人类挑战试验中预测的疗效可能高估或低估了现场试验的疗效，这主要受到受试者选择、临床终点和其他多个因素的影响。

临床试验界已达成共识，即在适当监管下，当人类挑战试验提供了快速发展急需治疗的最大机会时，进行人类挑战试验是合乎伦理的。与需要更多受试者的常规临床试验相比，人类挑战试验可以在更加受控的住院环境中筛查潜在有效的候选疫苗，受试者的数量要少得多。早期确定安全性的优势还可扩展到受控程度较低的 II 期和 III 期临床试验。

2. 加快认识疾病

人类挑战试验越来越有助于更好地理解疾病的生物学特征、宿主免疫反应、疾病的预防因素、微生物致病性、毒力因子，以及疫苗和治疗方法的开发。很难用大规模现场试验来确定接种疫苗的受试者是否仍能传播病毒，受试者难以承担为确认病毒传播情况而需每周检测的高额费用。英国新型冠状病毒人类挑战试验从一开始就被用于研究病毒的感染和免疫过程，帮助回答一些未知问题，如疫苗是完全阻止感染，还是仅仅防止发病，因此可验证对新型冠状病毒的免疫测试，确定免疫保护的相关因素，以及调查受感染者造成的传播风险。这些结果可以大大改善对新冠肺炎的总体公共卫生反应。

疫苗相关性疾病在人类挑战试验中可能发生于少数受试者，但在大规模现场试验中可能造成更大的伤害或引发争议。与现场试验相比，人类挑战试验是一种评估疫苗相关性疾病风险的更好方法，因为接种疫苗和挑战生物的受试者数量较少，且受试者可以得到更密切的监测和更直接的医疗护理，但如果疫苗相关性疾病是罕见的，招募少数受试者的人类挑战试验可能难以发现疫苗相关性疾病。

3. 动物实验验证效率低

动物模型在反映人类疾病方面往往是相当不精确的，并非所有在动物实验中显示有潜力的候选疫苗都能在 I 期临床试验中获得有效的结果。人类挑战试验所能确定的试验结果也有局限性，因为与动物挑战试验一样，人类挑战试验代表了一个模型系统。由于动物挑战试验往往存在很大的局限性，人类挑战试验可能会大大推进、简化和加速疫苗的开发。相对于动物挑战试验，人类挑战试验的优势在于加快识别优质候选疫苗的速度。通常，当在几种不同种类的动物中筛选候选疫苗时，为将这些候选疫苗的有效结果外推至人类，需在受试者中进行试验。

4. 评估风险受益比

对人类挑战试验进行反思的伦理学家有一个共识，在现代人类挑战试验中，如果精心设计和严格实施试验，故意感染受试者在伦理上可能是可以接受的。设计良好的人类挑战试验为测试疫苗提供了最有效和最科学的手段之一，尤其是当动物模型不能充分推广到人类身上时。因此，人类挑战试验可能与重大公共卫生利益相关，因为其可加速疫苗开发，增加最有效候选疫苗最终可用的可能性，提高对病毒感染和传播的认识。在新冠肺炎流行时期，通过安全有效的疫苗和治疗、可靠的免疫保护措施，以及加强新冠病毒及其传播知识的宣传，可以显著增强全球公共卫生系统对传染性疾病的反应。

所有参加人类挑战试验的受试者立即获得诊断和高质量的医疗服务可能有助于降低风险。在这种情况下，人类挑战试验应主要在高收入国家进行，而不是在资源贫乏的中低收入国家。如要在中低收入国家进行人类挑战试验，则需采用与高收入国家一样的标准。

人类挑战试验的风险最小化非常重要，即使在高背景风险的情况下也如此。通过适当的风险最小化措施，如仔细滴定病毒载量、早期诊断和最佳医疗护理，健康受试者可能很少面临与试验感染相关的额外风险。有研究显示，在 650 例确诊新冠肺炎的年轻人中，90% 在 3 周后没有症状，少数患者的症状在数月后消失。因此，年轻人患新冠肺炎严重疾病的风险可能很低。新型冠状病毒人类挑战试验应只纳入健康年轻人。

5. 严格试验操作

除符合临床试验的常规原则外，人类挑战试验还应遵守一些独特且重要的操作原则。人类挑战试验应按照试验方案在特殊设施中进行，这些试验设施的设计和运行方式应能防止挑战生物向试验外的人或环境传播，特别是当挑战生物是转基因生物或不是当地特有的生物时。这些试验设施应能够在发起挑战试验后的适当时间点提供持续监测和医疗护理，其运行方式可能需要允许粪便等废弃物在排放前收集和净化。安保和行政等工作人员可能需要穿戴适合的个人防护装备，避免挑战生物的致病性及其对环境的潜在危害。但并非所有人类挑战试验都需要如此严格的操作，使用减毒型挑战生物且野生型挑战生物无论如何都可能存在于该地区时，可在门诊环境中进行人类挑战试验或采用适当措施防止其传播。

如果人类挑战试验的目的是确定挑战生物潜在的传播性，可能有必要确保未接种和接种疫苗的受试者居住在一起。在这种一起居住的情况下，通过监测未接受挑战生物的受试者是否被传染，可获得未接受挑战生物的受试者通过与接受挑战生物的受试者接触而被传染挑战生物的证据，用于确定挑战生物的传播性。人类挑战试验为了验证挑战生物的传播性，即使挑战生物被减毒，且当地存在野生型生物体，也必须在室内进行试验，避免室外挑战生物感染受试者的干扰。

6. 伦理委员会审查

临床试验中的伦理原则包括受试者的风险最小化和受益最大化，因故意使受试者感染挑战生物，人类挑战试验似乎与这一基本原则相矛盾。世界卫生组织于 2016 年 10 月发布了《疫苗开发的人类挑战试验：监管考虑》，这是考虑伦理原则应如何应用于人类挑战试验的一个最新模式。试验的设计和实施应尽量降低受试者的风险，同时最大限度地提高受益潜力；必须考虑到潜在的个人风险和受益，以及潜在的社会风险和受益，例如，将可能不存在的挑战生物释放到环境中。《赫尔辛基宣言》明确"所有涉及人类受试者的医学研究项目在开展前必须认真评估该研究对个人和群体造成的可预见的风险和负担，并比较该研究为他们或其他受影响的个人或群体带来的可预见的获益"。人类挑战试验必须由独立的伦理委员会审查，彻底评估其风险受益比。研究者需要具备资格，确保试验符合当地国家监管机构的要求和规定，还可能需要确保遵守国家转基因生物管理机构和/或地方生物安全委员会的规定。伦理委员会还必须坚持为卫生保健工作者和研究者提供全面的防护设备。

7. 严格知情同意

在人类挑战试验中，受试者几乎没有个人受益，要求个人接受其风险的关键是知情同意。健康成年人在充分了解情况和要承担的风险时，即使这些风险可能远大于最低风险，也可以表示同意。例如，感染挑战生物将有一定发病率，发病急剧但可控可治愈，如严重腹泻可通过补充体液和电解质治疗。如果受试者对挑战生物引起的疾病具有免疫力，则可能有一些直接受益，但在将来暴露于野生型病毒时，预先存在的免疫力可能是有害的。因此，在适当情况下，健康和知情的成年人同意参加人类挑战试验可能是合乎伦理的，无论他们是否接受可能会保护他们的试验性疫苗或不会保护他们的安慰剂，但这要基于以真正知情为基础的同意。因此，儿童等弱势群体参加人类挑战试验往往是不可接受的，因为受试者无法真正知情同意，但使用一种许可的减毒活疫苗作为挑战生物的人类挑战试验可纳入弱势群体。

在人类挑战试验中，需尽量降低受试者的风险，这要求研究者仔细考虑是否需要受试者致病，或致病程度如何。因此，试验目的决定受试者是否接受挑战生物及其载量以确定致病程度，在确保科学性时务必考虑使受试者风险最小化，也应考虑支持监管决策的试验数据的可信度。

四、伦理标准

世界卫生组织于 2016 年 10 月发布的《疫苗开发的人类挑战试验：监管考虑》中明确：人类挑战试验必须在给予真正知情同意的伦理框架内进行，应充分考虑、谨慎实施和密切监督。通过人类挑战试验获得的知识与试验对人类整体风险的比较是合理的。2020 年 5 月 6 日世界卫生组织发布《新型冠状病毒人类挑战研究伦理可接受性的关键准则》，其内容包括强有力的科学依据、有利的风险受益评估、咨询和参与、试验的协调、适当的试验地点、受试者选择、知情同意、专家审查、监测和监督；还明确应在专门机构进行新型冠状病毒人类挑战试验，随时给予早期支持性治疗，包括必要时的重症护理。人类挑战试验涉及将健康受试者暴露于挑战生物的高风险，面临感染、疾病和后遗症等高度不确定性；在突发公共卫生事件期间，公众对试验的信任尤其重要，应以最高的科学和伦理标准进行试验。人类挑战试验仅在数量有限的研究机构和少数商业企业进行，需要临床试验基础设施、训练有素的研究者、具有明确纳入和排除标准的试验方案、严格的知情同意程序，以及严格的监管。

1. 科学性

人类挑战试验的目的决定了试验的设计方案，针对同一种疾病的试验设计也因试验目的不同而异。为了确定最佳疗效的试验设计，人类挑战试验可能需要尽量模拟野生型挑战生物感染的疾病。在其他情况下，为减少野生型挑战生物感染带来的风险，可以考虑使用减毒型挑战生物感染的疾病模型，因为寄生虫血症、病毒血症等疾病的早期迹象能客观地表明疾病的发生。这些疾病的早期迹象可以明确是否可以开始治疗，并使用试验方案预先规定的标准治疗，以防止疾病真正发生。试验方案必须规定纳入和排除标准，以便只包括属于低风险群体的受试者。

人类挑战试验能正面或负面地预测疫苗的有用性。无论试验的目的是为申办者获得监管机构颁发的许可证而提供支持性证据，还是为设计传统的疗效试验或疫苗试验提供信息，人类挑战试验均具有一定的证据优势，可能有助于监管机构做出允许临床试验或许可证颁发的决定。

2. 风险最小化

应考虑人类挑战试验对公众和受试者的潜在受益，对受试者的风险和不确定性影响，以及对研究者和开展试验的社区等第三方风险。当这些试验获得国际和开展试验所在社区的认可，才可以加速疫苗的开发。低毒力冠状病毒毒株和大流行性流感病毒 H1N1 等挑战生物的人类挑战试验通常具有良好的安全性记录，如流感人类挑战试验受试者中患心肌炎等严重疾病的病例很少。

新型冠状病毒疫苗人类挑战试验的受试者面临三个主要风险，即候选疫苗的副作用、感染新冠肺炎和疫苗相关性新冠肺炎。安慰剂组不会出现候选疫苗的副作用或疫苗相关性新冠肺炎，因为受试者不会接受候选疫苗，但安慰剂组受试者有可能感染病毒，甚至发展成新冠肺炎。因此，应最小化受试者风险，并通过严格的感染控制措施来限制和减少第三方风险。

（1）受试者风险：新型冠状病毒人类挑战试验的受试者可能面临被挑战生物感染的风险，还面临试验性疫苗或其他干预措施的风险，因此应采取措施尽量降低此类风险。例如，使年轻健康受试者逐个参加第一阶段的新型冠状病毒载量爬坡试验，并提供高质量的重症监护等医疗护理。

尽管许多感染新型冠状病毒的年轻人可能没有症状，但有些患者感染后有严重的症状，这些感染风险可能高于疟疾、流感、霍乱等人类挑战试验的风险，如果新型冠状病毒人类挑战试验具有相当大的预期受益，参加人类挑战试验的感染风险不比背景感染风险（在正常生活中感染风险）高，且对于受试者有长期随访和试验相关损害的合理赔偿，则可以认为这些风险是可接受的。因此，即使是在缺乏有效治疗的情况下，新型冠状病毒人类挑战试验在伦理上也可能是可以接受的，特别是当受试者已面临很高的背景感染风险时。使用可获得与野生型病毒毒株同样有用数据的减毒病毒毒株，以及使用经证实的特异性治疗（如已开发）均可进一步降低受试者的风险，但开发减毒病毒毒株或特异性治疗可能需要很长的时间，不利于通过人类挑战试验加速疫苗开发。

（2）背景风险：人类挑战试验还要考虑潜在受试者面临的感染背景风险。在流行病期间极有可能自然感染挑战生物的个人，如某些情况下的卫生保健工作者可能比一般人群参加人类挑战试验面临的相关风险小，故伦理委员会批准的人类挑战试验越来越多地在流行地区进行。潜在受试者面临感染的背景风险相对于人类挑战试验（包括在大流行期间）的风险，在伦理上更易被接受。背景风险的存在被认为是有利于人类挑战试验的伦理可接受性的一个考虑因素，例如，早期黄热病挑战试验、拟议的寨卡病毒挑战试验，以及更普遍的流行环境中的人类挑战试验。

但背景风险对评估试验风险的贡献是有争议的。感染背景风险有时是由不公正造成的，如贫困、政策失误或未给卫生保健工作者提供足够的个人防护装备。在背景风险较高的地区，尽管参加人类挑战试验的风险边际可能较低，但被感染的风险可能较高。新冠肺炎给卫生保健系统带来巨大压力，因此在其大流行期间，人类挑战试验可能不可行或不合适，至少稀缺的医疗资源需要优先用于医疗护理。因此，选择人类挑战试验的最佳时机和地点至关重要。

（3）第三方风险：在人类挑战试验的伦理评估中，第三方风险的可能性也是一个关键的考虑因素。如果使用高风险菌株，公共卫生相关法律可能要求采取严格的感染控制措施，包括研究者严格使用防护装备和在试验的传染期内隔离受试者，即使受试者有权选择退出试验。低风险菌株有时也需要严格的感染控制，因为可能发生突变而引发更高的风险，且某些所在地社区甚至可能不接受低的第三方风险。

3. 受益最大化

虽然必须有预期受益以评估向受试者施加风险是合理的，但人类挑战试验的受益并非主要针对受试者。即使目前已有新冠肺炎的有效治疗方法，由于新型冠状病毒人类挑战试验有意感染受试者，伦理上更要考虑受益的最大化，包括社会的受益。

（1）受试者潜在受益：人类挑战试验是非治疗性试验，健康受试者很难直接从中受益，但有时受试者也可能有受益。尽管对受试者的经济补偿在伦理上可能是适当的，但经济补偿不是受益，无法用于抵消风险。在人类挑战试验中感染新型冠状病毒的潜在受益包括获得对未来感染的免疫力。与新冠肺炎疫情早期的诊断、医疗护理等的感染风险和高背景感染风险相比，人类挑战试验受试者的感染风险相对较低。如果受试者接受了经证明有效的试验性疫苗，也可能受益。受试者的免疫力，无论是从挑战感染还是试验性疫苗产生的免疫力，都可能使第三方受益，特别是以卫生保健工作者为受试者时，因为这种免疫力可能会防止卫生保健工作者在试验结束后被感染并随后感染他人。

（2）社会受益：人类挑战试验的伦理可接受性基于对社会和受试者的风险受益比是否合理。人类挑战试验对公共卫生的重要潜在受益包括加速疫苗开发、开发更有效的疫苗，以及改进可为公共卫生实践提供信息的相关科学知识，如关于保护相关因素或无症状个体传播风险的结果。因此，整体试验设计时也应考虑风险受益比，并与其他试验设计进行比较，根据估计的疫苗有效性等结果对相关人群的普适性进行评估。使用低风险（如减毒）挑战生物可降低受试者的风险，但可能需要延长研制毒株的时间，并与选择和大流行毒株相似毒株的需求相冲突，这将影响与公共卫生优先事项更相关的疫苗有效性等结果的获得。

选择严重疾病风险较低的健康年轻人作为受试者可降低受试者的风险，但产生的结果可能无法用于对老年人、共病患者等高患病风险个体的疫苗效力的可靠估计。如果随后批准使用这种只在健康年轻人进行试验的新型冠状病毒疫苗，低风险的健康年轻人接种此有效疫苗至少可间接保护老年人、共病患者等高风险个体。

4. 公众参与

在疫情期间的人类挑战试验有时会引发争议，因为疫情期间的公众对试验的信任度较低。因此，开展人类挑战试验需要特别高的科学和伦理标准，从而保护受试者安全和权益，维护公众对试验的信任。公众参与有助于评估人类挑战试验在当地的可接受性，通过回应社区（community）④关注的任何问题来最大限度地提高透明度，并阐明试验对社区的潜在受益。因此，在规划和设计人类挑战试验时，公众应尽早参与、根据迅速演变的大流行有效地参与，并在试验期间和之后继续参与。公众参与的活动应包括科学家、伦理学家、潜在受试者和社区代表之间的"对话"。除此之外，公众与科研机构、决策机构等的国际性协商也很重要。

为提高透明度和公众可接受性，应高度重视人类挑战试验的公众舆论和试验所做的承诺。伦理委员会应非常谨慎对待人类挑战试验的公众舆论和试验所做的承诺，因为伦理委员会被视为科学与社会之间的中介机构，伦理委员会必须把重点放在人类挑战试验对健康受试者的保护上。在大流行的背景下，公众的压力并不总是伦理审查决定的最佳依据。公众的多数意见将影响社会对人类挑战试验的支持态度，但不足以作为伦理委员会支持人类挑战试验的理由。

5. 独立的伦理委员会审查

对社会的巨大潜在受益和对受试者、第三方的巨大潜在风险之间的差异使得对新型冠状病毒人类挑战试验的伦理审查极具挑战性。根据《赫尔辛基宣言》（2013年）、《临床研究的一般考虑》（ICH-E8，1998）、《涉及人的健康相关研究国际伦理准则》（2016年），以及机构标准或国家标准等规章，伦理委员会将审查决定是否同意新型冠状病毒人类挑战试验的申请，或是否可以制定特殊要求，根据这些要求可以以合乎伦理的方式进行试验。伦理委员会审查人类挑战试验的要点包括降低风险、纳入低风险受试者、具体的知情同意

---

④ "社区"一词是中国社会学学者在20世纪30年代自英文意译而来，因与区域相联系，所以社区有了地域的含义，意在强调这种社会群体生活是建立在一定地理区域之内的。这一术语一直沿用至今。

过程和避免高额经济补偿的诱导。

在高收入国家开展新型冠状病毒人类挑战试验并配备高质量的住院医疗设施，可减少过度经济补偿的诱导。对受试者的经济补偿不应超过其住院期间所损失的最高工作收入金额。鉴于风险的不确定性，必须排除高额经济补偿，否则易受伤害的受试者可能会为高额经济补偿而冒风险。试验过程中发生损害的赔偿必须适用于所有受试者。

试验设计时有两种主要方法可降低人类挑战试验风险。第一，可以研制出新型冠状病毒的减毒株、弱毒株，并用于人类挑战试验。第二，人类挑战试验受试者可能感染低载量病毒。受试者接触如此小载量的病毒，以至于不太可能发病或只出现轻微症状。世界卫生组织建议，第一阶段的载量爬坡试验中，受试者应一个接一个地参加病毒载量的仔细滴定。为将风险降至最低，需密切监测第一阶段受试者的病毒载量和相关症状。随后的受试者仅在充分相信先前受试者的感染会逐渐消退且没有意外或不可接受的不良事件时才能继续参加试验。只有更多地了解病毒感染的病理和生理知识，才有可能更合理地进行试验。

6. 严格知情同意

受试者应获得一份详细描述风险的知情同意书，描述要完全符合新冠肺炎的科学知识。新冠肺炎人类挑战试验知情同情书应包括：新冠肺炎的长期影响尚不清楚；新冠肺炎可能是致命的；受试者需要充分披露病史，以确定他们的风险暴露情况；受试者在住院时可能无法立即退出试验。要证明潜在的受试者充分理解以上内容，需对受试者实施理解测试。

《纽伦堡法典》假设，当研究者自己作为受试者时，高风险试验可能更容易被接受。这一建议曾被呼吁为早期黄热病试验辩护而引起争议，部分原因是研究者可能会感到被迫参加试验的压力。然而，研究者自己愿意接受挑战试验的风险不是将其他受试者暴露于更高风险的理由。在任何情况下，只要受试者获得充分的知情同意，且符合其他伦理标准，高风险人类挑战试验就可能是合理的，无论是否纳入研究者作为受试者。

7. 严格监管

人类挑战试验所需的条件取决于挑战生物，因此其监管框架非常重要。美国法规并无特殊要求，但有许多由不同监管机构发布的相关指导文件，其中最突出是美国疾病预防控制中心发布的有关感染控制的指南，因为人类挑战试验的大多数挑战生物是传染性生物。在一些国家，挑战生物预计将以与疫苗相同的方式进行监管，并预计将根据临床试验规范批准试验，以及是否在同一临床试验方案中使用试验性疫苗。例如，在疫苗试验中使用挑战生物之前，通过人类挑战试验滴定挑战生物的载量，了解给予挑战生物的适当载量，描述挑战生物预期的症状、动力学、脱落和传播性。被滴定的挑战生物载量通常用以诱导相对较高的发病率，同时限制发生严重疾病。在依据相关法规开展临床试验的情况下，监管要求应明确将使用的挑战生物的质量管理规范，因为临床试验法规或要求可能适用于挑战生物。挑战生物在许多国家不属于药品，此时，人类挑战试验不在国家监管机构的审查和授权范围内。在这种情况下，监管对挑战生物的质量并无明确要求。

　　应该理解挑战生物不会具有预期安全的候选疫苗的"安全性"。用于建立挑战模型的理想挑战生物也应符合进行疫苗临床试验的相同要求，即临床试验质量管理规范，其质量应该与同一临床试验阶段的候选疫苗相当。如果不存在监管框架，各国要为人类挑战试验建立适当的伦理和监管框架。在开展人类挑战试验的国家，监管部门可能并无完整严格的监管框架，暂无有关人类挑战试验的伦理和监管规定。申办者、研究者和其他人员应根据相关国家监管机构对人类挑战试验的规定，当没有明确的伦理和监管要求时，以及当人类挑战试验旨在支持候选疫苗的开发，而申办者希望最终获得上市许可时，此时，要符合国家监管机构可能有的具体相关监管要求。

　　2014 年至今，国际生物标准化联盟（International Alliance for Biological Standardization，IABS）就人类挑战试验的各个方面定期组织磋商，其中两次磋商专门讨论试验在疫苗开发中的应用、机会、途径和挑战，以及如何制定挑战生物的生产指南，使其符合质量、安全性、一致性和重复性的最高标准。为促进监管机构制定此类指南，目前 IABS 还在维康信托（Wellcome Trust）和人类感染挑战疫苗网络（human infection challenge vaccinenet work）的支持下编制挑战生物的生产指南。疫苗临床评估的所有原则都应适用于人类挑战试验，包括国家监管机构和伦理委员会的批准，以及符合药物临床试验质量管理规范。

五、总结

　　人类挑战试验有意使健康受试者暴露于危险的挑战生物中，大部分受益都是针对整个社会，对受试者的受益极少。有人认为由于多款疫苗已上市，并无必要开展新型冠状病毒人类挑战试验。然而，为全面遏制全球新冠肺炎蔓延，即使已有了一定数量的疫苗，寻找新的疫苗和治疗方法仍非常有必要。人类挑战试验具有额外优势，可在受控制环境中直接观察候选疫苗的临床试验效果，可更快地确定在动物实验中显示出潜力的候选疫苗的有效性，与常规临床试验相比，所需受试者少、时间短、成本更低，有助于筛选潜在的第二代和第三代候选疫苗，可大大提高将候选疫苗从临床前带入 I 期临床试验的速度，并有助于将最有潜力的候选疫苗转移到更大规模的现场试验中。人类挑战试验在伦理上是敏感的，必须精心设计和实施试验方案，应以最高的科学和伦理标准开展，使风险最小化和受益最大化。

第六节　特殊利益冲突管理

　　新冠肺炎的临床研究应以疫情防控为优先目标，重大疫情下不应因患者和社会需求迫切而降低临床研究质量，使受试者治疗无效甚至产生严重副作用，浪费医疗资源和社会资源。新冠肺炎临床研究的利益冲突同样存在于常规临床研究的医疗卫生机构、伦理委员会和研究者，也存在于国家整体层面、申办者、受试者与患者之间。因此，需国家层面制定相关法规以统筹管理，避免重复研究而浪费紧缺的医疗资源。新冠肺炎临床研究的特殊利益冲突管理的完善还有赖于申办者自律，以更好地保护受试者和患者利益。加强新冠肺炎临床研究的利益冲突管理有助于快速防控疫情，确保患者获得及时治疗，切实保护受试者权益。

新冠肺炎疫情对我国临床研究利益冲突管理是一场突如其来的考验，尤其是我国对于突发公共卫生事件下的临床研究中的利益冲突管理，仍处于探索阶段。新冠肺炎疫情激发了制药企业（申办者）、科研院所及医疗卫生机构在疾病诊断、预防治疗、流行病学特征等方面的研究热情。已在中国临床试验注册中心和国际临床试验注册网站注册的新冠肺炎临床研究中，不少申办者想使研究中的候选化合物和生物制品立即进入临床试验，也有的研究是对已上市或正处于临床试验的药物拟增加新冠肺炎适应证等，其中大部分研究缺乏临床前研究数据，甚至仅凭理论推测，其安全性和有效性的不确定性不仅会耽误受试者最佳治疗时机，还会挤占有重大潜力药物的研发资源，这既影响受试者权益又耽误研究进度，会对更广大的患者和社会造成危害。因此，需科学有序推进，防止浪费医疗资源、病例资源用于研究方案不完善的临床研究。

一、我国新冠肺炎临床研究的特殊利益冲突

新冠肺炎临床研究的目的不是仅为了发表文章，研究者更应将研究成果快速转化为临床应用或公共卫生实践。政府应及时吸纳最新的研究成果，将其用于制定公共卫生政策和疫情防控措施。如果临床研究过度占用其他重要的临床和公共卫生资源，包括医护人员和医疗设施，应严格限制临床研究的数量。

1. 国家层面的利益冲突

针对新冠肺炎的严重疫情，为更好地预防和救治，应积极支持诊断性研究，以及有关流行病学和疾病临床特征的观察性研究。在疫情期间，由于时间限制、缺乏专业知识、医疗资源转用于疫情应对工作，或来自省市医疗卫生系统、医疗卫生机构的压力，削弱了伦理审查的独立性，也限制了伦理审查应有的作用。如果临床研究要评估治疗效果，需避免重复研究，确保开展的临床研究有足够数量的受试者。同时，要考虑不同地区感染患者数量再决定临床研究项目数，这需要国家层面协调不同临床研究项目之间的利益冲突，尽量避免对患者救治的干扰，避免增加临床工作的负担，除非是十分重要的临床研究。新冠肺炎疫情初期，短时间内，曾有诸多针对新冠肺炎不同分型的临床研究发生恶性竞争受试者入组事件。2020 年 2 月 15 日 *Nature* 发表文章 "More Than 80 Clinical Trials Launch to Test Coronavirus Treatments"，认为这种短期内开展的大量新冠肺炎临床试验不仅涉及医学伦理问题，更涉及临床研究资源的效率问题。目前，各医疗卫生机构独立开展伦理审查，需行业协会或行政部门协调全国新冠肺炎临床研究的开展。从中国临床试验注册中心已注册临床研究项目看，有些临床研究的样本量明显不够，可能因把握度不足而难以获得预期结果。

《药品管理法》最新版本自 2019 年 12 月 1 日起正式施行，其第二十六条规定：对治疗严重危及生命且尚无有效治疗手段的疾病以及公共卫生方面急需的药品，药物临床试验已有数据显示疗效并能预测其临床价值的，可以附条件批准，并在药品注册证书中载明相关

事项。2020 年 2 月 15 日浙江海正药业股份有限公司获得批件的广谱抗流感病毒药法维拉韦就属于此类。

2. 申办者的利益冲突

如果药物缺乏临床前研究数据，或仅凭理论推测可能有效，无法确保药物的安全性和有效性，此类临床研究将耽误受试者的最佳治疗时机，甚至挤占有重大潜力药物的研发资源。对于不同临床分型的新冠肺炎患者，会有不同的治疗效果预期。对于重型和危重型患者，降低患者的死亡率是最主要的目的；对于普通型患者，主要希望通过有效的治疗减少转化为重症的比例，降低疾病的死亡率，提高治愈率，缩短住院天数；对于轻型患者，由于其症状较轻，患者本身的治愈率会相对较高，通过有效的治疗药物缩短患者的住院时间是主要目标。对重型和危重型患者，考虑选择一个更早期的有效性终点作为死亡率的替代终点，以加快临床试验的进程。例如，瑞德西韦所采用的临床恢复时间（time to clinical recovery）可视为一个替代终点。在紧急状态下采用替代终点来加快临床试验的进程，以使药物可以尽早惠及疫情中的患者。

3. 受试者与患者之间的利益冲突

当无新冠肺炎的特效药时，疫情暴发带来的恐慌会加剧受试者对临床试验药物的依赖、过高估计疗效并忽视风险；尤其在传染病高发省市的患者数量快速增长阶段，能入院治疗已属不易，医疗资源紧缺、心理压力等因素会导致患者比平时更易决定参加临床研究。受试者将消耗更多医疗资源，包括研究者更多的时间和精力，这必将影响其他患者的救治。有限的临床试验药物也无法均匀分配给患者，使无法参加临床试验的患者面临不公平的救治措施。

二、新冠肺炎特殊利益冲突管理的对策

新冠肺炎疫情下出现的利益冲突乱象是平时存在问题的极端呈现，暴露了我国在临床研究利益冲突管理上还无法经受重大考验的问题，相关方面急需完善提高。

1. 国家层面制定相关法规以统筹管理

新冠肺炎暴发初期，政府和医疗卫生系统的应急处置能力捉襟见肘。政府、医疗卫生系统和其他参与应对工作的机构应制定在疫情下分配稀缺医疗资源的准则，以便更好地防控疫情；应通过涉及广泛利害相关方参与的、公开和透明的进程来制定该准则，并应尽可能形成正式书面文件，明确优先事项和程序。医疗资源分配决策应以效用和公平的伦理原则为指导，效用原则要求分配资源以实现利益最大化和负担最小化，公平原则要求注意利益和负担的公平分配。

根据《涉及人的健康相关研究国际伦理准则》第二十部分"灾难和疾病暴发的研究"和世界卫生组织发布的《传染病暴发伦理问题管理指南》，国家层面应明确，原则上应优先开展能快速应对新冠肺炎患者健康需求、利于有效控制疫情的临床研究。国家和地方行政

部门、申办者、医疗卫生机构、伦理委员会和研究者应密切合作，明确研究重点，合理配置资源，避免重复研究。2020 年 3 月 29 日，国务院应对新冠肺炎疫情联防联控机制科研攻关组《关于抓好〈关于规范医疗机构开展新型冠状病毒肺炎药物治疗临床研究的通知〉落实工作的函》中明确了药物临床试验的具体流程，要求各级卫生、科技、药监等行政部门严格落实相关要求，这为科学、规范和有序地组织研究提供了依据，有助于相关部门实地访查、督导与调研。国家卫生健康委员会应及时建立重大突发公共卫生事件下临床研究管理规范、研究者发起的临床研究管理规范等；联合国家药品监督管理局，对关键问题做出明确规定，如研究者发起的已上市药物增加适应证的合规性和研发程序。

国家层面统一开展新冠肺炎临床研究的伦理审查，并监管临床研究注册状况，可有效避免开展无充分科学依据的临床研究，让真正有价值的临床研究获得更多资源。鉴于感染患者数量有时间和区域的差别，国家层面应根据感染患者数量及其轻重程度比例，实时估算可参加临床研究患者的总数，结合已批准项目和医疗卫生机构具备的研究条件，优中选优地批准临床研究。

2. 申办者自律

起初，对新冠肺炎认知的有限和时间的紧迫都增加了临床研究设计的难度，其中，时效性是临床研究需要考虑的重要因素。如果临床研究时间较长，整个研究可能在疫情结束或快要结束时才结束，该临床研究对于新药研发可能有价值，但无益于新冠肺炎疫情的防控。临床研究实施滞后易导致无受试者可入组，无法完成临床研究。研究设计应尽可能避免研究者和受试者不必要的风险，如减少不必要的接触和/或随访。

3. 保护受试者和患者权益

新冠肺炎临床研究的最低标准是临床研究不得影响患者的常规治疗。受试者的选择应公平和自愿。在可能的范围内，稀缺医疗资源分配原则的解释不应该委托给直接管理患者的医生，这些医患关系造成医生有道德义务去维护特定患者或群体的利益。应由具有适当资格，并且不存在任何以个人或职业理由为特定患者或群体代言的医生进行决策。在确保患者有基本治疗的条件下，也应有权通过拓展性临床试验（同情用药）或试验性治疗途径获得与受试者一样的有效治疗措施，确保其公平性。

三、总结

新冠肺炎疫情下，为防控疫情而进行的临床研究是患者和社会迫切需求的，但应确保以不影响感染患者正常救治为最低要求，并将新获得的知识快速应用于临床治疗而非产生可普遍化的知识。国家层面应统筹管理，避免重复和无意义的临床研究，协调不同省市医疗卫生机构和研究者拟开展新冠肺炎临床研究的利益冲突。在临床研究方案设计和样本量上的让步往往不能得出可靠的结论，这是对疫情下紧缺医疗资源、新药研发的浪费，更是对受试者不负责任的表现。2003 年严重急性呼吸综合征（SARS）时期已有类似教训，治疗无效不等于没有副作用，不能将无效药物的风险转嫁给受试者。

结　束　语

目前有关伦理审查的书籍屈指可数，且大部分内容是从医学伦理审查实践操作流程和案例分析入手。

本书先概述了我国人类健康相关研究的伦理审查现状，如目前注重科技而忽略伦理，缺乏伦理相关法律，伦理治理欠缺，接着阐述了我国高校、科研院所、企业等非医疗卫生机构的医学伦理委员会建设严重滞后于科技发展需求，即使是医疗卫生机构（主要是医院）应药物临床试验和医疗器械临床试验需求而生的伦理委员会，也存在伦理审查质量不高、跟踪审查难落实、难以有效监管高新技术风险、不同医疗卫生机构之间发展不平衡等问题。我国医疗卫生机构伦理委员会的审查效率和跟踪审查质量仍有待与国际接轨，特别是研究者发起的涉及人的健康相关研究；需加强涉及人的健康相关研究的伦理治理，强制高校、科研院所、企业等非医疗卫生机构正规运行伦理审查；医疗卫生机构应适时构建受试者保护体系，以更好地保护受试者权益和安全，强化利益冲突管理；以及提高伦理委员会审查质量和效率，适时推行区域伦理委员会和组长单位伦理审查制度，以建立完备的伦理治理体系；加强对研究者发起的临床研究的监管，包括涉及儿童的知情同意、受试者补偿和赔偿、隐私保护、超说明书用药、样本量要求等，以防范伦理倾销；应分级管理涉及人的健康相关研究，规避基因编辑、脑机接口、深部脑刺激、免疫细胞治疗、辅助生殖、人工智能等高新技术风险，同时应对突发传染病临床研究进行伦理审查，包括人类挑战试验。

参 考 文 献

白彩珍，王晨，赵志刚，等，2011. 加强伦理委员会认证以提高伦理审查质量[J]. 中国药学杂志，46（22）：
　　1771，1772.

白桦，孙燕，宋亚京，等，2016. 影响伦理审查速度的因素分析[J]. 中国医学伦理学，29（3）：465-468.

白桦，孙燕，宋亚京，等，2017. 论如何提高多中心临床试验的审批效率[J]. 中国医学伦理学，30（7）：
　　859-862.

白楠，王冬，曹江，等，2013. 医学伦理委员会的 SIDCER 和 AAHRPP 认证探讨[J]. 中国临床药理学杂志，
　　29（10）：786-788.

包桉冰，徐佩，2018. 医疗人工智能的伦理风险及应对策略[J]. 医学与哲学（A），39（6）：37-40.

北京市药品监督管理局，北京市卫生健康委员会，2020. 北京市药品监督管理局北京市卫生健康委员会关
　　于进一步加强药物临床试验机构管理的实施意见[EB/OL]. （2020-05-29）[2021-03-24]. http：//yjj. beijing.
　　gov. cn/yjj/zwgk20/zcwj24/tz7/10811080/index. html.

卜擎燕，熊宁宁，2003. 临床试验中特殊受试人群选择的国际伦理要求[J]. 中国临床药理学与治疗学，8
　　（3）：356-360.

卜擎燕，熊宁宁，吴静，2003. 人体生物医学研究国际道德指南[J]. 中国临床药理学与治疗学，8（1）：107-110.

蔡甫昌，姚智中，林志六，等，2017. 多中心临床试验联合伦理审查机制之国际趋势及台湾进展[J]. 台湾
　　医学，20（1）：59-74.

蔡宇翔，杨治权，2017. 深部脑刺激术治疗难治性癫痫的研究进展[J]. 国际神经病学神经外科学杂志，44
　　（4）：451-454.

曹建峰，2018. 欧盟要给人工智能搞价值观了，他们是怎么做的？[EB/OL]. （2018-05-11）[2021-03-24].
　　https：//zhuanlan. zhihu. com/p/36743820.

曹烨，王欣，曹玉，等，2018. 我国研究者发起的临床研究管理现况调查与分析[J]. 中国新药与临床杂志，
　　37（7）：395-400.

柴倩云，费宇彤，王聪聪，等，2014. 临床研究中知情同意实施过程的要点及建议[J]. 世界中医药，9（10）：
　　1269-1271.

陈化，葛行路，丛亚丽，2019. 涉及人的健康相关研究国际伦理准则[J]. 医学与哲学，40（18）：75-81.

陈军，卢洪洲，凌云，等，2020. 洛匹那韦利托那韦和阿比多尔用于治疗新型冠状病毒肺炎的有效性研究[J]. 上
　　海医药，41（S1）：55-56.

陈莉，梁元姣，姚兵，等，2014. 超促排卵技术应用中的伦理问题[J]. 中国医学伦理学，27（3）：343，344.

Irving M，陈亮，2017. 阿西洛马 23 原则使 AI 更安全和道德[J]. 机器人产业，（2）：12-15.

陈旻，2017. 确保伦理审查质量与提高效率之间的平衡[J]. 中国医学伦理学，30（12）：1447，1448.

陈默，2018. 人工智能辅助医疗的医患关系伦理机制重构研究[J]. 医学与哲学（A），39（9）：39-41，84.

陈平雁，2015. 临床试验中样本量确定的统计学考虑[J]. 中国卫生统计，32（4）：727-731，733.

陈姗姗，张向前，2018. 中国特色科技类社会组织发展战略研究[J]. 中国科技论坛，（7）：1-8.

陈声容，王欢欢，刘颖，等，2015. 生殖伦理常见问题的分析及对策探讨[J]. 中国医学伦理学，28（6）：
　　966-968.

陈思，2020. 算法治理：智能社会技术异化的风险及应对[J]. 湖北大学学报（哲学社会科学版），47（1）：158-165.

陈晓云，刘强，沈一峰，等，2020. 采用远程会议模式实施伦理审查的操作指引[J]. 中国医学伦理学，33（4）：462-466.

陈晓云，郑锦，李佶，2013. 中西伦理学发展历程及相关伦理审查建设[J]. 世界科学技术（中医药现代化），15（4）：697-701.

陈永法，黄丽，2013. 我国超说明书用药现象探析[J]. 中国药房，24（13）：1162-1164.

陈勇川，杨竞，2016. 临床科研课题申报和实施中的伦理审查[J]. 医学与哲学（A），37（11）：26-28，67.

陈志高，高恒，丁绍红，等，2014. 药物临床试验受试者知情同意存在的问题及对策[J]. 临床合理用药杂志，7（28）：175.

陈忠华，2004. 脑死亡[M]. 北京：科学出版社.

陈忠华，袁劲，2004. 论自愿无偿器官捐献与脑死亡立法[J]. 中华医学杂志，84（2）：5-8.

杜文力，吴丹，2014. 伦理委员会审查药物临床试验的现状及建议[J]. 临床合理用药杂志，7（2）：159，160.

段伟文，2017. 人工智能时代的价值审度与伦理调适[J]. 中国人民大学学报，31（6）：98-108.

范瑞平，李翰林，王玥，等，2017. "换头术"的挑战[J]. 中国医学伦理学，30（12）：1473-1481.

冯全生，张之文，2009. 传承瘟疫学理论，构建中医疫病防治新体系[J]. 成都中医药大学学报，32（4）：11-13.

关健，2020. 医学科学数据共享与使用的伦理要求和管理规范（六）机构伦理管理的专家建议[J]. 中国医学伦理学，33（9）：1031-1034，1045.

关健，罗林枝，徐苓，2006. 加强伦理委员会职能 促进医院临床研究健康发展[J]. 中华医学科研管理杂志，19（2）：105-107.

关琴艳，2013. 当前我国弱势群体权益维护机制的困境及对策分析[J]. 晋中学院学报，30（6）：14-17.

广东省药学会，2020. 药物临床试验受试者隐私保护·广东共识（2020年版）[J]. 今日药学：1-17.

桂畅旎，2017. 欧盟《通用数据保护法案》的影响与对策[J]. 中国信息安全，（7）：90-93.

桂裕亮，陈尊，田国祥，等，2017. 临床研究设计方案要点之临床试验方案设计的几点思考[J]. 中国循证心血管医学杂志，9（6）：641-643.

郭春彦，王晓玲，王天有，等，2016. 涉及儿童的药物临床试验伦理审查要素[J]. 中国临床药理学杂志，32（2）：186-189.

郭晋敏，杨楚，张莉，等，2020. 临床试验研究人员报告利益冲突的意向及行为分析[J]. 中国医学伦理学，33（2）：185-191.

郭照江，2006. 试论医院伦理委员会的组织与运行[J]. 中国医学伦理学，19（4）：5-10.

国际医学科学组织理事会，世界卫生组织，2019. 涉及人的健康相关研究国际伦理准则：2016 版[M]. 朱伟，译. 上海：上海交通大学出版社.

国家食品药品监督管理总局，2003. 药物临床试验质量管理规范[EB/OL].（2003-10-23）[2021-03-24]. https://www.nmpa.gov.cn/xxgk/fgwj/bmgzh/20030806010101443.html.

国家食品药品监督管理总局，2010. 关于印发药物临床试验伦理审查工作指导原则的通知[EB/OL].（2010-11-08）[2021-03-24]. http：//www. gov. cn/gzdt/2010-11/08/content_1740976. htm.

国家食品药品监督管理总局，2016. 总局关于发布儿科人群药物临床试验技术指导原则的通告（2016年第48号）[EB/OL].（2016-03-07）[2021-03-24]. https://www.nmpa.gov.cn/xxgk/ggtg/qtggtg/20160307164401912.html.

国家市场监督管理总局，2020. 药品注册管理办法[EB/OL].（2020-01-22）[2021-03-24]. http：//www. moj. gov. cn/news/content/2019-10/15/zlk_3234031. html.

国家食品药品监督管理总局，2016. 总局关于发布药物临床试验的生物统计学指导原则的通告（2016 年第 93 号）[EB/OL].（2016-06-03）[2021-03-24]. https://www.nmpa.gov.cn/directory/web/nmpa/xxgk/ggtg/qtggtg/20160603161201857.html.

国家药品监督管理局医疗器械技术审评中心，2019. 关于发布深度学习辅助决策医疗器械软件审评要点的通告（2019 年第 7 号）[EB/OL].（2019-07-03）[2021-03-24]. https：//www.cmde.org.cn/CL0050/19360.html.

国家卫生健康委员会，2020. 关于印发新型冠状病毒肺炎诊疗方案（试行第八版）的通知[EB/OL].（2020-08-18）[2021-03-24]. http://www.gov.cn/zhengce/zhengceku/2020-08/19/content_5535757.htm.

国家卫生健康委员会，2020. 国家药监局 国家卫生健康委关于发布药物临床试验质量管理规范的公告[EB/OL].（2020-04-27）[2021-03-24]. http://www.nhc.gov.cn/yzygj/s7659/202004/1d5d7ea301f04adba4c4e47d2e92eb96.shtml.

国家卫生健康委员会脑损伤质控评价中心，中华医学会神经病学分会神经重症协作组，中国医师协会神经内科医师分会神经重症专业委员会，2019. 中国成人脑死亡判定标准与操作规范（第二版）[J]. 中华医学杂志，99（17）：1288-1292.

国家新一代人工智能治理专业委员会，2019. 发展负责任的人工智能：新一代人工智能治理原则发布[J]. 科技与金融，（7）：2，3.

国家药品监督管理局药品审评中心，2019. 关于《临床试验数据监查委员会指导原则》和《非劣效设计临床试验指导原则》征求意见的通知[EB/OL].（2019-09-25）[2021-03-24]. http：//www.cde.org.cn/news.do?method=largeInfo&id=b45c1d5b600bb6ac.

国家药品监督管理局药品审评中心，2019. 关于发布《药物临床试验期间安全性数据快速报告常见问答（1.0 版）》的通知[EB/OL].（2019-04-11）[2021-03-24]. http：//www.cde.org.cn/news.do?method=largeInfo&id=c84bb18fb9817da1.

国家药品监督管理局药品审评中心，2019. 关于公开征求《药物临床试验登记与信息公示管理制度》和《研发期间安全性更新报告要求及管理规定》意见的通知[EB/OL].（2019-11-08）[2021-03-24]. http：//www.cde.org.cn/news.do?method=largeInfo&id=373d11b177ee9407.

国务院，2016. 国务院关于改革药品医疗器械审评审批制度的意见[J]. 中国药物评价，33（2）：65-67.

国务院应对新冠肺炎疫情联防联控机制科研攻关组，2020. 关于规范医疗机构开展新型冠状病毒肺炎药物治疗临床研究的通知[EB/OL].（2020-02-25）[2021-03-24]. http：//www.nhc.gov.cn/qjjys/s7949s/202002/01506aeeb2cd4cf698267d2f39b271f8.shtml.

国务院应对新型冠状病毒感染的肺炎疫情联防联控机制科研攻关组，2020. 关于抓好《关于规范医疗机构开展新型冠状病毒肺炎药物治疗临床研究的通知》落实工作的函[EB/OL].（2020-04-03）[2021-03-24]. http：//www.most.gov.cn/tztg/202004/t20200403_152882.htm.

胡蝶花，黄志军，阳国平，等，2019. 临床试验电子知情同意：问题与展望[J]. 中国医学伦理学，32（11）：1410-1416.

胡海，2019. 基于人工智能和机器学习技术的医疗器械软件[J]. 中国食品药品监管，（6）：59-61.

胡火军，王雄伟，汪雷，等，2011. 深部脑刺激在功能神经外科中的应用[J]. 中国全科医学，14（9）：1035-1038.

胡林英，2006. 对伦理审查委员会（IRB）监管体制的分析与思考[J]. 中国医学伦理学，19（2）：17-19.

胡庆澧，沈铭贤，2011. 努力提高多中心临床研究的伦理审查质量[J]. 医学与哲学，32（5）：2-5.

胡思源，钟成梁，杨娜，2013. 关于儿童中药新药临床试验设计与评价特殊性的几点思考[J]. 中医杂志，54（9）：806-808.

华大基因，2019. 生命伦理和生物安全[EB/OL].（2019-06-10）[2021-03-24]. https://www.genomics.cn/social.html.

黄洁夫，2006. 临床科研中的伦理学问题[J]. 中国医学伦理学，19（1）：1-3.

黄瑾，2011. 超说明书用药的伦理研究[J]. 中国医学伦理学，24（1）：6-8.

黄瑾，胡晋红，刘厚佳，等，2009. SIDCER 认证：伦理委员会规范化实践探讨[J]. 医学与哲学（人文社会医学版），30（8）：23，24.

黄瑾，刘厚佳，胡晋红，2009. 中国大陆部分多中心临床试验伦理审查模式现状调查[J]. 第二军医大学学报，30（10）：1182-1185.

黄瑾，刘厚佳，蒲江，等，2011. 临床医学科研伦理审查面临的问题与对策[J]. 中国医院管理，31（6）：45，46.

黄樱硕，张子龙，吴小芳，等，2020. 药物临床试验受试者隐私保护的有关伦理问题及其研究进展[J]. 中国医学伦理学，33（9）：1046-1052.

黄志军，阳国平，王晓敏，等，2016. 美国伦理委员会专业认证考试对我国伦理委员会学科建设的启示[J]. 中国医学伦理学，29（1）：20-22.

贾川，刘扬，郑金，等，2017. 新时期医学高校加强科研伦理审查工作探析[J]. 科技风，（24）：218，229.

姜一，梁莉，2018. 美国临床研究利益冲突管理对象的细化与协调[J]. 医学与哲学（A），39（2）：24-26.

蒋惠玲，2011. 美国大学伦理审查委员会的运作及其制度基础[J]. 比较教育研究，33（3）：17-21.

蒋璐伊，王贤吉，金春林，2018. 人工智能在医疗领域的应用和准入[J]. 中国卫生政策研究，11（11）：78-82.

蒋昭霞，熊宁宁，2009. 数据与安全监察委员会在临床研究中的应用[J]. 中医药临床杂志，21（2）：172-174.

金晶，2010. 临床试验中受试者知情同意权的法律保护研究[J]. 西南国防医药，20（8）：896-898.

金霞，梁红娟，李刚，等，2012. 患者隐私权保护中的利益冲突与对策[J]. 中国医学伦理学，25（3）：277-279.

科技网，2018. 提高科研伦理水平要补齐制度短板 [EB/OL].（2018-01-28）[2021-03-24]. http://digitalpaper.stdaily.com/http_www.kjrb.com/kjrb/html/2018-01/22/content_387032.htm

寇楠楠，2017. 新颖神经技术：对大脑的干预 英国纳菲尔德生命伦理学理事会[J]. 医学与哲学（A），38（7）：88-90.

况赟，黄洁，金承怀，等，2014. 2012 版英国制药工业协会 I 期临床试验指导原则介绍[J]. 中国临床药理学杂志，30（7）：642-646.

雷良华，周秋莲，2018. 建立规范的临床试验伦理审查机制的思考[J]. 中国医学伦理学，31（6）：726-728，735.

李栋，苏振兴，2014. 国际多中心药物试验伦理审查中的冲突与防控策略[J]. 医学与哲学（A），35（7）：23-25.

李光英，庄乾兴，李斌，等，2017. 底丘脑核：从环路、功能到深部脑刺激治疗帕金森病的靶点[J]. 生理学报，69（5）：611-622.

李红英，陈旻，李振良，2016. 机构伦理委员会能力建设与监管问题[J]. 医学与哲学（A），37（11）：22-25.

李鸿浩，段伟文，陈蕾，等，2019. 医疗人工智能技术研发与应用的伦理挑战和对策——以我国大型公立医院为例的思考[J]. 人工智能，（4）：70-78.

李建宇，张宇清，张晓华，等，2015. 脑深部电刺激双侧苍白球治疗 Meige 综合征 3 例并文献回顾[J]. 临床神经外科杂志，12（1）：54-57.

李久辉，徐静香，陈晓云，等，2013. 法国《生命伦理法》立法之路及其伦理学思考[J]. 中国医学伦理学，26（4）：517-519.

李利君，卢光琇，2005. 完善我国 ART 机构伦理委员会结构和规模的构想[J]. 医学与哲学，26（3）：74-75，78.

李利君，卢光琇，2005. 我国人类辅助生殖技术机构伦理委员会操作规程（建议稿）[J]. 中国医学伦理学，18（1）：53-58.

李利君，卢光琇，2004. ART 医学伦理调控与医疗卫生机构伦理委员会[J]. 中国医学伦理学，17（5）：28-30，43.

李璐瑒，2009. 儿童：不可忽视的用药群体[J]. 首都医药，16（5）：23，24.

李涛，2019. 人类辅助生殖技术的伦理问题及对策研究[D]. 渤海大学.

李晓，于萍，王希利，等. 临床试验中的利益冲突与防范策略[J]. 中国医学伦理学，28（1）：44-46.

李雪迎，2014. 临床研究样本量的统计学估算[J]. 中国介入心脏病学杂志，22（7）：430.

李雪迎，2015. 临床试验研究都需要统计学样本量估算吗?[J]. 中国介入心脏病学杂志，2016，24（12）：717.

李艺影，潘岳松，任佩娟，2013. 儿童药物临床试验研究知情同意的伦理审查[J]. 临床和实验医学杂志，12（8）：612-614.

李真真，2019. 推进科研伦理治理体系建设：大国的责任与担当[EB/OL].（2019-03-21）[2021-03-24]. http：//news. gmw. cn/2019-03/21/content_32661213. htm.

郦音悦，2020.上海交通大学成立科技伦理委员会[EB/OL].（2020-06-02）[2021-03-24]. https：//news. sjtu. edu. cn/jdyw/20200602/125243. html.

梁虹，张育军，李作祥，等，2015. 中国人类疾病临床资源样本库建设调研初探[J]. 转化医学杂志，4（6）：324-328，341.

梁茂新，王雪峰，高天舒，2008. 基于西医疾病辨证规范的潜在问题和思考[J]. 中华中医药杂志，23（3）：183-186.

梁伟雄，2006. 药物临床试验中受试者损害补偿问题探讨（一）[J]. 中国临床药理学与治疗学，11（10）：1198-1200.

梁颖，2018. 人工智能革命冲击下的劳动力就业市场及社会伦理准则的建构[J]. 人口与计划生育，（7）：42-46.

凌锋，2009. 脑死亡判定标准（成人）（修订稿）[J]. 中国脑血管病杂志，6（4）：220-224.

凌丽，吕祥，夏英，等，2013. 关于中医药临床研究伦理审查平台建设评估的思考[J]. 中国医学伦理学，26（4）：520，521.

刘长秋，陆庆胜，韩建军，2006. 脑死亡法研究[J]. 法律与医学杂志，13（1）：74.

刘晨，康秀云，2018. 加拿大高校科研伦理规范的监管机制、政策体系及实践启思[J]. 黑龙江高教研究，36（4）：78-82.

刘皈阳，王心慧，陈召红，2013. 超说明书用药问题的相关分析与思考[J]. 中国药物应用与监测，10（3）：123-127.

刘海龙，2009. 人类遗传资源研发的伦理原则[J]. 南京林业大学学报（人文社会科学版），9（2）：20-24，42.

刘花，杨世民，2012. 国外儿童用药监管及对我国的启示[J]. 中国执业药师，9（8）：20-23，47.

刘辉，丛亚丽，2016. 临床医学大数据的伦理问题初探[J]. 医学与哲学（A），37（10）：32-36.

刘琪，谷笑颖，2019. 医疗人工智能应用中的伦理困境及对策研究[J]. 医学与哲学，40（21）：5-8.

刘荣，2018. 智能医学中的安全问题[J]. 中华腔镜外科杂志（电子版），11（1）：4-7.

刘星，王晓敏，2015. 医疗大数据建设中的伦理问题[J]. 伦理学研究，（6）：119-122.

刘耀会，2017. 关于人工智能与社会伦理的探讨[J]. 机器人技术与应用，（5）：44-48.

刘志辉，孙帅，2020. 大科学时代我国科技伦理中待解决的问题——以"主体-工具-价值"为框架的分析[J]. 中国高校科技，（11）：69-73.

柳薇，吴丁娟，2020. 医疗信息隐私保护的研究进展[J]. 软件，41（5）：66-71.

柳正植，崔英子，齐彩缤，等，2016. 多中心药物临床试验中牵头单位的职责[J]. 长春中医药大学学报，32（4）：844-846.

卢耀文，孙天宇，邓桂兴，等，2013. 儿科药物临床试验国内外相关法规解读与思考[J]. 中国新药杂志，22（3）：256-259.

卢耀文，谭波，王霆，2014. 儿童临床研究项目伦理审查关键点[J]. 中国新药与临床杂志，33（10）：703-707.

陆芳，高蕊，唐旭东，等，2010. 如何制定临床试验的数据和安全监察计划[J]. 中国临床药理学与治疗学，

15（5）：584-587.

陆明莹，张彩霞，张田香，等，2016. 临床科研项目伦理审查的实践与探讨——以西安交通大学第一附属医院为例[J]. 中国医学伦理学，29（2）：291-292，293.

陆少林，仇永贵，2013. 超药品说明书用药的风险与对策[J]. 江苏医药，39（14）：1713-1715.

陆晓彤，刘艳，2017. 伦理视角下的超说明书用药[J]. 儿科药学杂志，23（10）：42-44.

栾嘉，徐迪雄，李高明，2018. 国内医学临床研究论文方法学论述问题分析及规范化建议[J]. 中国科技期刊研究，29（1）：32-36.

罗晓琼，马喜桃，王艳桥，等，2016. 临床研究知情同意及其伦理审查的问题分析与对策[J]. 中国当代医药，23（8）：176-179.

马长永，马晓，徐辉，2016. 关于建立我国伦理审查委员会认证制度的展望与思考[J]. 中国医学伦理学，29（1）：10-13.

马喜桃，陆华，罗晓琼，等，2016. SIDCER、AAHRPP 认证和 CAP 认证的比较研究[J]. 医学与哲学（A），37（3）：32-35.

马中英，2018. 关于人工智能潜在风险引发的法理思考[J]. 山西省政法管理干部学院学报，31（4）：100-102.

满洪杰，2012. 论医学人体试验中的侵权责任——以比较法为视角[J]. 法学论坛，27（5）：113-120.

明东，安兴伟，王仲朋，等，2018. 脑机接口技术的神经康复与新型应用[J]. 科技导报，36（12）：31-37.

牟钰洁，韩梅，王丽琼，等，2013. 中医药临床试验受试者招募过程中的策略制定[J]. 中国药物评价，30（5）：261-264.

潘荣华，姜柏生，2006. 台湾人工生殖技术管制之回顾与前瞻[J]. 医学与哲学（人文社会医学版），27（7）：39-41.

彭莉，刘美佑，伍晓晓，等，2016. 试论伦理委员会秘书职责与重要性[J]. 中国医学伦理学，29（6）：959-962.

彭朋，元唯安，胡蕙慧，等，2017. 浅析临床试验保险中的问题及对策[J]. 中国医学伦理学，30（3）：328-330，335.

邱超奕，2018. 聚焦医疗人工智能：辅助医疗，减少误诊漏诊[J]. 决策探索（上），（3）：28，29.

邱仁宗，1999. 人类基因组研究和伦理学[J]. 自然辩证法通讯，21（1）：70-79.

邱仁宗，2004. 脑死亡的伦理问题[J]. 华中科技大学学报（社会科学版），18（2）：30-33，37.

邱仁宗，2015. 理解生命伦理学[J]. 中国医学伦理学，28（3）：297-302.

邱仁宗，2016. 基因编辑技术的研究和应用：伦理学的视角[J]. 医学与哲学（A），37（7）：1-7.

邱仁宗，翟晓梅，2008.在国际背景下我国伦理审查的能力建设：理念和实践[J]. 中国医学伦理学，21（2）：3-5，10.

全国人民代表大会常务委员会，2019. 中华人民共和国药品管理法[EB/OL].（2019-08-26）[2021-03-24]. http：//lawdb. cncourt. org/show. php?fid=152096.

全松，黄国宁，孙海翔，等，2018. 冷冻胚胎保存时限的中国专家共识[J]. 生殖医学杂志，27（10）：925-931.

饶线明，蔡韶芳，詹忆君，等，2017. 我国医院科研伦理审查存在的问题与对策[J]. 中国医学伦理学，30（2）：162-164.

任佩娟，王猛，宋茂民，等，2017. 对涉及人的生物医学研究之知情同意书问题分析[J]. 医学与哲学（A），38（3）：34-37.

阮盛捷，谢宏，2018. 基于功能近红外信号的脑机接口（BCI）在肌萎缩性侧索硬化症（ALS）患者交流中的研究[J]. 现代计算机（专业版），617（17）：3-7.

单芳，桑爱民，薛琴，等，2020. 生物样本库研究的隐私保护问题及伦理反思[J]. 中国卫生事业管理，37（1）：43-46.

尚志红，2005. 人类基因提供者利益分享实现的构想[J]. 法学杂志，（2）：131-133.

尚志红，2007. 论人类基因提供者利益的法律保护[J]. 北方工业大学学报，（2）：35-39，74.

邵蓉, 赵烨, 2013. 关于几种探索性临床试验研究方案的对比与思考[J]. 中国新药杂志, 22（23）: 2721-2724.

深圳国家基因库, 2017. 生命伦理委员会[EB/OL]. （2017-01-01）[2021-03-24]. https://www.cngb. org/about/bioethics.

沈铭贤, 2013. 把握科技与伦理的平衡——和干细胞专家讨论几个问题[J]. 科学与社会, 3（1）: 46-53.

沈玉红, 张正付, 李正奇, 2013. 美国药物临床试验受试者的损害补偿及其启示[J]. 药学实践杂志, 31（4）: 271-272, 276.

世界卫生组织, 2021. 传染病暴发伦理问题管理指南[M]. 世界中医药学会联合会伦理审查委员会, 译. 北京: 中国中医药出版社.

宋敏, 2009. 儿童临床试验若干问题的体会[J]. 中国医学伦理学, 22（6）: 19, 20.

苏娴, 张颖, 2018. 美日药物临床试验中重大利益冲突的界定和管理探讨及对我国的启示[J]. 中国药房, 29（17）: 2333-2336.

苏小强, 郭琦, 王克, 2015. 西部综合性大学医学研究伦理审查机构建设的反思与对策——以兰州大学伦理审查机构建设为例[J]. 卫生职业教育, 33（13）: 14-17.

孙学军, 刘买利, 叶朝辉, 2001. 脑功能磁共振成像研究进展[J]. 中国神经科学杂志, 17（3）: 270-272.

孙宇昕, 魏芬芳, 冯霄婵, 等, 2017. 美国临床试验用药物扩大使用制度沿革与发展[J]. 中国新药杂志, 26（16）: 1880-1886.

孙中磊, 刘英富, 涂悦, 等, 2016. 脑-机接口技术发展现状及脑控动物应用前景[J]. 军事医学, 40（10）: 843-846.

所伟, 杨克旭, 林阳, 2017. 医疗器械临床试验的伦理审查要点[J]. 中国医学伦理学, 30（7）: 856-858.

唐蕾, 韦炳华, 何秋毅, 等, 2014. 超说明书用药的现状及其法律风险[J]. 中国药房, 25（45）: 4225-4228.

腾讯研究院, 2019. 智能时代的技术伦理观——重塑数字社会的信任[EB/OL]. （2019-07-08）[2021-03-24]. https://baijiahao.baidu.com/s?id=1638484356360631835&wfr=spider&for=pc.

腾讯研究院, 2017. 人工智能各国战略解读: 联合国人工智能政策报告[J]. 电信网技术, 272（2）: 26-28.

田冬霞, 2011. 临床研究最小风险的伦理争论[J]. 医学与哲学, 32（4）: 13-15.

田冬霞, 张金钟, 2006. 美国机构伦理审查委员会认证体系的启示[J]. 中国医学伦理学, 19（4）: 15-19.

田少雷, 邵庆翔, 2010. 药物临床试验与GCP实用指南[M]. 北京: 北京大学医学出版社.

万霞, 李赞华, 刘建平, 2007. 临床研究中的样本量估算: （1）临床试验[J]. 中医杂志, 48（6）: 504-507.

汪秀琴, 罗晓琼, 2013. 多中心临床试验的中心伦理审查[J]. 中国新药杂志, 22（21）: 2516-2518, 2528.

汪秀琴, 熊宁宁, 刘沈林, 等, 2003. 临床试验的伦理审查: 风险与受益分析[J]. 中国临床药理学与治疗学, 8（6）: 718-720.

汪秀琴, 熊宁宁, 刘沈林, 等, 2007. 儿童与未成年人临床试验的伦理审查[J]. 中国新药杂志, 16（6）: 417-420.

王艾, 周彩虹, 何铁强, 2004. 院内临床科研课题管理方法的探讨[J]. 中国肿瘤, 13（6）: 36-38.

王顿, 杨竟, 陈仲林, 等, 2015. 2013版《赫尔辛基宣言》的修订及其意义的分析研究[J]. 中国医学伦理学, 28（4）: 618-621.

王冬, 江学维, 王瑾, 2014. 我国伦理委员会现状分析[J]. 中国临床药理学杂志, 30（4）: 381, 382.

王福玲, 2016. 世界医学会《赫尔辛基宣言》——涉及人类受试者的医学研究的伦理原则[J]. 中国医学伦理学, 29（3）: 544-546.

王国豫, 2020. 推进新时代科技伦理学新发展[EB/OL]. （2020-01-14）[2021-03-24]. http://cssn.cn/kxk/202001/t20200114_5076246.shtml.

王继年, 潘荣华, 杨芳, 2014. 医院药物临床试验机构伦理委员会规范化管理中的问题与对策[J]. 辽宁医学院学报（社会科学版）, 12（1）: 11-14.

王军, 2018. 人工智能的伦理问题: 挑战与应对[J]. 伦理学研究, （4）: 79-83.

王玲，居来提·赛买提，陆明，2013. 浅谈中医临床型医学研究生论文设计中存在的问题[J]. 新疆中医药，31（4）：98，99.

王思成，韩梅，刘建平，2009. 临床路径概要及中医临床应用思路[J]. 中国中西医结合杂志，29（12）：1064-1067.

王晓玲，2013. 儿童药物临床试验的国内外现状研究[J]. 中国药物评价，30（3）：167-170.

王助衡，王卫粮，赵婷婷，等，2019. 2018 年意大利拓展性同情使用伦理指南介绍[J]. 中国医学伦理学，32（10）：1369-1373.

魏屹东，2017. 科学活动中利益冲突的英美管理模式及其启示[J]. 科学与社会，7（2）：70-85.

吴翠云，伍蓉，曹国英，等，2009. 浅析临床科研中知情同意书撰写存在的问题[J]. 中国医学伦理学，22（3）：153，154.

吴静，陈玉根，蒋萌，等，2013. 医学临床研究项目伦理审查常见问题探讨[J]. 世界科学技术（中医药现代化），15（4）：715-720.

吴萍，赖沛龙，陈晓梅，等，2017. CAR-T：具有生命力的药物[J]. 循证医学，17（5）：263，267.

伍春艳，焦洪涛，范建得，2016. 论人类遗传资源立法中的知情同意：现实困惑与变革路径[J]. 自然辩证法通讯，38（2）：86-92.

伍晓晓，杨晓娟，刘美佑，等，2016. 西京医院依据 CAP 认证建立伦理审查平台的实践与思考[J]. 中国医学伦理学，29（5）：846-848.

肖碧莲，1999. 有关医学辅助的伦理问题[J]. 生殖医学杂志，8（2）：10-13.

新浪证券，2020. 科技部强调人工智能伦理治理工作　旷视以能动性推进 AI 治理进程[EB/OL].（2020-05-22）[2021-03-24]. https：//finance. sina. com. cn/stock/enterprise/2020-05-22/doc-iircuyvi4451511. shtml?cre= tianyi&mod=pcpager_fin&loc=23&r=9&rfunc=100&tj=none&tr=9.

熊宁宁，2017. 多中心临床研究的伦理审查与区域伦理委员会[EB/OL].（2017-12-20）[2021-03-24]. http：//www. sohu. com/a/211754261_776163.

许灵红，2020. 新形势下科技伦理治理问题探析[J]. 科技与创新，（10）：74-76.

许育彬，2016. 科技期刊刊文相关分析中存在的问题[J]. 编辑学报，28（4）：334，335.

闫宏，刘中国，李芳，等，2016. 超说明书外用药的伦理问题探析[J]. 中国药物与临床，16（12）：1785，1786.

闫永波，李野，2011. 我国药物临床试验法规与相关国际法规的对比研究[J]. 中国新药杂志，20（17）：1612-1614，1619.

杨春梅，袁丹江，2015. 医疗器械临床试验中知情同意常见的问题与对策[J]. 中国医疗设备，30（6）：148-150.

杨帆，王梦媛，陶田甜，等，2016. 我国临床试验受试者损害保险赔（补）偿制度研究[J]. 中国新药杂志，25（16）：1881-1885.

杨国斌，王大勇，张艳梅，等，2009. 辅助生殖技术中伦理问题的探讨[J]. 医学研究生学报，22（10）：1036-1038.

杨栎，刘齐歌，马云雪，2015. 药物临床试验受试者损害赔偿机制研究进展[J]. 中国临床研究，28（10）：1394-1396.

杨柳青青，2015. 医学伦理委员会的意义及发展探析[J]. 卫生软科学，29（12）：773-776.

杨晓娟，刘美佑，伍晓晓，等，2017. 从受试者保护角度浅析临床试验合同审计的规范化[J]. 中国医学伦理学，30（9）：1133-1136.

杨晓娟，伍晓晓，刘美佑，等，2016. 人体研究保护体系的建立与 AAHRPP 认证体会[J]. 医学与哲学（A），37（8）：36-40.

杨阳，2016. 临床试验性治疗的伦理挑战与规约[J]. 医学与哲学（B），37（9）：1-3.

姚超，钱程，2017. CAR-T 细胞在肿瘤治疗中的机遇与挑战[J]. 中国肿瘤生物治疗杂志，24（1）：6-11.

姚国庆，王琳，吴笑春，等，2013. 医学伦理审查实践中存在的主要问题与对策[J]. 医学与哲学（A），34（2）：26-27.

姚战鹏，张维，王靖雯，等，2012. 对药物临床试验伦理审查中的知情同意的概述[J]. 中国药师，15（9）：1351，1352.

叶岸滔，2016. 脑机接口技术：伦理问题与研究挑战[J]. 昆明理工大学学报（社会科学版），16（6）：8-14.

医师报. 全国人大同意脑死亡立法，有望采用脑死亡+心脏死亡的二元死亡标准[EB/OL]. （2018-10-19）[2021-03-24]. https://med.sina.com/article_detail_103_2_53573.html.

佚名，2003. 脑死亡立法应慎之又慎[J]. 医药与保健，11（1）：6.

佚名，2018. 医疗影像与 AI 相结合，如何才能实现其商业价值[J]. 智慧健康，4（15）：140-143.

佚名，2019. 人工智能 AlphaFold 成功预测蛋白质 3D 结构[J]. 医学信息学杂志，40（1）：93.

应可满，丁园，陈玉强，等，2012. DC-CIK 细胞生物治疗技术在临床应用中的伦理原则[J]. 解放军医院管理杂志，19（6）：513，514.

雍明媛，卢安，2019. 传染病患者隐私保护与公共卫生安全[J]. 医学与哲学，40（14）：9-11，30.

于丽，2009. 透视现状　着眼未来——《中国药物临床试验现状和发展》调研报告正式发布[J]. 中国处方药，（12）：22-24.

于沛沛，2014. 美国医学伦理委员会的发展及特点审视[]. 中国医科大学.

于胜刚，2017. 美国大学学术伦理审查委员会 IRB 制度的启示——以圣路易斯大学为例[J]. 关东学刊，（11）：155-160.

于晓妩，2011. 认知促进药物的研发现状及思考[J]. 军事医学，35（9）：649-653.

毓勤，2001. 美国就基因治疗事故展开调查[J]. 国外医学情报，（3）：25，26.

袁蕙芸，陈佩，2006. 生殖伦理委员会的实践与思考[J]. 医学与哲学（人文社会医学版），27（5）：80，81.

翟晓梅，2007. 临床医疗和临床科研中的知情同意问题[J]. 基础医学与临床，27（1）：108-112.

张爱艳，2009. 脑死亡立法之探究[J]. 科技与法律，80（4）：17-21.

张迪，2017. 对扩展性使用的伦理学辨析[J]. 中国医学伦理学，30（12）：1450-1452.

张迪，宋民宪，2014. 药物临床试验"知情同意书"合同性质的研究[J]. 中药与临床，5（5）：56-59.

张海洪，丛亚丽，2018. 世界卫生组织《公共卫生监测伦理指南》要点及启示[J]. 医学与哲学（A），39（11）：26-28，36.

张金钟，2014. 注重审查项目的辨证论治内容——中医药研究伦理审查特点研究（二）[J]. 中国医学伦理学，27（5）：609-613.

张金钟，2014. 注重审查项目的临床基础——中医药研究伦理审查特点研究（一）[J]. 中国医学伦理学，27（4）：445-448.

张金钟，2016. 论中医药研究伦理审查的整体原则——中医药研究伦理审查特点研究（四）[J]. 中国医学伦理学，29（5）：733-737，743.

张凯丽，李瑞，胡桐桐，等，2016. CRISPR/Cas9 技术的发展及在基因组编辑中的应用[J]. 生物技术通报，32（5）：47-60.

张勘，蔡美玉，徐懿萍，等，2016. 上海市公立医院医务人员对生物样本库伦理规范的认知状况分析[J]. 中国医学伦理学，29（3）：469-472.

张镭，谭玲，陆进，2015. 超说明书用药专家共识[J]. 药物不良反应杂志，17（2）：101-103.

张莉，康长清，舒鹤，等，2015. 药物临床试验受试者损害赔偿方案调研[J]. 中国医学伦理学，28（5）：758-761.

张莉莉，方玉东，杨德才，等，2013. 我国科研伦理调查综述[J]. 中国科学基金，27（4）：210-213，221.

张伶俐，李幼平，曾力楠，等，2012. 15 国超说明书用药政策的循证评价[J]. 中国循证医学杂志，12（4）：

426-435.

张梦然，2019. 谷歌成立"全球技术顾问委员会" [EB/OL]. （2019-03-28）[2021-03-24]. http：//digitalpaper. stdaily. com/http_www. kjrb. com/kjrb/html/2019-03/29/content_418302. htm?div=-1.

张妞，徐菊华，张涛，2015. 涉及人的医学科研项目伦理审查中存在的问题与对策[J]. 医学与社会，28（4）：9-11.

张妞，张涛，徐菊华，2017. 中国医院伦理委员会发展的回顾与思考[J]. 医学与哲学（A），38（21）：14-17.

张天锡，1991. 神经外科基础与临床[M]. 上海：百家出版社.

张维帅，2014. 我国伦理委员会监管存在的问题及完善对策[J]. 法制与社会，（22）：195，196.

张伟，向良成，王海平，等，2015. 基因治疗伦理审查的若干问题探讨[J]. 中国医学伦理学，28（2）：184-186.

张伟，杨建军，万茹，等，2016. 临床试验设计的基本规范[J]. 临床麻醉学杂志，32（12）：1236-1238.

张新庆，2010. 基因治疗临床研究及其伦理问题[J]. 科技导报，28（8）：118，119.

张迅，兰礼吉，邹琴，等，2007. 解析临床医学科研中的知情同意问题与应对[J]. 中国医学伦理学，20（3）：73，74，80.

张迅，邹琴，王海英，2008. 临床医学科研中知情同意现状及对策[J]. 实用医院临床杂志，5（1）：91，92.

张宇清，李勇杰，李建宇，等，2009. 脑深部电刺激治疗运动障碍病 276 例病例分析[J]. 中华神经外科杂志，25（7）：604-607.

章晓祎，张红霞，朱伟，2019. 2016 年版 CIOMS 伦理准则关于健康数据研究的伦理规范[J]. 医学与哲学，40（11）：9-12.

赵帼英，江滨，史录文，2007. 我国药物临床试验伦理委员会运作模式及监管机制探讨[J]. 中国药事，21（1）：25-28，47.

赵璐萍，武志昂，2014. 我国临床研究受试者知情同意现状及改善措施[J]. 中国药房，25（41）：3844-3846.

赵霞，2015. 医院医学伦理建设的发展趋势与策略探讨[J]. 江苏卫生事业管理，26（1）：64-67.

赵欣，赵迎泽，2016. 对话周琪：华盛顿共识[J]. 科学通报，61（3）：283-284.

赵瑛，2005. 认识脑死亡[J]. 生物学通报，40（6）：21，22.

郑洪丽，林欣，2017. 全球首个球首个"CAR-T"疗法获批上市，开启肿瘤免疫治疗新篇章[J]. 科技导报，35（22）：11，12.

郑澜，邵蓉，2013. 完善我国药物临床试验损害补偿体系建议[J]. 现代商贸工业，25（12）：137-139.

郑逸飞，2012. 人体生物医学研究中受试者权益保护问题研究[D]. 南京医科大学.

ICH 指导委员会，2007. 药品注册的国际技术要求（中英文对照）：2007 临床部分[J]. 周海钧，译. 北京：人民卫生出版社：1-4.

中共中央纪委，2007. 禁止利用职务便利谋取不正当利益若干规定[EB/OL]. （2007-06-08）[2021-03-24]. http：//www. gov. cn/jrzg/2007-06/08/content_641683. htm.

中国科学技术发展战略研究院课题组，孙福全，2017. 国内外科技治理比较研究[J]. 科学发展，（6）：34-44.

中国科学院，2008. 心理所伦理委员会重组成立[EB/OL]. （2008-04-21）[2021-03-24]. http：//www. cas. cn/xw/yxdt/200804/t20080421_986051. shtml.

中国科学院上海营养与健康研究所，2020. 中科院上海营养与健康研究所伦理委员会召开 2020 年第一次全体会议[EB/OL]. （2020-08-28）[2021-03-24]. http：//www. sinh. cas. cn/xwgg/xwdt/202008/t20200828_5679583. html.

中华人民共和国国家卫生和计划生育委员会，2016. 涉及人的生物医学研究伦理审查办法[J]. 中华人民共和国国家卫生和计划生育委员会公报，（10）：1-7.

中华人民共和国国务院，2016.医疗器械临床试验质量管理规范[J]. 中华人民共和国国务院公报，（19）：50-62.

中华人民共和国国务院，2017.中共中央办公厅 国务院办公厅印发《关于深化审评审批制度改革鼓励药品医疗器械创新的意见》[J]. 中华人民共和国国务院公报，（29）：39-44.

中华人民共和国科学技术部，2020. 国务院应对新冠肺炎疫情联防联控机制科研攻关组印发《关于规范医疗机构开展新型冠状病毒肺炎药物治疗临床研究的通知》[EB/OL].（2020-02-25）[2021-03-24]. http：//www. most. gov. cn/tztg/202002/t20200225_151897. htm.

中华人民共和国全国人民代表大会，2020. 中华人民共和国民法典[EB/OL].（2020-05-28）[2021-03-24]. http：//www. npc. gov. cn/npc/c30834/202006/75ba6483b8344591abd07917e1d25cc8. shtml.

中华人民共和国卫生部，2004. 人类辅助生殖技术和人类精子库伦理原则[J]. 中国生育健康杂志，15（2）：72-74.

中华人民共和国卫生部，2009. 卫生部关于印发《医疗技术临床应用管理办法》的通知（卫医政发〔2009〕18 号）[J]. 中华人民共和国国家卫生和计划生育委员会公报，（5）：32-38.

钟旋，刘秋生，刘大钺，等，2008. 药物临床试验知情同意书常见的伦理问题与对策[J]. 中国医学伦理学，21（6）：131，132.

周吉银，刘丹，曾圣雅，等，2018. 临床研究协调员递交伦理审查资料存在的问题及对策[J]. 中国医学伦理学，31（11）：1372-1376.

周鸥，2010. 临床研究中知情同意书的设计与应用[J]. 现代药物与临床，25（3）：183-185.

周鸥，2009. 儿童药物临床试验的重要性与特殊性[J]. 儿科药学杂志，15（5）：5-7.

周脉更，2008. 医学伦理的临床实践[J]. 中国医学伦理学，21（5）：56，57.

朱思思，2014. 人体试验中受试者的权益保障研究[D]. 西南财经大学.

Abdul-Karim R，Berkman BE，Wendler D，et al，2013. Disclosure of incidental findings from next-generation sequencing in pediatric genomic research[J]. Pediatrics，131（3）：564-571.

Ackerman T，2019. Two months after gene-editing scandal，Rice professor Michael Deem's future still uncertain [EB/OL].（2019-01-28）[2021-03-24]. https：//www. houstonchronicle. com/local/prognosis/article/ MICHAEL-DEEM-13563125. php.

Adamson GD，Mouzon JD，Chambers GM，et al，2018. International Committee for Monitoring Assisted Reproductive Technology：world report on assisted reproductive technology，2011[J]. Fertil Steril，110（6）：1067-1080.

Altman RB，2017. Artificial intelligence（AI）systems for interpreting complex medical datasets[J]. Clin Pharmacol Ther，101（5）：585-586.

Andorno R，2004. The right not to know：an autonomy based approach[J]. J Med Ethics，30（5）：435-439；discussion 439，440.

Andrews LB，2005. Harnessing the benefits of biobanks[J]. J Law Med Ethics，33（1）：22-30.

Anon，2020. Rapid outbreak response requires trust[J]. Nat Microbiol，5（2）：227，228.

Arnason V，2004. Coding and consent：moral challenges of the database project in Iceland[J]. Bioethics，18（1）：27-49.

Association GAOM，2014. World Medical Association Declaration of Helsinki：ethical principles for medical research involving human subjects[J]. J Am Coll Dent，81（3）：14-18.

Baay M，Neels P，2020. SARS-CoV-2 controlled human infection models：ethics，challenge agent production and regulatory issues[J]. Biologicals，67：69-74.

Baltimore D，Baylis F，Berg P，et al，2016. On Human Gene Editing International Summit Statement by the Organizing Committee[J]. Issues Sci Technol，32（3）：55，56.

Beauchamp T，Childress J，1994. Principles of biomedical ethics / 4th ed[M]. Oxford University Press.

Bekeredjian-Ding I，van Molle W，Baay M，et al，2020. Human challenge trial workshop：Focus on quality requirements for challenge agents，Langen，Germany，October 22，2019[J]. Biologicals，66：53-61.

Bell E, Leger P, Sankar T, et al, 2016. Deep brain Stimulation as Clinical Innovation: An Ethical and Organizational Framework to Sustain Deliberations About Psychiatric Deep Brain Stimulation[J]. Neurosurgery, 79（1）: 3-10.

Bell E, Racine E, 2013. Ethics guidance for neurological and psychiatric deep brain stimulation[J]. Handb Clin Neurol, 116: 313-325.

Benchoufi M, Porcher R, Ravaud P, 2017. Blockchain protocols in clinical trials: transparency and traceability of consent[J]. F1000Res, 6: 66.

Benston S, 2017. Everything in moderation, even hype: learning from vaccine controversies to strike a balance with CRISPR[J]. J Med Ethics, 43（12）: 819-823.

Bewernick BH, Hurlemann R, Matusch A, et al, 2010. Nucleus accumbens deep brain stimulation decreases ratings of depression and anxiety in treatment-resistant depression[J]. Biol Psychiatry, 67（2）: 110-116.

Bhatt DL, Mehta C, 2016. Adaptive Designs for Clinical Trials[J]. N Engl J Med, 375（1）: 65-74.

Bioethics NCo, 2020. Research in global health emergencies: ethical issues[EB/OL]. （2020-01-28）[2021-03-24]. https: //www. nuffieldbioethics. org/publications/research-in-global-health-emergencies.

Booth TC, Waldman AD, Wardlaw JM, et al, 2012. Management of incidental findings during imaging research in "healthy" volunteers: current UK practice[J]. Br J Radiol, 85（1009）: 11-21.

Bosley KS, Botchan M, Bredenoord AL, et al, 2015. CRISPR germline engineering--the community speaks[J]. Nat Biotechnol, 33（5）: 478-486.

Broer T, Pickersgill M, Deary IJ, 2016. The movement of research from the laboratory to the living room: a case study of public engagement with cognitive science[J]. Neuroethics, 9: 159-171.

Brower RG, Bernard G, Morris A, 2004. Ethics and standard of care in clinical trials[J]. Am J Respir Crit Care Med, 170（2）: 198, 199.

Brown N, Sandholm T, 2019. Superhuman AI for multiplayer poker[J]. Science, 365（6456）: 885-890.

Buch VH, Ahmed I, Maruthappu M, 2018. Artificial intelligence in medicine: current trends and future possibilities[J]. Br J Gen Pract, 68（668）: 143, 144.

Burley J, Harris J, 2008. A companion to genethics[M]. John Wiley & Sons.

Burwell S, Sample M, Racine E, 2017. Ethical aspects of brain computer interfaces: a scoping review[J]. BMC Med Ethics, 18（1）: 60.

Caccia S, Confalonieri S, Guiso G, et al, 1993. Single-dose safety and pharmacokinetics of a potential cognition-enhancing compound, CL 275, 838, in healthy volunteers[J]. J Clin Pharmacol, 33（9）: 845-850.

Caldwell JA, Mallis MM, Caldwell JL, et al, 2009. Fatigue countermeasures in aviation[J]. Aviat Space Environ Med, 80（1）: 29-59.

Cambridge Uo, 2020. Research Ethics Committees[EB/OL]. （2020-12-15）[2021-03-24]. https: //www. research-integrity. admin. cam. ac. uk/research-ethics/research-ethics-committees.

Cao B, Wang Y, Wen D, et al, 2020. A trial of Lopinavir-Ritonavir in adults hospitalized with severe Covid-19[J]. N Engl J Med, 382（19）: 1787-1799.

Capper D, Jones DTW, Sill M, et al, 2018. DNA methylation-based classification of central nervous system tumours[J]. Nature, 555（7697）: 469-474.

Carewell, 2018. AI-ECG Platform Gets FDA Clearance[EB/OL]. （2018-11-20）[2021-03-24]. https: //www. carewell. com. cn/en/new_details. html?newID=new3.

Caulfield T, Kayet J, 2009. Broad consent in biobanking: reflections on seemingly insurmountable dilemmas[J]. Med Law Int, 10（2）: 85-100.

Center MN, 2018. Satya Nadella email to employees: Embracing our future: Intelligent Cloud and Intelligent

Edge [EB/OL]．（2018-03-29）[2021-03-24]．https：//news. microsoft. com/2018/03/29/satya-nadella-email-to-employees-embracing-our-future-intelligent-cloud-and-intelligent-edge/.

Chadwick R，1999. The Icelandic database：do modern times need modern sagas?[J]. Br Med J，319（7207）：441-444.

Chan S，Donovan PJ，Douglas T，et al，2015. Genome Editing Technologies and Human Germline Genetic Modification：The Hinxton Group Consensus Statement[J]. Am J Bioeth，15（12）：42-47.

Chatfield K，Morton D，2018. The Use of Non-human Primates in Research[M]. In：Schroeder D，Cook J，Hirsch F，et al.，editors. Ethics Dumping：Case Studies from North-South Research Collaborations. Cham：Springer International Publishing，81-90.

Check HE，2016. Should you edit your children's genes?[J]. Nature，530（7591）：402-405.

Cho MK，2008. Understanding incidental findings in the context of genetics and genomics[J]. J Med Ethics，36（2）：280-285.

Christopher PP，Leykin Y，Appelbaum PS，et al，2012. Enrolling in deep brain stimulation research for depression：influences on potential subjects' decision making[J]. Depress Anxiety，29（2）：139-146.

Clausen J，2010. Ethical brain stimulation – neuroethics of deep brain stimulation in research and clinical practice[J]. Eur J Neurosci，32（7）：1152-1162.

Clausen J，2011. Conceptual and ethical issues with brain-hardware interfaces[J]. Curr Opin Psychiatry，24（6）：495-501.

Clausen J，Fetz E，Donoghue J，et al，2017. Help，hope，and hype：Ethical dimensions of neuroprosthetics[J]. Science，356（6345）：1338，1339.

Committee HGOE，2007. HUGO statement on pharmacogenomics（PGx）：solidarity，equity and governance[J]. Genomics，Society and Policy，3（1）：1-4.

CONSIDER IPT，1998. Professional disclosure of familial genetic information[J]. Am J Hum Genet，62（2）：474-483.

Cornwall W，2020. New challenges emerge for planned human challenge trials[J]. Science，370（6521）：1150.

Cyranoski D，2016. CRISPR gene-editing tested in a person for the first time[J]. Nature，539（7630）：479.

Darrow JJ，Sarpatwari A，Avorn J，et al，2015. Practical，legal，and ethical issues in expanded access to investigational drugs[J]. N Engl J Med，372（3）：279-286.

Davies J，2016. Program good ethics into artificial intelligence[J]. Nature，538（7625）：291.

Deadwyler SA，Hampson RE，Dong S，et al，2017. A cognitive prosthesis for memory facilitation by closed-loop functional ensemble stimulation of hippocampal neurons in primate brain[J]. Exp Neurol，287（Pt 4）：452-460.

Demetriades AK，Demetriades CK，Watts C，et al，2010. Brain-machine interface：the challenge of neuroethics[J]. Surgeon，8（5）：267-269.

Deming ME，Michael NL，Robb M，et al，2020. Accelerating Development of SARS-CoV-2 Vaccines—The Role for Controlled Human Infection Models[J]. N Engl J Med，383（10）：e63.

Diprose W，Buist N，2016. Artificial intelligence in medicine：humans need not apply?[J]. N Z Med J，129（1434）：73-76.

Dougherty DD，Rezai AR，Carpenter LL，et al，2015. A Randomized Sham-Controlled Trial of Deep Brain Stimulation of the Ventral Capsule/Ventral Striatum for Chronic Treatment-Resistant Depression[J]. Biol Psychiatry，78（4）：240-248.

Douglas AD，Hill AVS，2020. Immunological considerations for SARS-CoV-2 human challenge studies[J]. Nat Rev Immunol，20（12）：715，716.

Doussau A，Grady C，2016. Deciphering assumptions about stepped wedge designs：the case of Ebola vaccine research[J]. J Med Ethics，42（12）：797-804.

Dr MS，Schlaepfer TE，2008. Stimulating personality：Ethical criteria for deep brain stimulation in psychiatric patients and for enhancement purposes[J]. Biotechnology J，3（12）：1511-1520.

Durbin AP，Whitehead SS，2017. Zika Vaccines：Role for Controlled Human Infection[J]. J Infect Dis，216（suppl_10）：S971-S975.

Dye C，Bartolomeos K，Moorthy V，et al，2016. Data sharing in public health emergencies：a call to researchers[J]. Bull World Health Organ，94（3）：158.

Ethics UoBCOoR，2020. Clinical research ethics[EB/OL].（2020-10-03）[2021-03-24]. https：//ethics. research. ubc. ca/clinical-research-ethics.

Etzioni A，Etzioni O，2017. Incorporating Ethics into Artificial Intelligence[J]. Journal of Ethics，21（4）：1-16.

European Commission，2019. Ethics guidelines for trustworthy AI[EB/OL].（2019-04-08）[2021-03-24]. https://ec.europa.eu/futurium/en/ai-alliance-consultation.1.html.

Fang YY，Wu QJ，Zhang TN，et al，2018. Assessment of the development of assisted reproductive technology in Liaoning province of China，from 2012 to 2016[J]. BMC Health Serv Res，18（1）：873.

FDA，2016. Charging for Investigational Drugs Under an IND - Questions and Answers[EB/OL].（2016-06-02）[2021-03-24]. https：//www. fda. gov/regulatory-information/search-fda-guidance-documents/charging-investigational-drugs-under-ind-questions-and-answers.

FDA，2017. Expanded Access to Investigational Drugs for Treatment Use-Questions and Answers[EB/OL].（2017-10-03）[2021-03-24]. https：//www. fda. gov/regulatory-information/search-fda-guidance-documents/expanded-access-investigational-drugs-treatment-use-questions-and-answers.

FDA，2018. PART 312—INVESTIGATIONAL NEW DRUG APPLICATION-Subpart I—Expanded Access to Investigational Drugs for Treatment Use[EB/OL].（2018-09-04）[2021-03-24]. https：//www. ecfr. gov/cgi-bin/text-idx?SID=da08c16aecd697d20b92a4a1ebd2d81c&mc=true&node=pt21. 5. 312&rgn=div5.

FDA，2019. Artificial Intelligence and Machine Learning in Software as a Medical Device[EB/OL].（2019-04-02）[2021-03-24]. https：//www. fda. gov/MedicalDevices/DigitalHealth/SoftwareasaMedical Device/ucm634612. htm.

FDA，2019. Expanded Access（Compassionate Use）[EB/OL].（2019-05-06）[2021-03-24]. https：//www. fda. gov/news-events/public-health-focus/expanded-access.

FDA，2020. Coronavirus（COVID-19）update FDA continues to facilitate development of treatments[EB/OL].（2020-03-19）[2021-03-24]. https：//www. fda. gov/news-events/press-announcements/ coronavirus-covid-19-update-fda-continues-facilitate-development-treatments.

FERCAP，2008. About SIDCER[EB/OL].（2008-04-18）[2021-03-24]. http：//www. sidcer. org/new_web/index. php?group=main& open=vision. php.

FERCAP，2008. SIDCER Recognition Programme[EB/OL].（2008-04-18）[2021-03-24]. http：//www. sidcer. org/new_web/index. php?group=main&open=recognition. php.

Fins JJ，Schiff ND，2010. Conflicts of interest in deep brain stimulation research and the ethics of transparency[J]. J Clin Ethics，21（2）：125-132.

Fujii LA，2012. Research Ethics 101：Dilemmas and Responsibilities[J]. PS：Political Science & Politics，45（4）：717-723.

Gibney E，2020. The battle for ethical AI at the world's biggest machine-learning conference[J]. Nature，577（7792）：609.

Glannon W，2009. Stimulating brains，altering minds[J]. J Med Ethics，35（5）：289-292.

Glannon W，2008. Moral Responsibility and the Psychopath[J]. Neuroethics，1（3）：158-166.

Glannon W，2014. Ethical issues with brain-computer interfaces[J]. Front Syst Neurosci，8（8）：136.

Glannon W，2007. Defining right and wrong in brain science：essential readings in neuroethics[M]. New York：Dana Press，308.

Goodman R，2010. Cognitive enhancement，cheating，and accomplishment[J]. Kennedy Inst Ethics J，20（2）：145-160.

Gopichandran V，2018. Controlled human infection models for vaccine development：Zika virus debate[J]. Indian J Med Ethics，3（1）：51-55.

Grady C，2005. Payment of clinical research subjects[J]. J Clin Invest，115（7）：1681-1687.

Groeger JS，Barnes M，2003. Conflict of interest in human subjects research[J]. Crit Care Med，31（3 Suppl）：S137-S142.

Grundy Q，Mayes C，Holloway K，et al，2020. Conflict of interest as ethical shorthand：understanding the range and nature of "non-financial conflict of interest" in biomedicine[J]. J Clin Epidemiol，120：1-7.

Haapaniemi E，Botla S，Persson J，et al，2018. CRISPR-Cas9 genome editing induces a p53-mediated DNA damage response[J]. Nat Med，24（7）：927-930.

Hall W，2004. Feeling 'better than well'：Can our experiences with psychoactive drugs help us to meet the challenges of novel neuroenhancement methods?[J]. Embo Rep，5（12）：1105-1109.

Hallowell N，Foster C，Eeles R，et al，2003. Balancing autonomy and responsibility：the ethics of generating and disclosing genetic information[J]. J Med Ethics，29（2）：74-79；discussion 80-73.

Hamani C，Temel Y，2012. Deep brain stimulation for psychiatric disease：contributions and validity of animal models[J]. Sci Transl Med，4（142）：142rv148.

Hamet P，Tremblay J，2017. Artificial intelligence in medicine[J]. Metabolism，69S：S36-S40.

Hansson MG，Dillner J，Bartram CR，et al，2006. Should donors be allowed to give broad consent to future biobank research?[J]. Lancet Oncol，7（3）：266-269.

Hardt K，Bonanni P，King S，et al，2016. Vaccine strategies：optimising outcomes[J]. Vaccine，34（52）：6691-6699.

Haselager P，Vlek R，Hill J，et al，2009. A note on ethical aspects of BCI[J]. Neural Netw，22（9）：1352-1357.

Hayden EC，2014. Ethical dilemma for Ebola drug trials[J]. Nature，515（7526）：177，178.

Health DO，Welfare A，2014. The Belmont Report. Ethical principles and guidelines for the protection of human subjects of research[J]. J Am Coll Dent，81（3）：4-13.

Heidari R，Shaw DM，Elger BS，2017. CRISPR and the Rebirth of Synthetic Biology[J]. Sci Eng Ethics，23（2）：351-363.

Helgesson G，2012. In defense of broad consent[J]. Camb Q Healthc Ethics，21（1）：40-50.

Hermeren G，2015. Ethical considerations in chimera research[J]. Development，142（1）：3-5.

Huang C，Wang Y，Li X，et al，2020. Clinical features of patients infected with 2019 novel coronavirus in Wuhan，China[J]. Lancet，395（10223）：497-506.

Huggins JE，Guger C，Ziat M，et al，2017. Workshops of the Sixth International Brain-Computer Interface Meeting：brain-computer interfaces past，present，and future[J]. Brain Comput Interfaces（Abingdon），4（1-2）：3-36.

Ihry RJ，Worringer KA，Salick MR，et al，2018. p53 inhibits CRISPR-Cas9 engineering in human pluripotent stem cells[J]. Nat Med，24（7）：939-946.

Ilina Singh，Kelleher K，2010. Neuroenhancement in young people：proposal for research，policy，and clinical management[J]. AJOB Neurosci，1（1）：3-16.

Illes J，Chin VN，2008. Bridging philosophical and practical implications of incidental findings in brain research[J]. J Law Med Ethics，36（2）：298-304，212.

Innis BL，Berlanda SF，Blum JS，et al，2019. Meeting report：convening on the influenza human viral challenge model for universal influenza vaccines，Part 1：Value；challenge virus selection；regulatory，industry and ethical considerations；increasing standardization，access and capacity[J]. Vaccine，37（35）：4823-4829.

Innis BL，Scorza FB，Blum JS，et al，2019. Convening on the influenza human viral challenge model for universal influenza vaccines，Part 2：Methodologic considerations[J]. Vaccine，37（35）：4830-4834.

International Bioethics C，2015. Report of the International Bioethics Committee（IBC）on Updating Its Reflection on the Human Genome and Human Rights. FINAL RECOMMENDATIONS[J]. Rev Derecho Genoma Hum，（43）：195-199.

Irahara M，Kuwahara A，Iwasa T，et al，2017. Assisted reproductive technology in Japan：a summary report of 1992-2014 by the Ethics Committee，Japan Society of Obstetrics and Gynecology[J]. Reprod Med Biol，16（2）：126-132.

Isasi R，Kleiderman E，Knoppers BM，2016. GENETIC TECHNOLOGY REGULATION. Editing policy to fit the genome?[J]. Science，351（6271）：337-339.

Jamrozik E，Littler K，Bull S，et al，2021. Key criteria for the ethical acceptability of COVID-19 human challenge studies：report of a WHO Working Group[J]. Vaccine，39（4）：633-640.

Kahn JP，Henry LM，Mastroianni AC，et al，2020. Opinion：for now，it's unethical to use human challenge studies for SARS-CoV-2 vaccine development[J]. Proc Natl Acad Sci U S A，117（46）：28538-28542.

Kamm F，2005. Response to Commentators on "What's Wrong With Enhancement?"[J]. Am J Bioeth，5（3）：W4-W9.

Kang X，He W，Huang Y，et al，2016. Introducing precise genetic modifications into human 3PN embryos by CRISPR/Cas-mediated genome editing[J]. J Assist Reprod Genet，33（5）：581-588.

Kaur S，Balan S，2015. Towards a balanced approach to identifying conflicts of interest faced by institutional review boards[J]. Theor Med Bioeth，36（5）：341-361.

Kellmeyer P，2018. Big brain data：on the responsible use of brain data from clinical and consumer-directed neurotechnological devices[J]. Neuroethics：1-16.

Kestelyn E，Le Phuong C，Ilo Van Nuil J，et al，2019. Expert voices and equal partnerships：establishing Controlled Human Infection Models（CHIMs）in Vietnam[J]. Wellcome Open Res，4：143.

Kimberly MB，Hoehn KS，Feudtner C，et al，2006. Variation in standards of research compensation and child assent practices：a comparison of 69 institutional review board–approved informed permission and assent forms for 3 multicenter pediatric clinical trials[J]. Pediatrics，117（5）：1706-1711.

Kirschen MP，Jaworska A，Illes J，2006. Subjects' expectations in neuroimaging research[J]. J Magn Reson Imaging，23（2）：205-209.

Kleiner-Fisman G，Herzog J，Fisman DN，et al，2006. Subthalamic nucleus deep brain stimulation：Summary and meta-analysis of outcomes[J]. Mov Disord，21（Supplement 14）：S290-S304.

Knoppers BM，2005. Consent revisited：points to consider[J]. Health Law Rev，13（2-3）：33-38.

Koch M，2018. Artificial intelligence is becoming natural[J]. Cell，173（3）：531-533.

Komor AC，Badran AH，Liu DR，2017. CRISPR-Based technologies for the manipulation of eukaryotic genomes[J]. Cell，168（1-2）：20-36.

Kotchetkov IS，Hwang BY，Geoffrey A，et al，2010. Brain-computer interfaces：military，neurosurgical，and ethical perspective[J]. Neurosurg Focus，28（5）：E25.

Kübler A，Mushahwar VK，Hochberg LR，et al，2006. BCI meeting 2005-workshop on clinical issues and applications[J]. IEEE Trans Neural Syst Rehabil Eng，14（2）：131-134.

Kubu CS，Ford PJ，2017. Clinical ethics in the context of deep brain stimulation for movement disorders[J]. Arch

Clin Neuropsychol, 32（7）: 829-839.

Kudlow PA, Xie B, 2013. Cognitive enhancement in Canadian medical students[J]. J Psychoactive Drugs, 45
（4）: 360-365.

Laurie G, 2001. Challenging medical-legal norms. The role of autonomy, confidentiality, and privacy in
protecting individual and familial group rights in genetic information[J]. J Leg Med, 22（1）: 1-54.

Laurie GT, 1996. The most personal information of all: an appraisal of genetic privacy in the shadow of the
human genome project[J]. Int J Law Policy Family, 10（1）: 74-101.

Lavazza A, 2018. Freedom of thought and mental integrity: the moral requirements for any neural prosthesis[J].
Front Neurosci, 12: 82.

Ledford H, 2015. Where in the world could the first CRISPR baby be born?[J]. Nature, 526（7573）: 310-311.

Ledford H, 2017. Broad Institute wins bitter battle over CRISPR patents[J]. Nature, 542（7642）: 401.

Lei R, Zhai X, Zhu W, 2019, et al. Reboot ethics governance in China[J]. Nature, 569（7755）: 184-186.

Li SM, Costi JM, Teixeira JE, 2008. Sham acupuncture is not a placebo[J]. Arch Intern Med, 168（9）: 1011;
author reply 1012.

Littler K, Boon WM, Carson G, et al, 2017. Progress in promoting data sharing in public health emergencies[J].
Bull World Health Organ, 95（4）: 243.

Lords AotHo, 2018. AI in the UK: ready, willing and able[EB/OL].（2018-04-16）[2021-03-24]. https: //
publications. parliament. uk/pa/ld201719/ldselect/ldai/100/100. Pdf.

Machemer T, 2020. A brief history of human challenge trials[EB/OL].（2020-12-16）[2021-03-24]. https://www.
smithsonianmag. com/science-nature/brief-history-human-challenge-trials-180976556/.

Maher B, 2008. Poll results: look who's doping[J]. Nature, 452（7188）: 674-695.

Mascette AM, Bernard GR, Dimichele D, et al, 2012. Are central institutional review boards the solution? The
National Heart, Lung, and Blood Institute Working Group's report on optimizing the IRB process[J]. Acad
Med, 87（12）: 1710-1714.

Maxmen A, 2020. More than 80 clinical trials launch to test coronavirus treatments[J]. Nature, 578（7795）: 347,
348.

Mayor F, 2003. The universal Declaration on the human genome and human rights[J]. C R Biol, 326（10-11）:
1121-1125.

McCullagh P, Lightbody G, Zygierewicz J, et al, 2014. Ethical challenges associated with the development and
deployment of brain computer interface technology[J]. Neuroethics, 7（2）: 109-122.

Mcgee EM, 2008. Bioelectronics and Implanted Devices[M]. Springer Netherlands: 207-224.

Mcgee EM, Maguire GQ, 2007. Becoming borg to become immortal: regulating brain implant technologies[J].
Camb Q Healthc Ethics, 16（3）: 291-302.

Miller DD, Brown EW, 2018. Artificial intelligence in medical practice: the question to the answer?[J]. Am J
Med, 131（2）: 129-133.

Miller FG, Mello MM, Joffe S, 2008. Incidental findings in human subjects research: what do investigators owe
research participants?[J]. J Law Med Ethics, 36（2）: 271-279, 211.

Modjarrad K, Moorthy VS, Millett P, et al, 2016. Developing global norms for sharing data and results during
public health emergencies[J]. PLoS Med, 13（1）: e1001935.

Monti M, Vanhaudenhuyse A, Rcoleman M, et al, 2010. Willful modulation of brain activityin disorders of
consciousness[J]. N Engl J Med, 362（7）: 579-589.

Moodley K, Kleinsmidt A, 2020. Allegations of misuse of African DNA in the UK: will data protection legislation in
South Africa be sufficient to prevent a recurrence?[J]. Dev World Bioeth, doi: 10. 1111/dewb. 12277.

Morgante L，Morgante F，Moro E，et al，2007. How many parkinsonian patients are suitable candidates for deep brain stimulation of subthalamic nucleus? Results of a questionnaire[J]. Parkinsonism Relat Disord，13（8）：528-531.

Mudur G，2013. Health activists attack Indian compensation formula for deaths attributed to clinical trials[J]. BMJ，347（16）：f6295.

Muller U，Rowe JB，Rittman T，et al，2013. Effects of modafinil on non-verbal cognition，task enjoyment and creative thinking in healthy volunteers[J]. Neuropharmacology，64（5）：490-495.

Munshi R，Thatte U，2013. Compensation for research related injury[J]. Perspect Clin Res，4（1）：61-69.

National Academies of Sciences，Engineering，Medicine，et al，2007. Human Genome Editing：Science，Ethics，and Governance[M]. Washington（DC）：National Academies Press（US）.

Nguyen LC，Bakerlee CW，McKelvey TG，et al，2021. Evaluating use cases for human challenge trials in accelerating SARS-CoV-2 vaccine development[J]. Clin Infect Dis，72（4）：710-715.

Obermeyer Z，Powers B，Vogeli C，et al，2019. Dissecting racial bias in an algorithm used to manage the health of populations[J]. Science，366（6464）：447-453.

O'Meara S，2019. Will China lead the world in AI by 2030?[J]. Nature，572（7770）：427，428.

Owen AM，Coleman MR，Melanie B，et al，2006. Detecting awareness in the vegetative state[J]. Science，313（5792）：1402.

Palacios R，Shah SK，2019. When could human challenge trials be deployed to combat emerging infectious diseases? Lessons from the case of a Zika virus human challenge trial[J]. Trials，20（Suppl 2）：702.

Pan X，Liu C，Du W，et al，2020. RETRACTED ARTICLE：genetic analysis and forensic evaluation of 47 autosomal InDel markers in four different Chinese populations[J]. Int J Legal Med，134（6）：2079.

Parker M. Confidentiality in genetic testing[J]. Am J Bioeth，2001，1（3）：21，22.

Peek N，Combi C，Marin R，et al，2015. Thirty years of artificial intelligence in medicine（AIME）conferences：A review of research themes[J]. Artif Intell Med，65（1）：61-73.

Persad G，Wertheimer A，Emanuel EJ，2009. Principles for allocation of scarce medical interventions[J]. Lancet，373（9661）：423-431.

Pinato DJ，Stavraka C，Tanner M，et al，2012. Clinical，ethical and financial implications of incidental imaging findings：experience from a phase Ⅰ trial in healthy elderly volunteers[J]. PLoS One，7（11）：e49814.

Pisapia JM，Halpern CH，Williams NN，et al，2010. Deep brain stimulation compared with bariatric surgery for the treatment of morbid obesity：a decision analysis study[J]. Neurosurg Focus，29（2）：E15.

Plantinga L，Natowicz MR，Kass NE，et al，2003. Disclosure，confidentiality，and families：experiences and attitudes of those with genetic versus nongenetic medical conditions[J]. 119C（1）：Am J Med Genet C Semin Med Genet. 51-59.

Poldrack RA，Monahan J，Imrey PB，et al，2018. Predicting violent behavior：what can neuroscience add?[J]. Trends Cogn Sci，22（2）：111-123.

Pollard AJ，Sauerwein R，Baay M，et al，2020. Third human challenge trial conference，Oxford，United Kingdom，February 6-7，2020，a meeting report[J]. Biologicals，66：41-52.

Porta M，Servello D，Sassi M，et al，2009. Issues related to deep brain stimulation for treatment-refractory Tourette's syndrome[J]. Eur Neurol，62（5）：264-273.

Qiu J，2012. China sacks officials over Golden Rice controversy[J]. Nature，DOI:https：//www. nature. com/articles/nature. 2012. 11998.

Racine E，Waldman S，Palmour N，et al，2007. "Currents of hope"：neurostimulation techniques in U. S. and U. K. print media[J]. Camb Q Healthc Ethics，16（3）：312-316.

Ramanathan R，Stibitz S，Pratt D，et al，2019. Use of controlled human infection models（CHIMs）to support vaccine development：US regulatory considerations[J]. Vaccine，37（31）：4256-4261.

Ramesh S，2017. A checklist to protect human rights in artificial-intelligence research[J]. Nature，552（7685）：334.

Reardon S，2015. Leukaemia success heralds wave of gene-editing therapies[J]. Nature，527（7577）：146 147.

Recent events highlight an unpleasant scientific practice：ethics dumping[EB/OL].（2019-01-31）[2021-03-24]. https://digitalethics.net/recent-events-highlight-an-unpleasant-scientific-practice-ethics-dumping.

Recht M，Bryan RN，2017. Artificial intelligence：threat or boon to radiologists?[J]. J Am Coll Radiol，14（11）：1476-1480.

Regalado A，2019. Stanford will investigate its role in the Chinese CRISPR baby debacle[EB/OL].（2019-02-07）[2021-03-24]. https：//www. technologyreview. com/s/612892/crispr-baby-stanford-investigation/.

Resnik DB，Ariansen JL，Jamal J，et al，2016. Institutional conflict of interest policies at U. S. academic research institutions[J]. Acad Med，91（2）：242-246.

Resnik DB，Parasidis E，Carroll K，et al，2014. Research-related injury compensation policies of U. S. research institutions[J]. IRB，36（1）：12-19.

Rid A，Emanuel E，2014. Ethical considerations of experimental interventions in the Ebola outbreak[J]. Lancet，384（9957）：1896-1899.

Roche PA，Annas GJ，2006. DNA testing，banking，and genetic privacy[J]. N Engl J Med，355（6）：545，546.

Rochon PA，Hoey J，Chan AW，et al，2010. Financial Conflicts of Interest Checklist 2010 for clinical research studies[J]. Open Med，4（1）：e69-e91.

Rose H，2003. An ethical dilemma[J]. Nature，425（6954）：123，124.

Rothstein MA，2005. Expanding the ethical analysis of biobanks[J]. J Law Med Ethics，33（1）：89-101.

Royal JM，Peterson BS，2008. The risks and benefits of searching for incidental findings in MRI research scans[J]. J Law Med Ethics，36（2）：212，305-314.

Saayman S，Ali SA，Morris KV，et al，2015. The therapeutic application of CRISPR/Cas9 technologies for HIV[J]. Expert Opin Biol Ther，15（6）：819-830.

Saito H，Jwa SC，Kuwahara A，et al，2017. Assisted reproductive technology in Japan：a summary report for 2015 by The Ethics Committee of The Japan Society of Obstetrics and Gynecology[J]. Reprod Med Biol，17（1）：20-28.

Sass HM，1998. UNESCO：universal declaration on the human genome and human rights[J]. J Med Philos，23（3）：334-341.

Saxena A，Gomes M，2016. Ethical challenges to responding to the Ebola epidemic：the World Health Organization experience[J]. Clin Trials，13（1）：96-100.

Schopper D，Ravinetto R，Schwartz L，et al，2017. Research ethics governance in times of Ebola[J]. Public Health Ethics，10（1）：49-61.

Schramm J，2016. Health literacy：economic and other intricate problems[J]. World Neurosurg，85：28，29.

Schroeder D，Cook J，Hirsch F，et al，2018. Ethics dumping：case studies from North-South research collaborations[M]. Switzerland：Springer Nature，71-79，81-90，121-127.

Schuck PH，1994. Rethinking informed consent[J]. Yale Law J，103（4）：899-959.

Schuklenk U，2004. Double standards in medical research in developing countries[J]. BMJ，329（7475）：1190.

Sekhar A，Kang G，2020. Human challenge trials in vaccine development[J]. Semin Immunol，50：101429.

Sethi N，2018. Research and global health emergencies：on the essential role of best practice[J]. Public Health Ethics，11（3）：237-250.

Sgaier SK，Jha P，Mony P，et al，2007. Biobanks in developing countries：needs and feasibility[J]. Science，

318（5853）：1074-1075.

Shoemaker JM，Holdsworth MT，Aine C，et al，2011. A practical approach to incidental findings in neuroimaging research[J]. Neurology，77（24）：2123-2127.

Singh J，2015. International conference on harmonization of technical requirements for registration of pharmaceuticals for human use[J]. J Pharmacol Pharmacother，6（3）：185-187.

Singh S，Okun A，Jackson A，2017. Artificial intelligence：learning to play Go from scratch[J]. Nature，550（7676）：336，337.

Slaymaker IM，Gao L，Zetsche B，et al，2016. Rationally engineered Cas9 nucleases with improved specificity[J]. Science，351（6268）：84-88.

Smith-Tyler J，2007. Informed consent，confidentiality，and subject rights in clinical trials[J]. Proc Am Thorac Soc，4（2）：189-193；discussion 193.

Sugarman J，2012. Questions concerning the clinical translation of cell-based interventions under an innovation pathway[J]. J Law Med Ethics，40（4）：945-950.

Sugden C，Housden CR，Aggarwal R，et al，2012. Effect of pharmacological enhancement on the cognitive and clinical psychomotor performance of sleep-deprived doctors：a randomized controlled trial[J]. Ann Surg，255（2）：222-227.

Takabi H，Bhalotiya A，Alohaly M，2016 . Brain Computer Interface（BCI）Applications: Privacy Threats and Countermeasures[C]// IEEE International Conference on Collaboration & Internet Computing. IEEE.

Talbot M，2009. Brain gain：the underground world of neuroenhancing drugs[J]. New Yorker，27：32-43.

Tambornino L，Lanzerath D，2020. COVID-19 human challenge trials – what research ethics committees need to consider[J]. Research Ethics，16（3-4）：174701612094363.

Tamburrini G，2009. Brain to computer communication：ethical perspectives on interaction models[J]. Neuroethics，2（3）：137-149.

Tan J，2019. Spotlight：Experts warn malaria for cancer treatment"scientifically unsound"，risky for patients[EB/OL].（2019-03-18）[2021-03-24]. http://www.xinhuanet.com/english/2019-03/18/c_137905299. htm.

Tang G，Hu Y，Yin SA，et al，2012. β-Carotene in Golden Rice is as good as β-carotene in oil at providing vitamin A to children[J]. Am J Clin Nutr，96（3）：658-664.

Tankus A，Fried I，Shoham S，2014. Cognitive-motor brain-machine interfaces[J]. J Physiol Paris，108（1）：38-44.

Tasse AM，Budin-Ljosne I，Knoppers BM，et al，2010. Retrospective access to data：the ENGAGE consent experience[J]. Eur J Hum Genet，18（7）：741-745.

Thirumurthy H，Masters SH，Rao S，et al，2014. Effect of providing conditional economic compensation on uptake of voluntary medical male circumcision in Kenya：a randomized clinical trial[J]. JAMA，312（7）：703-711.

U.S. Department of Health and Human Services，2016. 45 CFR 46 [EB/OL].（2016-02-16）[2021-03-24]. https：//www. hhs. gov/ohrp/regulations-and-policy/regulations/ 45-cfr-46/index. html.

University Y，2020. Yale IRB - Yale University Institutional Review Board[EB/OL].（2020-09-01）[2021-03-24]. https：// your. yale. edu/research-support/human-research/yale-irb-yale-university-institutional-review-board.

Unterrainer M，Oduncu FS，2015. The ethics of deep brain stimulation（DBS）[J]. Med Health Care Philos，18（4）：475-485.

Vagwala MK，Bicquelet A，Didziokaite G，et al，2017. Towards a moral ecology of pharmacological cognitive enhancement in British Universities[J]. Neuroethics，10（3）：389-403.

Vaz M，Timms O，Johnson AR，et al，2021. Public perceptions on Controlled Human Infection Model（CHIM）studies-a qualitative pilot study from South India[J]. Monash Bioeth Rev，39（1）：68-93.

Verma K, 2013. Base of a research: good clinical practice in clinical trials[J]. Clinical Trials, 3 (1): 128-132.

Viana JNM, Bittlinger M, Gilbert F, 2017. Ethical considerations for deep brain stimulation trials in patients with early-onset alzheimer's disease[J]. J Alzheimers Dis, 58 (2): 289-301.

Viana JNM, Vickers JC, Cook MJ, et al, 2017. Currents of memory: recent progress, translational challenges, and ethical considerations in fornix deep brain stimulation trials for Alzheimer's disease[J]. Neurobiol Aging, 56: 202-210.

Vincent J, 2019. Is Big Tech's embrace of AI ethics boards actually helping anyone?[EB/OL]. (2019-04-03) [2021-03-24]. https://www.theverge.com/2019/4/3/18293410/ai-artificial-intelligence-ethics-boards-charters-problem-big-tech.

Wang H, Yang H, 2019. Gene-edited babies: what went wrong and what could go wrong[J]. PLoS Biol, 17(4): e3000224.

Watkins J, 2020. Preventing a covid-19 pandemic[J]. BMJ, 368: m810.

Weiner C, 2014. Anticipate and communicate: ethical management of incidental and secondary findings in the clinical, research, and direct-to-consumer contexts (December 2013 report of the Presidential Commission for the Study of Bioethical Issues) [J]. Am J Epidemiol, 180 (6): 562-564.

Wijdicks EF, 2002. Brain death worldwide: accepted fact but no global consensus in diagnostic criteria[J]. Neurology, 59 (3): 20.

Wolf LE, 2010. Advancing research on stored biological materials: reconciling law, ethics, and practice[J]. Minnesota Journal of Law, Science & Technology, 11 (1): 118-126.

World Health Organization, 2014. Ethical considerations for use of unregistered interventions for Ebola viral disease (EVD): summary of the panel discussion. WHO statement. [EB/OL]. (2014-08-12) [2021-03-24]. https://www.who.int/mediacentre/news/statements/2014/ebola-ethical-review-summary/en/.

World Health Organization, 2015. WHO statement on public disclosure of clinical trial results[EB/OL]. (2015-04-09) [2021-03-24]. https://www.who.int/news/item/09-04-2015-japan-primary-registries-network.

World Health Organization, 2017. WHO guidelines on ethical issues in public health surveillance[EB/OL]. (2017-06-26) [2021-03-24]. https://www.who.int/ethics/publications/public-health-surveillance/en/.

World Health Organization, 2020. Guidance for managing ethical issues in infectious disease outbreaks[EB/OL]. (2020-02-18) [2021-03-24]. https://apps.who.int/iris/handle/10665/250580.

Xu C, Liu QY, Alkon DL, 2014. PKC activators enhance GABAergic neurotransmission and paired-pulse facilitation in hippocampal CA1 pyramidal neurons[J]. Neuroscience, 268 (21): 75-86.

Yu HT, Yang Q, Sun XX, et al, 2018. Association of birth defects with the mode of assisted reproductive technology in a Chinese data-linkage cohort[J]. Fertil Steril, 109 (5): 849-856.

Yuste R, Goering S, Arcas BAY, et al, 2017. Four ethical priorities for neurotechnologies and AI[J]. Nature, 551 (7679): 159-163.

Zhavoronkov A, Ivanenkov YA, Aliper A, et al, 2019. Deep learning enables rapid identification of potent DDR1 kinase inhibitors[J]. Nat Biotechnol, 37 (9): 1038-1040.

Zhou P, Yang XL, Wang XG, et al, 2020. A pneumonia outbreak associated with a new coronavirus of probable bat origin[J]. Nature, 579 (7798): 270-273.

Zhu N, Zhang D, Wang W, et al, 2020. A Novel Coronavirus from Patients with Pneumonia in China, 2019[J]. N Engl J Med, 382 (8): 727-733.